FUCHANKE ZHENGZHUANG
JIANBIE ZHENDUAN YU CHULI

妇产科症状鉴别诊断与处理

主编 崔 静 赖 虹 殷婉萍 等

河南大学出版社
HENAN UNIVERSITY PRESS
·郑州·

图书在版编目（CIP）数据

妇产科症状鉴别诊断与处理 / 崔静等主编 . — 郑州：河南大学出版社, 2020.4
ISBN 978-7-5649-4204-5

Ⅰ . ①妇… Ⅱ . ①崔… Ⅲ . ①妇产科病 – 鉴别诊断② 妇产科病 – 治疗 Ⅳ . ① R71

中国版本图书馆 CIP 数据核字 (2020) 第 049423 号

责任编辑：付会娟
责任校对：林方丽
封面设计：卓弘文化

出版发行：	河南大学出版社
	地址：郑州市郑东新区商务外环中华大厦 2401 号
	邮编：450046
	电话：0371-86059750（高等教育与职业教育出版分社）
	0371-86059701（营销部）
	网址：hupress.henu.edu.cn
印　刷：	北京虎彩文化传播有限公司
版　次：	2020 年 4 月第 1 版
印　次：	2020 年 4 月第 1 次印刷
开　本：	880mm×1230mm　1/16
印　张：	12
字　数：	389 千字
定　价：	72.00 元

（本书如有质量问题，请与河南大学出版社营销部联系调换）

编 委 会

主　编　崔　静　杨晓燕　殷婉萍
　　　　　李　燕　杨　琳　赖晓宜

副主编　赵雅丽　魏　祎　李志莹

编　委（按姓氏笔画排序）
　　　　　李志莹　深圳市第三人民医院
　　　　　李　燕　濉溪县医院
　　　　　杨晓燕　山西医科大学第二医院
　　　　　杨　琳　深圳市人民医院
　　　　　　　　（暨南大学第二临床医学院，南方科技大学第一附属医院）
　　　　　赵雅丽　重庆市开州区人民医院
　　　　　殷婉萍　东莞市人民医院
　　　　　崔　静　南阳市中心医院
　　　　　赖晓宜　深圳市龙华区中心医院
　　　　　魏　祎　新乡医学院第三附属医院

前言

21世纪以来，我国妇女卫生保健事业以及妇产科建设取得了较快的发展。随着时代的进步，医学模式的转变，人们对于下一代的健康孕育越来越重视。在这样的新形势下，妇产科被赋予了沉重的使命，而妇产科作为临床的一个特殊学科，客观上要求妇产科医师和科室的理念以及硬件条件都必须与时俱进，以适应孕产妇及家人对妇产科发展更高的要求。

妇产科学虽可以分为妇科学、产科学、计划生育、辅助生殖等部分，但其具有共同的基础，均面对妇女的特殊生理和病理，两科的疾病多有因果关系，一些妇科疾病常是产科问题所造成的，同时许多妇科疾病也可以影响妊娠和分娩。为进一步提高妇产科疾病诊疗水平，我们组织编写了此书。

本书是由各位编者结合多年丰富的临床经验，并参考大量有关书籍和文章，深入总结，加以汇总而成的，首先介绍了女性生殖系统生理与解剖、妇产科一般检查，然后依次介绍了妇科内分泌疾病、妇科肿瘤、妊娠期症状、妊娠期并发症、异常分娩、分娩期并发症、异常产褥疾病、助产技术。

在编写过程中由于编者较多，文笔不尽一致，虽然反复校对，但书中难免存在疏漏之处，希望广大读者予以指正，以便再版时修正。

编　者
2020年4月

目 录

第一章 女性生殖系统生理与解剖 ... 1
- 第一节 卵巢功能的旁分泌与自分泌调节 ... 1
- 第二节 子宫内膜血管内皮生长因子的自分泌调控 ... 10
- 第三节 月经周期的调节 ... 12
- 第四节 盆部的血管、淋巴与神经 ... 13
- 第五节 女性盆部断层解剖 ... 19

第二章 妇产科一般检查 ... 21
- 第一节 生殖道细胞学检查 ... 21
- 第二节 生殖器官活组织检查 ... 26

第三章 妇科内分泌疾病 ... 31
- 第一节 异常子宫出血与功能性子宫出血 ... 31
- 第二节 月经不调、闭经 ... 42
- 第三节 原发性痛经 ... 51
- 第四节 经前期综合征 ... 53
- 第五节 卵巢功能不全 ... 57

第四章 妇科肿瘤 ... 62
- 第一节 子宫肌瘤 ... 62
- 第二节 子宫内膜癌 ... 66
- 第三节 卵巢肿瘤 ... 69
- 第四节 输卵管肿瘤 ... 78
- 第五节 绒毛膜癌 ... 85

第五章 妊娠期症状 ... 90
- 第一节 恶心与呕吐 ... 90
- 第二节 早期妊娠腹痛 ... 92
- 第三节 早期妊娠阴道出血 ... 95
- 第四节 中、晚期妊娠腹痛 ... 98
- 第五节 中、晚期妊娠阴道出血 ... 102

第六章 妊娠期并发症 ... 105
- 第一节 妊娠并发糖尿病 ... 105
- 第二节 妊娠并发贫血 ... 109
- 第三节 妊娠并发特发性血小板减少性紫癜 ... 113
- 第四节 妊娠并发阑尾炎 ... 115

第七章 异常分娩 119
- 第一节 胎位异常 119
- 第二节 产力异常 125
- 第三节 产道异常 127

第八章 分娩期并发症 131
- 第一节 羊水栓塞 131
- 第二节 子宫破裂 135
- 第三节 脐带脱垂 138
- 第四节 胎儿窘迫 141
- 第五节 产科休克 148
- 第六节 产科DIC 154
- 第七节 软产道损伤 157

第九章 异常产褥疾病 162
- 第一节 产褥感染 162
- 第二节 晚期产后出血 165
- 第三节 产后尿潴留 168
- 第四节 子宫复旧不良 171

第十章 助产技术 173
- 第一节 人工破膜 173
- 第二节 正常分娩助产 174
- 第三节 产后胎盘检查及相关处理 177
- 第四节 产道损伤修补术 181

参考文献 187

第一章 女性生殖系统生理与解剖

第一节 卵巢功能的旁分泌与自分泌调节

卵巢的功能主要是排卵和分泌性甾体激素。卵泡和卵母细胞的生长发育受内分泌、旁分泌和自分泌的作用,除促性腺激素和甾体激素等内分泌激素外,卵巢局部的旁分泌和自分泌的微环境参与了卵泡发育的整个过程。卵巢的自分泌、旁分泌调节因子的紊乱,还可能与多囊卵巢综合征(polycystic ovary syndrome,PCOS)及卵巢肿瘤的发生有关。

一、卵泡分化、排卵和黄体发生的分子基础

(一)原始卵泡的启动生长和分化

卵巢是由数以万计的卵泡组成,构成卵巢95%以上的卵泡是原始卵泡(primordial follicle)。原始卵泡是储存卵子的主要场所。卵泡是卵巢的基本功能单位,是卵子分化、成熟和排放的场所。卵泡中除卵子外,主要由两类细胞组成,即颗粒细胞(GC)和膜-间质细胞(TC),它们合成和分泌雌激素和孕激素,维持雌性性征。

原始卵泡由一层扁平的原始GC和一个未分化的卵细胞组成,其寿命在人类可长达50余年。出生前的女婴卵巢中大约有几百万个原始卵泡,到青春前期通过闭锁只剩下大约几十万个卵泡。人类一生中大约排出400个左右成熟卵子,其余99%以上的卵泡伴随月经周期不同阶段闭锁。到目前为止,原始卵泡"启动"和"选择"生长的机制仍然不清楚。

美国Eppig实验室发现小鼠和牛原始卵泡中的卵细胞在离体条件下可以生长,为进一步研究原始卵泡生长启动的基因调控提供了重要思路。在原始卵泡生长启动中GC的分化和生长可能是关键。首先观察到它由扁平变为立方形并开始增殖,围绕其内的卵母细胞也开始生长。而在人类最后一组原始卵泡的启动迟到50年后,但有趣的是为什么一些原始卵泡能够启动生长,而其邻近的其他卵泡却保持静止,这种启动信号和选择机制是什么,至今还不清楚。近来研究认为,启动卵泡生长的因子来自卵巢本身,与卵巢外因子无关。垂体分泌的FSH在调节卵泡生长和GC分化中起重要作用,它可能是通过调节卵巢内在因子起作用。多种生长因子在离体下能直接刺激GC增殖。Eppig等人证实,EGF能刺激卵丘-卵母细胞复合体生长。以PCNA为细胞增殖指标,我们比较研究了EGF和干细胞因子SCF对新生大鼠原始卵泡生长启动的影响,发现两者对GC分化的影响远早于FSH,提示EGF和SCF受体在GC上的分化可能早于FSH受体(FSHR)。通过原位杂交分析证实,FSHR mRNA在大鼠出生后第六天的某些卵泡GC中才有表达,随后表达量逐渐增加,这也说明为什么FSH迟于EGF和SCF的作用,FSH只有到大鼠出生后第七天才对某些卵泡GC增殖有显著刺激作用。

原始卵泡细胞的分化可能还与激活素、孤儿受体(orphon receptor)等密切相关。这一作用可能是通过卵泡体细胞自分泌/旁分泌调控机制,与抑制素一起经双向调控FSHR和FSH基因表达实现的。FSHR和抑制素-α在初级卵泡GC开始表达,随卵泡发育而增高,提示初级卵泡GC表达的FSHR和抑制素-α对其分化的早期调控起重要作用。我们对大鼠的实验也证明,抑制素-α从生后第五天的卵泡GC中开始表达,随后逐渐增加,在窦状卵泡期达到高峰。健康卵泡GC中抑制素-α mRNA表达强,而卵细胞tPA活性弱;相反,闭锁卵泡卵细胞tPA活性高,而其GC表达的抑制素-α mRNA弱,说明GC表达的抑制素-α与卵细胞tPA活性有密切关系。孤儿受体是一类目前还未发现其配体的类固醇/甲

状腺素受体超家族成员，TR3 是一种"早期即刻表达基因"的产物，已发现在大鼠、小鼠和恒河猴生精细胞中表达，参与体内多种转录调控过程。TR3 mRNA 也在大鼠卵巢 GC 中表达，主要在发育早期增殖的 GC 中表达，在已分化 GC 中表达量很低，给新生幼鼠注射 EGF 可上调 TR3 mRNA 表达。上述结果提示，EGF 诱导 TR3 mRNA 高水平表达可能与 GC 的生长与分化有关。我们最新研究发现，雄激素和其受体可能在调控原始卵泡启动生长过程中起关键性作用。在刚出生两天的小鼠卵巢中雄激素受体（AR）在原始卵细胞中强烈表达。在离体培养的两天小鼠卵巢中加入外源雄激素培养十天，可观察到大量原始卵泡启动生长，成为初级卵泡。进一步实验发现，雄激素受体与配体的结合，可通过激活卵细胞 PI3-K/Akt/FoxO3a 通路启动原始卵泡的生长。如在培养液中加入 AR 的阻断剂，其作用完全消失。但难以断定，在正常在体卵巢中，雄激素与其受体的相互作用是否是原始卵泡启动生长的真正原因，到目前为止，原始卵泡的启动生长和分化的资料仍然很少，对其分子机制的了解十分肤浅，还有待于进一步研究。

（二）优势卵泡与闭锁卵泡

在每个月经（性）周期，在垂体分泌的 FSH 和卵巢中一些未知因子的作用下，卵巢中有一组原始卵泡开始启动生长，但其他绝大部分原始卵泡仍处于静止状态，但在灵长类启动生长的这组原始卵泡只有一个卵泡最终成熟、排卵，称为优势卵泡。而一起启动生长的其他卵泡都在不同的发育阶段萎缩，这些卵泡称为闭锁卵泡。卵泡闭锁是通过一种特殊的细胞死亡方式，即细胞凋亡实现的。细胞凋亡是在生理状态发生的细胞自杀现象。从形态看，卵泡闭锁有两种类型，一种起始于 GC，一种起始于卵细胞。在前一种闭锁中可观察到 GC 的 DNA 被激活的核内切酶切割成 185～200 bp 不同倍数的 DNA 裂解片段，而在后一种闭锁中首先观察到卵细胞瓦解。有关卵巢细胞的凋亡及其调控机制详见笔者等刚发表的一篇综述论文。促性腺激素和卵巢自分泌/旁分泌因子对卵泡的正常生长和分化起决定性作用。有报道指出，GC 表达的原癌基因 bcl-2 家族与抑癌基因家族相互作用对决定卵泡命运起重要作用。GC 表达的抑制素、激活素以及卵泡抑素等局部因子通过 FSH 调节卵泡的分化命运。抑制素和卵泡抑素主要抑制垂体 FSH 分泌，而激活素可促进 FSH 分泌。抑制素和激活素属于 TGF-β 超家族成员，抑制素有两种：即抑制素 A（α-βA）和抑制素 B（α-βB）。激活素有 3 种，即激活素 A（βA-βA），激活素 B（βB-βB）和激活素 AB（βA-βB）。卵泡抑素是由单个基因编码的富含半胱氨酸的单链糖蛋白，不属于 TGF-β 超家族成员，卵泡抑素通过与激活素的 β 亚基相连阻断其与受体的作用，从而抑制了激活素的生理作用；卵泡抑素虽然也与抑制素结合，但其亲和系数较低，起不到抑制抑制素的作用。离体实验证明，激活素有可促进 GC 增殖和分化。敲除小鼠激活素 II 型 β 受体，卵泡发育受阻于早期阶段；有报道指出，激活素促进小卵泡 GC 的 FSH 受体形成和 P450 芳香化酶活性，从而增加 GC 雌激素的产生。同时激活素能增强 FSH 诱导抑制素形成，抑制素 α、βA 的高量表达是健康卵泡的特征。一般认为，GC 分泌的抑制素可通过血液循环长弧负反馈作用于垂体抑制 FSH 分泌；我们的最新研究表明，抑制素可通过自分泌机制直接抑制 GC 中 FSHR 表达，通过短弧调控机制抑制 FSH 对 GC 的功能。

在闭锁卵泡中，抑制素的表达水平明显下降。在卵泡发育早期，GC 表达高量抑制素，而在卵母细胞中表达组织型纤溶酶原激活因子（tPA）mRNA，其 mRNA 因受抑制素的抑制，受到禁锢而不能翻译成 tPA 蛋白。可以设想，当排卵前垂体 LH/FSH 分泌峰出现后，GC 表达的激活素有下降，此时抑制素分泌也显著降低，卵细胞的 tPA mRNA 解除禁锢而翻译成 tPA，后者对于排卵前卵丘细胞扩散和使卵丘-卵母细胞与 GC 层的分离起决定性作用。此时表达的卵细胞 tPA 活性对卵细胞成熟和排卵可能起重要作用；同时也可推测，在非正常情况下，发育不同阶段的卵泡当卵泡内正常信息传递受阻，导致卵泡 GC 表达的抑制素下降，卵细胞中的 tPA mRNA 提前解除禁锢而翻译成 tPA，产生蛋白水解作用，导致卵细胞瓦解，引发卵泡闭锁。这一过程可能在分化的卵泡各个时期都有发生，这可能是源于卵母细胞的卵泡闭锁发生的分子机制。实验证明，雌激素在决定优势卵泡的形成过程中起决定性作用。雌激素与 FSH 协同，一方面增加 GC 中 LH 受体分化，同时它又促进 GC 芳香化酶的合成，后者又进一步促进 GC 雌激素的合成，形成良性循环。可以设想，如果同时启动的一组原始卵泡其中有一个卵泡分泌比其他卵泡较多的雌激素，这个卵泡将进入良性循环状态，也只有这个卵泡的 GC 能表达出足够的 LH 受体，应答垂体 LH 分泌峰的作用而排卵；而与其一同生长的其他卵泡由于分泌较少的雌激素，在卵泡发育不同阶段走向闭锁。异卵双胎的发生机制从中可找到答案。在一起启动生长的原始卵泡在发育过程中设想有 2 个或多个卵泡产生完全相同量的雌激素，彼此难以相互抑制，并都能充分分化出 LH 受体，彼此不分上下都能接受 LH 刺激，并产生多排卵和多卵受精现象，因而出现多胞胎。多胞胎现象自然发生率是很低的。

（三）两种细胞两种促性腺激素学说

哺乳动物卵巢主要含有两类体细胞，即 GC 和构成卵泡壁的膜间质细胞（TC）。GC 含有 FSH 受体，在发育后期在 FSH 和雌激素作用下也能分化出 LH 受体，而 TC 只含有 LH 受体。卵巢在 FSH 和 LH 作用下可合成雌激素、孕激素和雄激素。进一步研究发现，GC 缺乏甾体激素合成通路中由孕激素转化为雄激素所必需的转化酶，不能由孕酮转化为雄激素，因而 GC 的积累产物是孕酮；而 TC 虽然能由孕酮进一步转化为雄激素，但它缺少芳香化酶，不能进一步芳香化转化为雌激素。Armstrong 和 Forturce 证实，TC 在 LH 作用下所产生的雄激素可被 GC 利用，并在芳香化酶作用下转化为雌激素。刘以训等进一步证实 GC 产生的孕激素可被膜细胞利用转化为雄激素，GC 和 TC 分别在 FSH 和 LH 作用下相互作用，作用产物的相互转换是卵巢雌激素形成的前提，这就是卵巢两种细胞两种促性腺激素学说。

（四）排卵

排卵有两个前提条件，在排卵前卵丘 - 卵母细胞复合体脱离 GC 层，游离于卵泡腔；卵泡壁特定部位的有限局部破裂。近百年来，已有许多假说试图解释卵泡的破裂机制。影响较大的假说有神经支配假说、卵泡内压学说、卵泡表面蛋白水解学说和炎症反应学说。前三种假说先后都被科学实验否定。炎症学说依据的事实是在排卵前卵泡要产生某些类似于"炎症"的现象，炎症反应是一个极其复杂的生理过程，可由许多与组织重建和改组相关的因素诱发，因果关系难以分清。排卵前后总伴随剧烈的组织重建和改组，伴随蛋白水解和血管发生，难以断定在这些"炎症"现象中，什么因子是卵泡破裂的真正因子。

Schochet 远在 20 世纪初就提出纤溶与卵泡破裂相关的见解，可直到 70 年代，Beer 等才通过实验证实纤溶酶可直接降解牛卵泡壁并可能与卵泡壁破裂相关。纤溶酶系统属丝氨酸蛋白水解酶，具有组氨酸（His）、门冬氨酸（Asp）和丝氨酸（Ser）组成的催化活性中心，具有广泛水解酶活性。其前体纤溶酶原可在纤溶酶激活因子（tPA，uPA）作用下，在其 Arg560-Val561 处断裂形成由二硫键连接的双链分子纤溶酶。纤溶酶主要是能过打开纤维蛋白分子的 Arg-x 和 Lys-x 键而降解细胞外基质（extracellular matrix，ECM）纤溶酶原激活因子（PA），PA 有两种，即组织型 PA（tPA）和尿激酶型 PA（uPA）。tPA、uPA 和它们的抑制因子 PAI-1 和 PAI-2 参与许多生理和病理过程，如肿瘤发生、细胞迁移、组织重建和改组、伤口愈合、乳腺增生、子宫内膜周期性变化、胚胎植入和精子发生等。激活因子和抑制因子基因在某种特定细胞中的特异作用，是由在细胞上控制它们转录和表达的激素特异受体或因子决定的。PA 和 PA 抑制因子表达产物（蛋白）分泌出来后，立即与其细胞表面受体或细胞间质或细胞表面结合蛋白结合。这种结合一方面局限作用时间，延长半衰期，而且可使它们的作用强度提高 200～300 倍。PA 在细胞间或细胞表面上的局部蛋白水解作用受到它们的特异抑制因子的调控和制约，以便保证在非常特异和定向地完成局部细胞外基质（ECM）降解时，不危害邻近的细胞和组织，而且能迅速恢复其功能。ECM 是构成卵泡骨架的基本成分，它在细胞间形成了一个复杂的动态变化网络系统。ECM 不仅是组织结构上的支持要素，而且在连接细胞与细胞、组织与组织，介导细胞间的信息传导，调节细胞增殖、发育、迁移和代谢过程中起重要作用。因此，由 PA 系统所调控的 ECM 降解的改变将会广泛影响机体的各种生理和病理过程。

卵泡壁破裂伴随着卵巢各类细胞一系列在生理、生化和形态上的协同变化，给猴和大鼠注射 PMSG，刺激卵泡生长，再注射 HCG 诱发排卵。在激素处理的不同时间，取出卵巢，分离 GC、TC，并测定 tPA、uPA 和抑制因子 PAI-1 表达的变化。GC 中的 tPA 而不是（uPA），在排卵前达到高峰，在排卵后即刻下降，说明 GC 中 tPA 与排卵密切相关，泡膜细胞（TC）主要产生 PAI-1，同样受促性腺激素调控。在促性腺激素作用下，GC 中的 tPA 和 TC 中的 PAI-1 基因在时间和空间上的协同表达，导致 GC 中的 tPA 活性在排卵前达到高峰，在 tPA 峰值前和排卵后，TC 中的 PAI-1 活性出现两次高峰，以局限和阻止排卵前后高量的 tPA 对邻近卵泡可能发生的伤害作用。tPA 和 PAI-1 的协同表达和相互作用使排卵卵泡形成局部蛋白水解流"窗口域",对卵泡的局限定向破裂起重要调控作用。卵丘－卵细胞复合体脱离 GC 细胞层,取决于卵丘细胞扩散。我们的实验发现卵细胞也表达 tPA,它也受促性腺激素同步调节,并证明与卵细胞成熟和卵丘细胞扩散有关。上述事实说明,tPA 和 PAI-1 在卵巢不同细胞中的协同表达可诱发排卵。人们可能要问:①能引发 GC tPA 基因表达的激素或物质能否诱发排卵?②抑制 GC tPA 或促进卵泡 PAI-1 表达的化合物能否抑制排卵?③tPA 和 PAI-1 是否在有排卵现象的哺乳动物卵巢中普遍存在?我们的系列实验证实了 GnRH 在离体下也像 HCG 一样,刺激大鼠 GC 和卵细胞 tPA 表达,并在排卵前达到前峰。FSH 也能诱发 GC 和卵细胞 tPA 基因表达 VIP 也能刺激离体 GC,卵丘和卵细胞 tPA 的表达。注射吲哚美辛可完全抑制 HCG 和 GnRH 诱发的排卵;抑制排卵前 GC 所分泌的 tPA 峰,而对 uPA 无影响;向卵巢内局部注射 tPA 抗体或纤溶酶抗体,可显著抑制 HCG 诱发的排卵。但 PA 系统可能有种族差异性。根据上述资料,提出了排卵机制的新学说。

(五)黄体发生和萎缩

黄体(CL)是在排卵后,由残留的颗粒细胞和泡膜－间质细胞分化形成的一个暂时性内分泌腺器官,主要分泌孕酮,维持妊娠。黄体发生和萎缩调控机制是生殖研究的一个重要方面,但至今未取得明显进展。大鼠和恒河猴 GC 和 TC 都能表达 tPA、uPA 和 PAI-1。了解黄体细胞是否也能表达这些分子以及它们在黄体形成和萎缩过程中所起的作用是一个十分有趣的问题。将恒河猴黄体抽提液与蛋 HA-琼脂糖 4B 小株温育,在小株上预先包被正常兔血清或抗 tPA 或 uPA 抗体,免疫沉淀后检测上清中 PA 的活性。在包被正常兔血清的实验组上清中发现有 tPA、uPA 活性,经 tPA 抗体沉淀后上清中仅存在有 uPA 活性,而经 uPA 抗体沉淀后上清中只有 uPA 活性。恒河猴黄体的 2 种 PA,分子量分别与人的 tPA 和 uPA 相同,同时也发现 PAI-1 的存在。在妊娠和假孕大鼠的 CL 中也鉴出 tPA、uPA 和 PAI-1。实验证明,恒河猴和大鼠早期发育的 CL 主要分泌 uPA,而 tPA 活性很低;当 CL 开始萎缩时,孕酮突然下降,并伴同 tPA 急剧上升,而 uPA 却降至最低水平。在 tPA 峰前还出现一个 PAI-1 分泌高峰。tPA、uPA 和 PAI-1 mRNA 在 CL 中的定位和含量的变化,与其蛋白活性的变化完全一致。实验证实,uPA 可能与黄体发生,而 tPA 与黄体萎缩有重要关系。

为肯定 tPA 对黄体萎缩的直接作用,在离体下观察了 tPA 和 uPA 抗体对大鼠和恒河猴 CL 分泌孕酮的影响。培养液中加 tPA,可使 CL 细胞孕酮下降 54%;相反,加入 tPA 单抗以中和内源产生的 tPA,CL 孕酮的分泌增加 100%。这种影响在恒河猴的实验中也得到证实。与此相反,uPA 对 CL 细胞合成孕酮的能力无任何影响,提示 uPA 可能在黄体形成初仅对血管的发生起重要作用。已证明 PRL 和 LH 对大鼠黄体功能的维持有协同作用,在培养的恒河猴 CL 细胞中,LH 似乎有抑制 tPA 而刺激孕酮产生的作用。两种激素协同可进一步增加孕酮产生并完全抑制 tPA 的合成。而对 uPA 无明显影响。黄体除分泌孕酮外,还分泌其他甾体激素和各种肽类促黄体因子。它们可作为旁分泌或自分泌因子调节黄体的功能。进一步实验证明,干扰素-γ 和肿瘤坏死因子 TNF-α 除抑制黄体孕酮分泌外,可明显刺激 tPA 的产生。但其作用机制还不清楚,最新研究证明,甾体合成敏感调节蛋白(StAR)是黄体重要的功能指标,IFN-γ 和 TNF-α 也明显抑制 StAR 的表达。热休克蛋白-70(HSP-70)表达在黄体萎缩过程中突然增加,并能抑制 StAR 的表达和 CL 孕酮产生;除 PA-PAI-1 系统外,细胞因子、$PGF_{2\alpha}$、PDF-70、抑制素和激活素,通过自分泌或旁分泌作用影响 StAR 的表达,是调节黄体萎缩的重要机制。

二、卵巢自分泌、旁分泌调节因子

(一)TGF-β 超家族生长因子

TGF-β 广泛分布于各种不同组织和不同物种中,这个超家族成员包括有:抑制素、激活素、卵泡抑素、转化生长因子 β(transforming growth factor-β,TGF-β)、AMH、BMPs、GDFs 等。

1. 抑制素、激活素和卵泡抑素

抑制素由组成因子的亚单位不同,在女性生殖系统中主要有抑制素 A($\alpha\beta_A$)和抑制素 B($\alpha\beta_B$),由卵巢颗粒细胞和泡膜细胞分泌,对卵泡的发育起自分泌和旁分泌的作用,在卵泡发育中,窦前卵泡颗粒细胞即开始分泌抑制素 B,在卵泡早中期占优势,FSH 降低前达高峰。窦前卵泡不分泌抑制素A，到窦卵泡的卵泡颗粒细胞同时分泌抑制素A和B，但是，血抑制素A在卵泡晚期才上升并与LH同时达到高峰，排卵后迅速下降，黄体中期再上升达最高峰，后逐渐下降至基础水平，提示抑制素A可能与优势卵泡的生长有关。抑制素可抑制垂体分泌FSH的作用，并能增强卵泡细胞对LH的反应性，刺激雄激素合成的关键酶细胞色素P450 c17的表达及活性，促进雄激素的产生。

激活素在卵泡液中主要有激活素A（$\beta_A\beta_A$）、激活素AB（$\beta_A\beta_B$）、激活素B（$\beta_B\beta_B$）。激活素β_A mRNA在优势卵泡的颗粒细胞、膜细胞及黄体细胞均有表达，在小闭锁卵泡颗粒层弱表达。而激活素β_B mRNA在小闭锁卵泡的颗粒细胞中大量存在，但在优势卵泡中不存在。激活素通过与其特异受体结合而发挥生理效应，激活素受体分为Ⅰ型和Ⅱ型，Ⅰ型受体包括ActR Ⅰ A和ActR Ⅰ B，Ⅱ型受体包括ActR Ⅱ A和ActR Ⅱ B。激活素通过增加颗粒细胞对FSH的反应促进卵泡发育，降低雄激素合成并促进卵母细胞成熟。

卵泡抑制素（follistatin）主要由卵巢颗粒细胞，是激活素和抑制素结合蛋白，卵泡抑制素与激活素β亚单位结合，阻止激活素与其受体结合，从而拮抗激活素诱导的FSH受体和E_2生物合成，FS过表达使卵泡发育暂停并降低了卵母细胞发育。抑制素、激活素和卵泡抑制素三种多肽通过反馈调节促性腺激素的分泌及以自分泌/旁分泌方式，调节卵巢产生甾体激素并促进卵泡的发育、卵母细胞的成熟，控制优势卵泡和闭锁卵泡的形成。

2. 抗米勒管激素

抗米勒管激素（anti-mullerian hormone，AMH）是目前发现的唯一一个对原始卵泡向初级卵泡的转化进行负调节的因子，AMH的表达仅限于性腺，由生育年龄女性的颗粒细胞表达，随着年龄的增长血AMH的浓度逐渐下降，绝经后测不出。始基卵泡的前颗粒细胞不表达AMH，当始基卵泡募集进入生长池，颗粒细胞开始表达AMH。AMH表达的最高水平在大的窦前卵泡和小的窦状卵泡（直径≤4 mm）中，在闭锁卵泡的膜细胞、卵母细胞和卵巢间质细胞中不表达AMH，随着卵泡发育增大AMH的表达逐渐消失，在≥8 mm的卵泡中几乎不表达，仅限于卵丘颗粒细胞的极微弱的表达。

AMH可通过抑制FSH对卵泡发育的募集起调节作用，FSH激活颗粒细胞增生和激素的合成，诱导颗粒细胞中的芳香化酶活性，促进雌二醇（E_2）的合成与分泌，并诱导和维持颗粒细胞的黄体生成素（LH）受体的表达。而AMH可抑制颗粒细胞的芳香化酶mRNA的表达，降低LH受体的数目从而控制卵泡的优势选择。AMH具有调节卵细胞的减数分裂，抑制颗粒细胞增殖和卵细胞的成熟，抑制了始基卵泡发育的起始，即抑制了生长卵泡募集的起始。

与排卵正常女性相比，PCOS患者血清及卵泡液AMH水平均较高，升高的AMH血清水平损害了卵母细胞的生长和胚胎质量。最近的研究发现PCOS患者中升高的卵泡液AMH浓度损害了卵母细胞的质量和成熟度，其分子机制目前尚不明确。然而也有相反的研究发现，PCOS患者中，卵泡液高AMH浓度组较低浓度组的受精率、移植率及临床妊娠率均较高。在排卵正常女性中，卵泡液中AMH浓度仅仅与卵母细胞的质量和移植率呈正相关，而与受精率、胚胎卵裂率及胚胎形态无关，但也有研究显示IVF中，低AMH水平使受精率下降，胚胎发育率受损，流产率增高。

3. 骨形成蛋白

骨形成蛋白（bone morphogenetic proteins，BMPs）家族成员参与卵泡/卵母细胞生长发育的调节。其受体包括BMPR- Ⅰ A、BMPR- Ⅰ B及BMPR- Ⅱ，这些受体表达于颗粒细胞及卵母细胞中。原始卵泡的卵巢间质细胞和前泡膜细胞产生的BMP-4和BMP-7促使原始卵泡向初级卵泡转化。BMP-15由早期的卵母细胞产生，能刺激颗粒细胞增殖。窦卵泡发育期颗粒细胞产生的BMP-2、BMP-5、BMP-6和膜细胞产生的BMP-2、BMP-4、BMP-7以及来自卵母细胞的BMP-6、BMP-15具有促进颗粒细胞增生、维持卵泡生存、发育，能抑制颗粒细胞FSH受体表达，防止FSH诱导的孕酮产生从而防止卵泡过早黄素化的作用。

4. 生长分化因子-9

人初级卵泡中的卵母细胞表达生长分化因子-9（growth differentiation factor，GDF-9），但原始卵泡中的卵母细胞不表达GDF-9，GDF-9的受体为BMP受体Ⅱ，表达于颗粒细胞。GDF-9调控早期卵母细胞发育，它既可直接促进颗粒细胞的增殖和分化，同时又可通过拮抗FSH对颗粒细胞的正性作用，精确地调节颗粒细胞的增殖和分化。体外培养人卵巢经GDF-9作用后，原始卵泡减少，初级和次级卵泡明显增加。GDF-9在窦卵泡的发育中也起到了关键作用，通过调节促性腺激素的作用发挥生理作用，具有与BMP-15和BMP-6相似的作用，能抑制FSH刺激孕酮和雌激素的产生，减少由FSH诱导的LH受体的形成。GDF-9还同时具有抑制P450芳香化酶的活性。BMP-15和GDF-9均由卵母细胞分泌，在大多数卵泡发育期常共同表达，GDF-9基因突变小鼠生殖表型与BMP-15基因突变相似，因此推测BMP-15和GDF-9形成异源二聚体发挥协同的作用的同一功能的信号单位。

5. TGF-β

卵巢细胞能产生3种TGF-β同分异构体，分别为$TGF-\beta_1$、$TGF-\beta_2$、$TGF-\beta_3$，在窦前卵泡及以后的发育卵泡中均有表达。在人类的颗粒细胞和泡膜细胞中均有表达，Ⅰ和Ⅱ型TGF-β受体广泛存在各种组织中。TGF-β在卵巢的作用与激活素A相似，能刺激FSH受体的表达，放大FSH诱导的芳香化酶的活性、抑制素的产生、孕酮的产生和诱导LH受体产生，抑制膜细胞P450 c17的表达和雄激素产生。$TGF-\beta_3$除了在窦卵泡发育中起重要作用，对黄体的形成和维持具有重要作用。$TGF-\beta_3$介导了泌乳素促黄体作用和抑制黄体细胞凋亡的作用。

（二）胰岛素样生长因子

胰岛素样生长因子（insulin-like growth factors，IGFs）主要是由肝脏分泌的一种多功能性细胞增殖调控因子，具有促有丝分裂、促分化、抗凋亡的作用。卵巢是肝脏外合成IGF酶场所之一，IGFs是卵巢功能重要的调节因子系统之一，包括对卵泡生长、成熟、排卵或闭锁以及甾体激素形成的调节。这一系统包括：2个配体IGF Ⅰ和IGF Ⅱ；2型受体IGF Ⅰ型受体和IGF Ⅱ型受体；主要有6种IGF结合蛋白（insulin-like growth factor binding-protein，IGFBP1-6）。最近在硬骨鱼上发现了新的IGF配体IGFs。

循环IGF-Ⅰ水平随增龄而增高，青春期达高峰，以后逐渐下降，到60岁时下降约40%。而血IGF-Ⅱ水平在青春期后处于稳定水平。人类血液中IGF-Ⅱ浓度是IGF-Ⅰ的2~3倍。正常妇女月经周期中血清IGF-Ⅰ和IGF-Ⅱ浓度无周期性变化。IGF-Ⅰ和IGF-Ⅱ的生物活性和有效性受体液中IGFBPs的调节，体液中大部分IGFs与多种IGFBP结合。IGFBP主要在肝脏生成，颗粒细胞及膜细胞均表达IGFBP。IGFBP与IGF的亲和力高于IGFR，它们与IGFs结合后使其失活，游离IGFs减少，从而抑制IGFs的生理作用。

IGF-Ⅰ有促进颗粒细胞和卵泡膜细胞的细胞增殖、卵泡发育及雄激素和雌二醇分泌的作用。EI-Roeiy等发现IGF-Ⅰ mRNA及相应的蛋白质分布于小卵泡（4~6mm）的卵泡膜细胞中，IGF-Ⅱ mRNA及相应的蛋白质分布于所有卵泡的卵泡膜细胞和颗粒细胞中，而在小卵泡的卵泡膜细胞中含量略低。IGF-Ⅰ对不依赖于促性腺激素作用早卵泡期的发育可能起了更为重要的作用，促使原始卵泡向窦卵泡期转化并诱导颗粒细胞FSH受体表达。卵泡内存在IGF-Ⅰ与FSH的正反馈回路，IGF-Ⅰ具有放大FSH的作用。IGF-Ⅱ能调节FSH刺激窦前卵泡的生长和分泌E_2，体外实验证实FSH能刺激窦前卵泡IGF-Ⅱ mRNA及相应的蛋白质合成增加，以E_2占优势的卵泡液中含有高浓度的IGF-Ⅱ，IGF-Ⅱ抑制局部IGFBP-2的生成，并促进IGFBP-4水解酶水平增高，使IGFBP-4降解增加，导致卵泡液中高浓度的游离IGF-Ⅱ，增高的IGF-Ⅱ通过IGFR-Ⅱ，以自分泌调节的方式，放大FSH刺激GC的E合成。而非优势卵泡的FF中IGF-Ⅱ浓度较低，IGFBP-4、IGFBP-2含量较高，IGF-Ⅱ生物利用度下降，不能放大FSH促颗粒细胞E生成的作用，导致发育受阻及闭锁。IGF3 mRNA在早卵泡期表达相对较低，然而在成熟卵泡中高表达；IGF3 mRNA主要表达于卵泡壁细胞中，而在卵母细胞中表达较低，可促进卵母细胞的成熟。在依赖于促性腺激素作用的卵泡发育后期，IGF具有协同和放大促性腺激素作用，诱导芳香化酶和LH受体的表达，协同LH诱导生殖泡破裂，并促进黄体颗粒细胞合成雌激素和孕激素。

IGFBP参与了窦卵泡发育、成熟和黄体形成的整个调节过程。在正常妇女及PCOS患者的小卵泡（4~6mm）未测得IGFBP-1 mRNA，而在优势卵泡的颗粒细胞中大量存在，与卵泡大小、E_2水平呈正相关，且排卵前卵泡液中浓度高于血清的4.5倍，至黄体后期下降预示黄体的衰竭。IGFBP-2、IGFBP-4 mRNA及其蛋白大量存在于小卵泡及闭锁卵泡的GC及卵泡膜细胞中，尤其是雄激素占优势的卵泡。随着卵泡的增大，IGFBP-2、IGFBP-4 表达逐渐下降，在 E_2 占优势的卵泡中几乎测不出。IGFBP-3 mRNA 及其蛋白在正常妇女的健康小卵泡、闭锁卵泡及 PCOS 卵泡的 FF 中无明显差异，均占优势，但在优势卵泡的卵泡液中其浓度明显下降，而正常妇女血液中 IGFBP-3 却不随月经周期而变化。IGFBP-5 mRNA 无论在健康小卵泡还是 PCOS 的卵泡的各类细胞中均有中等量的表达，在优势卵泡的间质细胞中大量表达。整个黄体期的黄体存在 IGFBPI-6 mRNA 及其蛋白，黄体中期 IGFBP-2、IGFBP-4、IGFBP-5 呈高表达，而 IGFBP-3、IGFBP-6 无显著差异。IGFBP-4 与 IGFs 具有高度的亲和力，是 IGFs 作用的一种潜在抑制剂。

（三）Kit ligand（KL）和 c-Kit

Kit ligand（KL）（Kit 配体），是酪氨酸激酶受体的配体。c-Kit 是 Kit 基因编码的一个受体蛋白。KL 和 c-Kit 对原始生殖细胞的生存、迁移、增殖和卵泡发育均有作用，参与了卵泡早期发育中的许多事件，如原始卵泡生长的启动、卵泡膜细胞和卵泡腔的形成等，对出生前后胎儿卵巢上的原始卵泡存活十分重要。

KL 主要表达于颗粒细胞、上皮细胞、间质细胞等，在发育阶段卵泡有高表达，处于原始卵泡和初级卵泡的颗粒细胞表达较低，在卵母细胞也有表达。KL 通过与卵母细胞的相应受体 c-Kit 结合，从而启动并促进卵母细胞的发育。此外，KL 也可以通过与基质/间质细胞和壁细胞上的 c-Kit 结合，刺激间质细胞、壁细胞的生长发育。KL 的缺失将使原始卵泡向初级卵泡转化发生障碍。

在卵泡发育晚期 KL 的表达进一步增加而且分布发生改变，大鼠的小窦卵泡中卵丘细胞的表达高于壁层颗粒细胞，但经 HCG 诱导卵母细胞发生减数分裂后表达量进一步发生改变，卵丘细胞表达量显著下降，甚至测不出，而壁层颗粒细胞呈高水平表达。推测 KL 对减数分裂的启动有抑制作用。体外实验也证明加入重组 KL 的培养的卵母细胞减数分裂被阻滞。LH 峰的出现可能降低了与卵母细胞毗邻的卵丘颗粒细胞 KL 的产生，从而启动减数分裂。GDF-9、BMP-15 等具有抑制毗邻卵丘细胞产生 KL 的作用。KL 与 BMP-15 相联系形成负反馈环，调节卵泡的发育，BMP-15 能够刺激颗粒细胞 KL mRNA 的表达，而 KL 反过来能够抑制卵母细胞 BMP-15 的表达，应用抑制性抗体阻断 c-Kit 将会明显抑制 BMP-15 促颗粒细胞有丝分裂的活性，这三者之间形成的反馈联系可能在早期卵泡的发育过程中起着重要的作用。

（四）促神经生长素生长因子家族

脑来源的促神经生长因子（BDNF）、神经生长因子（NGF）、NT-3 和 NT-4/5 是促神经生长素（NT）家族的主要成员，是一类促进神经系统生长分化的细胞因子，不止存在于神经系统中，同时也存在于人类卵巢中，具有促进卵子的生成及卵母细胞中细胞质成熟的作用。通过高亲和受体 Trk（原肌球蛋白受体激酶，tropomyosin receptor kinases）和低亲和受体 p75 发挥作用。研究发现，NGF 基因缺失小鼠卵巢初级和次级卵泡显著减少，而原始卵泡无明显变化，进一步分析颗粒细胞分裂活性显示，NGF 基因缺失小鼠颗粒细胞增殖显著降低。因此推测 NGF 可能通过促进颗粒细胞增殖来启动原始卵泡的生长。NT4 mRNA 主要表达在卵原细胞和原始卵泡的颗粒细胞，而卵母细胞表达相对较少，NT4 蛋白主要表达在颗粒细胞，而 Trk 受体蛋白见于各个发育阶段的卵母细胞，提示在人原始卵泡发育关键时期，卵母细胞与体细胞之间存在着信息传递途径，并且很可能对原始卵泡的生长发动起着非常重要的调节作用。

（五）血管内皮生长因子

血管内皮生长因子（vascular endothelial growth factor，VEGF）是内皮细胞特异性的有丝分裂原，能引起血管通透性的增加，是血管生成的先决条件和基础。VEGF 有 5 种不同的蛋白形式：VEGF 121、VEGF 145、VEGF 165、VEGF 189 和 VEGF 206。VEGF 受体属于跨膜酪氨酸激酶受体，包括 fit-1（fins-like tyrosine）与 KDR（kinase-lnsert domain receptor）及 VEGFR-3/fit4。VEGF 在卵巢中表达于颗粒细胞和膜细胞中，也存在于卵泡液中，在血管发生、卵泡血管化、卵泡内氧合作用中其重要作用，最终影响了卵泡成熟，卵母细胞质量，受精及胚胎发育完善。

在人类卵巢周期中，原始卵泡、初级卵泡均无 VEGF 表达，当次级卵母细胞进入第 2 次减数分裂后，VEGF 在颗粒细胞及卵泡膜细胞出现表达，并随卵子成熟表达增强；随着黄体的形成，VEGF 在颗粒黄体细胞表达渐强，至胚胎植入时最强。当受孕失败黄体退化期 VEGF 表达逐渐减弱，在闭锁卵泡中未见表达。

在接受IVF的正常排卵女性中，低血清和卵泡液VEGF水平改善卵巢反应，最终增加获卵率，改善受精率及妊娠率，升高的卵泡液VEGF水平使卵母细胞质量下降，降低受精率及妊娠率。PCOS患者中的高卵泡液VEGF浓度导致不成熟卵增加，受精率下降。然而也有相反的研究显示高卵泡液VEGF浓度产生较多优质的MⅡ期卵母细胞，在PCOS患者中，研究显示高卵泡液VEGF水平延长了HCG作用，最终产生了高质量的卵母细胞和胚胎，改善受精率。

（六）表皮生长因子

表皮生长因子（epidermal growth factor, EGF）具有强烈促进细胞分裂作用，与其受体EGFR连接后发挥广泛的生物学效应，刺激机体内多种类型组织细胞的生长、增殖和分化。EGF主要存在小卵泡内：在直径为1～2mm的小卵泡中EGF浓度明显高于直径在3～4mm的卵泡，而在3～4mm卵泡的浓度也显著高于直径为5～6mm的卵泡。EGF对细胞质成熟、卵母细胞成熟、第一极体的形成和胚泡破裂也具有重要的调节作用，EGF对卵母细胞的促成熟作用在一定程度上受到卵巢内卵泡抑素和激活素的调节。

人类和其他哺乳动物的IVM研究发现EGF可刺激卵丘细胞扩增并使卵母细胞核及细胞质成熟，使其由MⅠ期进入MⅡ期，显著促进了受精和胚胎发育，然而也有其他研究显示卵泡液中的EGF水平与卵母细胞成熟呈负相关。PCOS患者中，卵泡液中的EGF水平较正常排卵女性中高，EGF阻止窦卵泡生长及PCOS患者中卵泡发育暂停。卵泡液中EGF的水平与卵母细胞质量及胚胎发育能力是否相关仍是个未知数。另外，EGF样因子，比如双向调节素（amphiregulin, Ar）、β细胞素（β-cell element），肾上腺素能调节剂（adrenergic modulator）等通过自分泌和旁分泌的机制促进了卵母细胞的成熟，双向调节素及肾上腺素能调节剂在大鼠上发现可促进卵丘扩增及卵母细胞成熟的，LH促进这两种因子的合成，但需要被解聚素（depolymerized element）及金属蛋白酶（metalloproteinases）家族分解激活。

（七）白血病抑制因子（LIF）

LIF是类种分化诱导因子，具有低亲和性和高亲和性两种类型的受体，所克隆的LIF受体与LIF以低亲和性结合，而LIF受体与其信号传递亚单位GP130结合后，便与LIF以高亲和性结合。在卵巢LIF主要表达于原始卵泡、初级卵泡的颗粒细胞和腔前卵泡的卵母细胞。对新生小鼠卵巢体外培养发现LIF具有KL（Kit配体）样作用，促进原始卵泡向初级卵泡转化；LIF还能诱导颗粒细胞表达KL，而对原始卵泡的颗粒细胞生长增殖没有直接影响。由此推测LIF可能通过促进颗粒细胞产生KL，间接启动原始卵泡的募集。

研究表明，在行体外受精-胚胎移植（IVF-ET）患者的卵泡液中存在LIF，经过HCG治疗后，成熟卵泡内的颗粒细胞产生的LIF增多，并显著高于未成熟卵泡，胚胎质量与LIF浓度呈正相关，说明LIF可能参与卵泡的最后成熟。

（八）成纤维细胞生长因子

成纤维细胞生长因子（fibroblast growth factor, FGF）是一类促进细胞生长，组织修复和转化的因子，可直接促进原始卵泡募集，可促进颗粒细胞增殖，同时颗粒细胞分泌的FGF经旁分泌途径，影响卵泡内膜细胞血管的发生。在人原始卵泡内FGF主要见于卵母细胞，而颗粒细胞内未见表达；在发育中的窦前卵泡的颗粒细胞有表达，发育中的窦前卵泡的泡膜细胞有微弱表达，可调节FSH的功能，FGF受体表达于卵泡的颗粒细胞。体外培养新生小鼠卵巢发现，经FGF作用后的新生小鼠卵巢原始卵泡减少，初级卵泡增加。

（九）细胞因子家族

细胞因子家族包括了白介素（IL1～35）、非白血性白血病抑制因子、肿瘤坏死因子α、sFas及sFas配体（sFasL）等。卵巢中，这些因子存在于卵泡液中，通过旁分泌及自分泌的形式发挥作用。

1. 白介素

白介素是由粒细胞分泌的一组细胞因子，目前研究发现有IL-1、IL-2、IL-6、IL-8、IL-11、IL-12等，在卵泡生成、排卵及黄体功能上发挥不同的作用。卵泡液IL-12水平与受精率相关，PCOS患者中，低的 IL-12 水平及高的卵泡液 IL-13 水平，降低了卵母细胞成熟率，受精率及妊娠率，然而并无统计学差异。

2. 肿瘤坏死因子-α（TNF-α）

TNF-α 是一个多功能的激素样多肽，在细胞增殖、分化，卵泡成熟，甾类激素合成及凋亡中起作用，表达于卵巢颗粒细胞、膜细胞、卵母细胞及黄体上。TNF-α 降低卵母细胞的成熟，在 IVF 治疗的患者中，TNF-α 降低卵母细胞质量，降低受精率、胚胎发育及妊娠率。

3. sFas 和 sFasL

sFas 和 sFasL 是属于 TNF 亚家族的跨膜蛋白，分别有抗凋亡及前凋亡作用，sFasL 与其受体结合后促进凋亡，sFas 与 sFasL 结合后抑制了 sFasL 介导的凋亡途径。sFas 可在血清、输卵管及卵泡液中被检测到，卵泡液中 sFas 水平与 IVF 中卵母细胞成熟率正相关。研究显示 PCOS 患者中，sFas-sFasL 系统包含在膜细胞和颗粒细胞的凋亡中，PCOS 患者在二甲双胍治疗后抗凋亡作用增强，因为血清中 sFas 水平增加，而 sFasL 水平降低。颗粒细胞 DNA 片段减少，因此增加了种植率和临床妊娠率。

（十）纤溶酶原激活因子和抑制因子

纤溶酶原激活因子（plasminogen activator，PA）引起细胞外基质蛋白水解而抑制因子（plasminogen activator inhibitor，PAI）调节这一过程。卵巢上 PA 和 PAI 所调控的局部定向纤维蛋白水解在生殖生理中具有重要作用。排卵前卵泡上组织型 tPA 及 PAI-1 调控蛋白水解引起优势卵泡破裂排卵；早期生殖卵泡上尿激酶型 uPA 和 PAI-1 的协同表达调节细胞增殖和迁移；早期黄体组织中 uPA mRNA 表达的增加伴有孕酮分泌，而晚期黄体上 tPA 和 PAI-1 表达的增加则与孕酮产生明显减少有关；PA 系统可能以自分泌/旁分泌方式调控黄体发育。

（十一）肾素-血管紧张素系统

卵巢中存在肾素-血管紧张素系统（renin-angiotensin system，RAS），促性腺激素调节卵巢 RAS 的表达。血管紧张素Ⅱ（angiotensinⅡ，AngⅡ）是 RAS 的重要生物活性八肽，通过与颗粒细胞上 AngⅡ受体结合调节卵巢甾体类固醇生成、黄体形成及刺激卵母细胞成熟和排卵。AngⅡ二型受体（AT2）能介导颗粒细胞凋亡，调节闭锁卵泡。

（十二）雌激素与孕酮

卵泡的颗粒细胞、泡膜细胞和黄体细胞均有雌激素受体的表达。在卵泡生长早期，颗粒细胞在 FSH 作用下合成 E_2，继而在 FSH 和 E_2 双重作用下，雌激素能增加细胞间缝隙连接和促进窦腔形成，增多颗粒细胞的雌激素受体。同时促进颗粒细胞 LH、FSH 受体表达，增强芳香化酶活性的作用，促进 E_2 合成。

排卵后孕酮发挥了更重要的作用，孕酮激活卵巢细胞膜或附近的孕酮受体（nuclear progesterone-receptor，PGR-A，PGR-B）除通过 cAMP 促进卵母细胞成熟外，在促性腺激素高峰形成后，颗粒细胞表达 PGR，孕酮能增加颗粒细胞蛋白激酶 G（protein kinase G，PKG）的活性，以保持细胞内低浓度游离 Ca^{2+}，抑制颗粒黄体细胞的有丝分裂和凋亡，即控制细胞增殖但同时抑制细胞凋亡；抑制雌激素的分泌，增强孕酮的分泌。

三、卵巢自分泌、旁分泌调节的意义

卵巢作为排卵、分泌性激素的器官在月经周期中受神经及激素的调控发生相应的周期性变化。下丘脑-垂体-卵巢轴与卵巢内免疫活性细胞及卵巢细胞产生的激素、肽、细胞因子等相互作用，以内分泌、旁分泌、自分泌形式调控卵巢功能。卵巢中这些因子的表达受促性腺激素的调控，并反馈调节促性腺激素，这些因子之间也能相互调节，如此构成卵巢功能的复杂的调节机制。卵巢自分泌、旁分泌方式在一些疾病发挥重要调节作用，卵巢自分泌、旁分泌调节机制等尚有很多不清楚。这些问题更深入的研究将有助于揭示相关疾病的病因，为治疗开辟新的途径。

第二节 子宫内膜血管内皮生长因子的自分泌调控

一、VEGF 及其受体的分子结构

血管内皮生长因子（vascular endothelial growth factor，VEGF）又名血管通透性因子（vascular permeability factor，VPF），是 1989 年 Ferrara 等首先从牛垂体滤泡星状细胞中纯化的同源二聚体糖蛋白，分子量为 30～60 kD。VEGF 是一种肝素结合因子，具有强烈的促血管内皮细胞有丝分裂及血管通透性作用。由于基因剪切方式的不同，形成五种 mRNA，分别翻译为由 121、145、165、189、206 个氨基酸组成的 5 种 VEGF 蛋白质亚型。由于基因 8 个外显子组成的不同赋予 VEGF 蛋白与肝素结合的能力不一样。$VEGF_{121}$ 以可溶性形式存在，没有结合肝素的特性；$VEGF_{165}$ 50%～70% 与肝素结合；$VEGF_{206}$ 和 $VEGF_{189}$ 则完全呈结合形式，几乎测不出游离部分。通过血浆酶的作用可使 $VEGF_{165}$ 和 $VEGF_{189}$ 从其结合部位释放出来，形成一种分子量为 34 kD 的二聚体，并具有 VEGF 的全部活性。结合状 VEGF 亚型可作为储存形式，需要时释放其有效成分。人的子宫内膜中的 VEGF 亚型主要为 $VEGF_{121}$。

跨膜受体 flt-1（the fms-like tyrosine，flt-1）和 KDR（kinase insert domain-containing receptor）是 VEGF 的特异性受体，属于酪氨酸激酶受体（receptor tyrosine kinase，RTK）三型。根据已知 flt-1 cDNA 的序列推测该受体含有 1 338 个氨基酸，分子量约 180 kD。KDR 受体包含 1 356 个氨基酸，分子量 200 kD，两类受体均含有一个跨膜区，7 个免疫球蛋白样结构域和一个细胞内激酶插入区，在氨基酸序列上有 33% 的同源性，flt-1 与 KDR 信号转导特点有所不同：表达 KDR 的转染细胞对 VEGF 的刺激表现为化学趋化和丝裂反应，并引起强烈的酪氨酸磷酸化，而 flt-1 缺乏上述反应，而且酪氨酸磷酸化作用较弱。VEGF 与两种受体的结合部位不同，flt-1 主要与 VEGF 酸性氨基端结合；KDR 与 VEGF 的碱性氨基端结合。VEGF 基因与 KDR 结合的序列突变，VEGF 促细胞有丝分裂作用消失；VEGF 基因与 flt-1 结合的位点突变，VEGF 可诱导正常的有丝分裂。还有一种可溶性受体 sflt，由 flt-1 mRNA 剪切不同所致，相似于 flt-1 蛋白但没有胞膜区和细胞内激酶插入区，这一可溶性受体具有与 VEGF 完全结合的高亲和力，但不能介导 VEGF 的生物学作用，从而认为其有拮抗 VEGF 的作用。

二、VEGF 的生物学功能

（一）血管生成作用

体外实验表明 VEGF 通过与内皮细胞上的 flt-1、KDR 受体结合使受体自身磷酸化。从而激活丝裂原活化的蛋白激酶，调节 Ca^{2+} 内流，促进内皮细胞的有丝分裂、细胞迁移。血管生成另一重要环节是细胞外基质的降解和内皮细胞表面整合素的诱导。VEGF 刺激出芽的内皮细胞上整合素 $\alpha_V\beta_3$ 表达，抗 $\alpha_V\beta_3$ 抗体抑制了血管生成。这些整合素与玻连蛋白（vitronectin）、纤维素（fibrin）、纤连蛋白（fibronectin）和骨桥蛋白（osteopontin）结合。VEGF 上调组织纤溶酶原激活因子（tPA）和尿激酶纤溶酶原激活因子（uPA）及其受体的表达，tPA 和 uPA 将纤溶酶原转化为纤溶酶，在水解内皮细胞基底膜，增加血管通透性中起重要作用；VEGF 可迅速促进血管通透性，其能力是组胺的 5 000 倍；VEGF 刺激内皮细胞释放一氧化氮（NO）扩张血管从而可诱导兔和猪发生低血压。VEGF 还诱导另一血管扩张剂前列环素的释放；VEGF 与另一重要的血管生成因子——成纤维细胞生长因子（FGF）有协同作用，抗 FGF 抗体抑制了 VEGF 诱导的 tPA 和 uPA 在牛微血管内皮细胞的表达，而纤溶酶原抑制因子（PAI-1）表达增加，同样抑制 VEGF 的作用也削弱了 FGF 的作用。

（二）促非内皮细胞增生的作用

在部分非内皮细胞如肿瘤细胞、视网膜色素细胞、滋养层细胞等中也检测到 flt-1 和 KDR 两种受体的高度表达，体外实验 VEGF 可以促使这些细胞增生，因此有人认为 VEGF 及受体可能直接与肿瘤细胞、滋养叶细胞的生长分化及视网膜病变发病有关。

三、VEGF及其受体在子宫内膜中的表达与调控

体内大部分血管一经发育完全即保持高度的稳定性，但是子宫内膜的血管却具有独特性，在功能层子宫内膜中腺体、间质等组分呈现周期性变化的同时内膜血管亦发生周期性增生、弯曲、断裂和修复。VEGF作为血管内皮细胞的丝裂原及血管通透性因子与血管功能密切相关，其与子宫内膜血管周期性变化及胚胎着床的关系日益受到人们的重视。1993年，Charnock-Jones首次报道VEGF mRNA存在于子宫内膜腺上皮、血管内皮细胞。2001年，Moller首先应用免疫组化技术证实VEGF及其受体flt-1、KDR存在于子宫内膜腺上皮、间质细胞及血管内皮细胞。北京大学第三医院应用免疫组化和原位杂交技术对月经周期子宫内膜进行了系统的研究，观察到VEGF及其受体flt-1、KDR不仅存在于人子宫内膜血管内皮细胞，而且也丰富地存在于腺上皮细胞。VEGF在子宫内膜血管内皮和腺上皮细胞中的表达呈明显周期依赖性，增生早期表达最低，增生中晚期表达增强，分泌期表达更强，月经期VEGF含量最高；flt-1在子宫内膜血管内皮细胞和腺上皮细胞中的表达趋势也呈相同的规律，不同的是flt-1含量自分泌中期起明显升高；而KDR在腺上皮细胞和血管内皮细胞中的表达在增殖中期迅即增加表达很强，持续至月经期。

（1）血管内皮细胞VEGF的自分泌调节：VEGF及其受体在血管内皮细胞的表达形式与子宫内膜功能层血管的周期性改变相一致。月经期子宫内膜脱卸后，子宫内膜再生同时血管亦新生，增殖早期的血管壁薄且较直，至增殖中晚期血管增生延长，管腔增大，分泌期血管开始呈螺旋状，扩张更明显，我们的研究显示整个月经周期子宫内膜中血管数目未见增加，但血管腔面积及内皮细胞层面积分泌期增加，说明月经周期子宫内膜血管的增生是在原有血管基础上的扩增，而不同于胚胎期时的血管发生。VEGF作为血管内皮细胞丝裂原与此增生过程密切相关。VEGF以自分泌方式与子宫内膜血管内皮细胞增生相关，同时提示雌孕激素对其生成的调节作用。雌、孕激素受体分布在子宫内膜血管内皮细胞中，因而VEGF及其受体的生成可能与雌孕激素对子宫内膜的总调控有关。分泌期子宫内膜血管内皮细胞高表达VEGF及其受体可促使血管通透性增加。已知分泌期尤其是分泌中期子宫内膜间质水肿最为显著，此期间质松散可能对胚胎着床有利。动物实验亦显示，在兔围着床期VEGF及其受体在内膜高表达。因此认为VEGF是胚胎和有容受性子宫内膜血管之间的一个局部信号，在植入期诱导血管通透性和后继的血管化过程。flt-1、KDR在内膜血管内皮细胞上表达方式略有不同，KDR表达时相早于flt-1。flt-1、KDR介导的生物学效应不同。敲除KDR基因的小鼠，会导致血管内皮细胞早期发育和分化缺陷。而敲除flt-1基因后，前体细胞可以分化为内皮细胞，但这些细胞不能形成血管。因此KDR的作用可能与增殖中期血管起始修复、新生关系密切，而flt-1可能与维持正常血管内皮细胞功能及增加血管通透性利于胚胎着床相关。VEGF及其受体在经期内膜血管内皮细胞表达最强，这与月经前螺旋小动脉收缩和痉挛引起的组织缺氧可能有关，因而是一种反应性增加。体外实验显示缺氧明显刺激子宫内膜间质细胞VEGF的含量。VEGF基因启动子中含有缺氧反应元件，缺氧上调VEGF的表达是通过激活VEGF启动子上的一个缺氧诱导因子（hypoxia-inducible factor，HIF-1）结合序列实现的，缺氧刺激HIF-1α的释放，其与HIF-1β形成二聚体，与VEGF上游的HIF结合位点结合，促进VEGF的转录；此外，非转录区包含两个顺式活化稳定区，这样能促进VEGF mRNA的转录和增加其稳定性。动物实验提示flt-1、KDR亦受缺氧调节，经期内膜脱卸相对缺氧的状态刺激VEGF生成，从而对子宫内膜血管增生和修复可能起作用。VEGF增加基质金属蛋白酶的表达，从而利于降解内膜基质、对内膜的剥脱和重塑均有促进作用。

（2）腺上皮细胞VEGF的自分泌调节：人类子宫内膜腺上皮细胞中也存在VEGF自分泌调节系统。已知人子宫内膜腺体在增殖早期短小而直，通过活跃增生过程腺体变长，组织切片上在增殖晚期可见细胞呈假复层现象。分泌期腺体明显弯曲，分泌早期由于糖原丰富而形成核下空泡，分泌中期出现顶浆分泌。VEGF及其受体尤其是KDR在增殖中期含量的生成增加与此时腺体增生过程相伴随。因而对腺体的增生过程起促进作用。有研究认为VEGF与表达KDR的细胞结合，引起细胞形态变化，胞膜皱褶增加，肌动蛋白合成增强，有丝分裂增多，具有趋化性等。而VEGF及其受体主要是flt-1在分泌期，尤其是分泌中期，内膜腺上皮细胞中含量进一步生成增加与分泌期腺体分泌功能也是伴随的。可能VEGF对内膜腺上皮细胞通透性也有类似增强，从而有利于胚泡的着床。VEGF及其两种受体在月经期子宫内膜腺上

皮细胞中含量也最丰富，提示与血管内皮细胞相似的周期依赖性变化，这可能均受雌、孕激素及月经期缺氧的调节。雌激素可快速刺激离体培养的人和在体动物子宫内膜细胞 VEGF 的分泌，雌激素对 VEGF 表达的快速调节提示 VEGF 基因是内膜对性激素反应最主要基因之一，在 VEGF 启动子区发现对雌激素反应的序列，未发现对孕激素反应的元件。孕激素对 VEGF 的调节作用存在分歧，有学者认为孕激素刺激 VEGF 的表达，另有人认为孕激素对 VEGF 有降调节作用。可溶性受体 sflt 在增殖早期、中期比分泌期高 2~3 倍，说明 VEGF 在受体水平调节植入窗。VEGF 及其受体 flt-1、KDR 在反复流产患者蜕膜、滋养层细胞、血管内皮细胞的表达降低。

（3）VEGF 在间质细胞的表达：VEGF 及其受体在内膜间质细胞的含量低，在巨噬细胞、颗粒细胞的表达较强，在分泌中晚期及月经期阳性细胞数增多。临近月经内膜开始崩溃，此时巨噬细胞、颗粒细胞中的自分泌和旁分泌作用也介入内膜脱卸。

第三节 月经周期的调节

正常妇女生殖功能包括周期性卵泡发育、排卵和内膜变化，后者为可能发生在本周期的妊娠着床做准备。这种规律的排卵周期是通过对下丘脑、垂体和卵巢发出的刺激和抑制信号进行功能精确和即时的整合而达到的（图 1-1）。

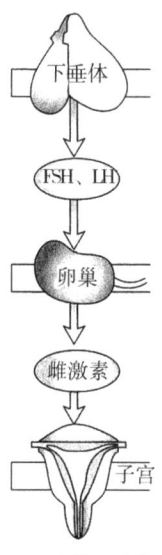

图 1-1 下丘脑－垂体－卵巢轴

月经周期的调控是一个非常复杂的过程，受下丘脑－垂体－卵巢轴的支配。卵巢功能受垂体控制，而垂体的功能又受下丘脑的调节，下丘脑又接受大脑皮质的支配。但卵巢所产生的激素还可以反过来影响下丘脑与垂体的功能，即反馈作用。在中枢神经系统的影响及这些器官之间的相互协调作用下，才能发挥正常的生理功能。内、外因素的刺激均能影响这些相互协调的作用。子宫内膜之所以有周期性变化，是受卵巢激素的影响而产生周期性变化。生殖系统通过下面这种经典的内分泌模式发挥功能，由下丘脑向垂体门脉系统脉冲式地分泌促性腺激素释放激素（GnRH）所启动。GnRH 调节 FSH 和 LH 在垂体前叶的合成和随后释放进入血液循环。FSH 和 LH 刺激卵巢卵泡的发育、排卵和黄体形成。

生殖系统的神经、内分泌控制需要促性腺激素的脉冲式分泌并释放入垂体门脉系统，刺激促性腺细胞合成与分泌 LH 和 FSH。接下来，促性腺激素刺激卵泡发育和性腺甾体激素或肽类的分泌；后者负反馈作用于下丘脑和垂体，抑制促性腺激素的分泌。在月经中期，雌二醇水平升高的正反馈作用产生排卵前促性腺激素峰值。

这个系统的一个关键部分是卵巢甾体激素和抑制素对促性腺激素分泌的调节作用，这种调节作用或是直接作用于垂体水平，或是通过改变 GnRH 分泌的幅度和频率来实现。FSH 分泌的负反馈约束对于人类生殖周期独特的单个成熟卵细胞的发育是至关重要的。除了负反馈控制，月经周期在内分泌系统中的独特之处还在于依赖雌激素 - 正反馈产生排卵前的 LH 峰，后者对排卵是基本要素。

月经周期的卵泡期始于月经第一天，包括多个卵泡的募集、优势卵泡的出现和内膜的增殖，在排卵前 LH 高峰出现日结束。黄体期，始于 LH 高峰出现后，以黄体形成、分泌孕酮为特征，并协调内膜的一系列改变为着床做准备，若未发生妊娠，内膜将随着黄体的萎缩失去血供，发生脱落。

E_2 对下丘脑产生两种不同的反馈作用，即负反馈和正反馈作用。随卵泡的发育，其产生的 E_2 反馈作用于下丘脑抑制 GnRH 的释放从而实现对促性腺激素脉冲分泌的抑制作用即负反馈作用。

随卵泡发育成熟，当 E_2 的分泌达到阈值（250～450 pg/mL），并维持达 2 天时，E_2 就可发挥正反馈作用，刺激 LH 和 FSH 分泌出现高峰。一旦达到阈值，促性腺激素分泌的高峰就不受 E_2 浓度是否进一步增高所影响。

在黄体期，高浓度的 P 对促性腺激素的脉冲分泌产生抑制作用。黄体失去促性腺激素的支持而萎缩，由其产生的两种卵巢激素也随之减少。子宫内膜因失去卵巢性激素的支持而萎缩、坏死、出血、剥脱，促成月经来潮。在卵巢性激素减少的同时，解除了对下丘脑的抑制，下丘脑得以再度分泌有关释放激素，于是又开始另一个新的周期。如此反复循环，使月经能按期来潮（图 1-2）。

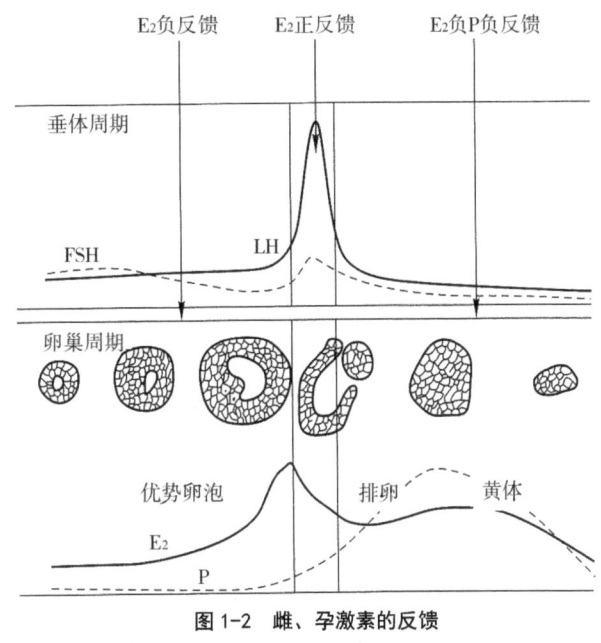

图 1-2 雌、孕激素的反馈

第四节 盆部的血管、淋巴与神经

（一）盆部的动脉

（1）髂总动脉（common iliac artery）：腹主动脉在第 4 腰椎体或第 4～5 腰椎体之间的稍左侧分为左右髂总动脉。左髂总动脉较右侧稍长稍细。其在成人女性平均长度为 4.30±0.19 cm，其前方有腹下丛、左输尿管、乙状结肠及其系膜根和直肠上血管等经过。外侧与腰大肌相邻，内后方与同名静脉伴行。右髂总动脉其长度成人女性平均值为 4.5±0.22 cm。其前方有腹下丛通过，右输尿管则越过髂总动脉末端或髂外动脉起端；其外与下腔静脉起始端和右髂总静脉末端邻接，内上与左髂总静脉末端相毗邻，下部有同名静脉伴行。

（2）髂内动脉（internal iliac artery）：左右髂总动脉各在骶髂关节上端分为髂内及髂外动脉。髂内动脉是盆腔内脏及盆壁的主要血供来源，其位于腰大肌内侧，为一短干，长约 4.5 cm。下降至小骨盆、平坐骨大孔上缘时分前干和后干。前干发出脏支即脐动脉、膀胱上动脉、直肠下动脉、阴部内动脉、子宫动脉营养盆内脏器；还发出闭孔动脉及臀下动脉分布于盆壁及臀部；后干发出髂腰动脉、骶外侧动脉分布于盆壁，后干的末端延为臀上动脉分布于臀部。

（3）髂外动脉（external iliac artery）：在骶髂关节前面，起自髂总动脉分叉处，沿腰大肌内缘向下外至腹股沟中点处，经腹股沟韧带后方的血管腔隙入股部，移行于股动脉。左髂外血管腹侧有乙状结肠，右髂外动脉起始部的前方有右输尿管和回肠末端经过；卵巢血管、子宫圆韧带、生殖股神经的生殖支，均经过髂外血管的前方；旋髂深静脉过髂外动脉的末端注入髂外静脉。髂外动脉发出腹壁下动脉和旋髂深动脉。

（4）骶中动脉（median sacral artery）：胚胎期为腹主动脉干的直接延续，后退化；出生后末端已萎缩形成细小的骶中动脉。约在腹主动脉后壁、距两髂总动脉分叉处的上方 1～1.5 mm 处发出，行于腹下丛，在第 4～5 腰椎体的前面、直肠后面进入骨盆经于尾骨体，其发出最下腰动脉供应髂肌和腰方肌。并发出分支与骶外侧动脉、髂腰动脉支、臀上动脉及直肠上、下动脉相吻合。

（5）直肠上动脉：起自肠系膜下动脉主干向下的延续支，其离开乙状结肠系膜后，在直肠后方、髂总血管的前方盆筋膜内下行。发出 1～4 支乙状结肠直肠动脉，分布于直肠上段与乙状结肠末端。直肠上动脉下降至第 3 骶椎平面，分左右两终支分布至直肠壶腹部。

（6）卵巢动脉。

（二）盆腔血管的侧支循环

髂内动脉的分支主要供应营养盆内脏器，同时也营养盆壁、盆底和臀部肌肉等。两侧髂内动脉分支除在脏器上相互对称、吻合，还与髂外动脉及腹主动脉之间有侧支吻合。当水中遇严重子宫出血或盆腔出血，可结扎髂内动脉，减少盆腔血流量，降低盆腔内动脉的压力。盆腔脏器则可借侧支循环的建立供应血运，主要的吻合支如图 1-3 所示。

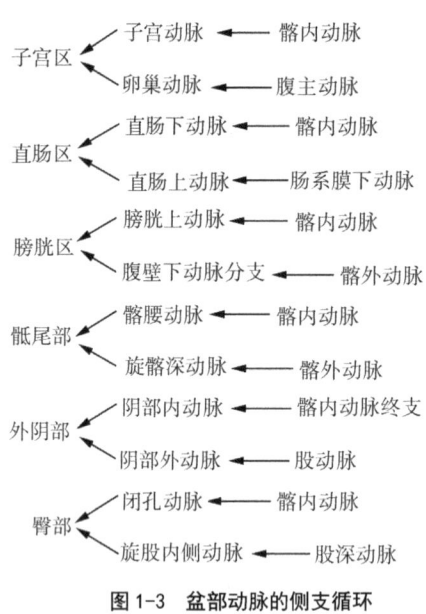

图 1-3　盆部动脉的侧支循环

（三）盆部静脉

左右髂总静脉是收纳盆部和下肢静脉血的总干。髂总静脉（common iliac vein）由髂外静脉和髂内静脉在骶髂关节前方组成。右髂总静脉较短，初在同名动脉后方，垂直上行，至第 5 腰椎的右前方，在右髂总动脉的外侧与左髂总静脉汇合构成下腔静脉。左髂总静脉较长，在其同名动脉内侧向正中线上升至右髂总动脉的后方，与右髂总静脉结合。

1. **髂内静脉**（internal iliac vein）

是髂总静脉最大的属支之一，起始于坐骨大孔的上部，经同名动脉后内侧上行，至骶髂关节前方与髂外静脉汇合成髂总静脉。髂内静脉的属支可分脏支和壁支两类。壁支中除髂腰静脉可汇入髂总静脉末段或髂内静脉外，其余属支均入髂内静脉。脏支起于盆腔脏器，先于各脏器周围形成静脉丛，再集合成静脉干。

2. 髂外静脉（external iliac vein）

平腹股沟韧带下缘后方，续接股静脉起始，沿小骨盆上口外缘与同名动脉伴行向上。左髂外静脉全程行经同名动脉的内侧；右髂外静脉初经同名动脉内侧，向上逐转向其后方。髂外静脉的属支有腹壁下静脉、旋髂深静脉和耻骨静脉。

3. 骶正中静脉（median sacral vein）

由骶骨前面两支静脉汇合而成，与同名动脉伴行，多汇入左髂总静脉。

（四）盆部静脉丛

盆部静脉丛多位于盈虚变化较大的脏器周围的疏松结缔组织中，静脉丛的壁很薄，面积为动脉的10~15倍，彼此吻合的静脉丛似网篮样围绕在各脏器周围。在静脉之间有动脉穿过，呈海绵状间隙。由于上述特点，静脉丛损伤后压迫、缝扎止血时应特别注意。

1. 膀胱静脉丛（versical venous plexus）

在膀胱两侧及底部，并可延伸到尿道起始部，收集膀胱、阴道下部和尿道的静脉血，并与阴道静脉丛相交通，汇合后注入髂内静脉。

2. 子宫静脉丛（uterine venous plexus）

位于子宫两侧，子宫阔韧带两层之间。阴道静脉丛（vagi-nal venous plexus）环绕阴道周围，同子宫静脉丛相延续，并与膀胱丛和直肠丛相通。子宫和阴道静脉丛收集子宫、阴道以及输卵管的静脉血，汇合成子宫静脉，最后注入髂内静脉。该丛中有一部分血液经子宫静脉的卵巢支与卵巢静脉的卵巢支相交通，经卵巢静脉注入下腔静脉。子宫阴道静脉丛的静脉瓣膜不发达，该静脉丛的管腔变化与数量的增减同卵巢、子宫等器官的周期性变化有关。

3. 阴部静脉丛

位于耻骨联合后方，收集阴蒂背静脉、膀胱前壁、膀胱间隙及阴道壁的小静脉，与膀胱静脉丛吻合，经膀胱静脉注入髂内静脉。

4. 直肠静脉丛

位于直肠周围及直肠壁内外，位于齿状线以上区域的直肠黏膜下层的静脉丛为直肠内丛，位于直肠肌层以外的静脉丛为直肠外丛；二丛相通。直肠内丛形成直肠上静脉，注入肠系膜下静脉。直肠外丛一部分合成直肠下静脉，注入髂内静脉，另一部分汇成肛门静脉和阴部内静脉注入髂内静脉。

5. 骶前静脉丛

在骶前由骶外侧静脉与骶中静脉的分支形成，与椎静脉丛有交通吻合；从而形成上、下腔静脉的沟通路径。

6. 蔓状丛

由卵巢门、输卵管、圆韧带的小静脉在子宫阔韧带内组成静脉丛，然后合成卵巢静脉。

二、盆部神经

盆部神经主要有骶神经丛和盆部自主神经。

（一）骶丛

位于骨盆后壁、盆筋膜后面，梨状肌前方，一部分组成。另外，通过盆腔的重要神经还有闭孔神经。由腰骶干、第1~3骶神经的前支及第4骶神经前支的骶丛有如下分支：①臀上神经；②臀下神经；③闭孔内肌神经；④肌神经；⑤梨状肌神经；⑥肛提肌神经；⑦尾骨肌神经；⑧肛门括约肌神经；⑨阴部神经（又分出会阴神经、阴蒂背神经、肛门神经）；⑩股后皮神经；⑪坐骨神经；⑫盆内脏神经。其中坐骨神经始于腰4至骶3的神经根，经坐骨大孔在臀大肌深面的梨状肌下孔出骨盆腔，经股骨大转子和坐骨结节之间降至大腿后面，在腘窝上方分成胫神经和腓总神经。

（二）盆部的自主神经

交感神经在腹主动脉前形成腹主动脉丛，后者的部分纤维形成卵巢丛和骶前丛即上腹下丛（superior hypogastric plexus）。卵巢丛分布于卵巢及输尿管，上腹下丛发出部分纤维分布于子宫、直肠和膀胱。上腹下丛的主干和来自腰交感神经节的纤维在第5腰椎前方向下延伸至盆腔后接受骶交感干的节后纤维，以及骶2～4神经的副交感神经即盆内脏神经（pelvic splanchnic nerve）纤维，在宫颈两旁形成下腹下丛（inferior hypogastric plexus），也称盆丛（pelvic plexus）。盆丛形成膀胱丛、子宫阴道丛、直肠丛，支配子宫体、宫颈、膀胱上部、阴道上段及直肠等。盆内脏神经主要由副交感神经的节前纤维组成，其起自骶2～4髓段，参加盆丛形成，并通过盆丛到达盆腔各脏器。直肠、膀胱的充盈等引起的感觉经副交感神经干内的内脏感觉神经的传入纤维来传递，排尿排便主要受副交感神经控制，故脊髓骶段以下受损可引起大小便失禁。病理状态下，盆腔内脏过度膨胀引起的牵张痛或平滑肌痉挛产生的内脏痛觉，则经与盆腔交感神经伴行的部分内脏感觉传入神经传递。

（三）闭孔神经（obturator nerve）

从腰丛分出，多始于腰2～4神经根部，在髂总动、静脉的后方，经骶髂关节进入盆腔，沿髂内动、静脉外侧缘，在闭孔血管的上方至闭孔内肌的内侧，穿闭膜管至股内侧部，支配股内收肌群和闭孔外肌。如术中损伤该神经，则患侧大腿不能内收、内旋，并出现股内侧皮肤感觉障碍。

三、女性内、外生殖器的淋巴回流

女性内、外生殖器官具有丰富的淋巴管及淋巴结，淋巴管多注入盆部淋巴结、腰淋巴结及腹股沟淋巴结。还有学者将内生殖器淋巴分为髂淋巴组、腰淋巴组及骶前淋巴组三组；外生殖器淋巴分为深、浅两部分，即腹股沟浅、深淋巴结。

（一）盆部淋巴结

依据其所在部位分为盆壁（壁侧）淋巴结及盆部内脏（脏侧）淋巴结。

1. 盆壁淋巴结（pelvis-parietal lymph nodes）

位于盆壁内面，多沿盆部的动、静脉主干及其分支排列，可分为髂总淋巴结、髂外淋巴结、髂内淋巴结及髂间淋巴结四群，各群由多个淋巴结组成（表1-1）。

表1-1 盆壁淋巴结

淋巴结	分群	位置	收纳淋巴	注入淋巴结
髂总	髂总外侧淋巴结	髂总动脉外侧	髂外、髂间、髂内及骶淋巴结的输出淋巴管	腰淋巴结群
	髂总内侧淋巴结	髂总动脉前内侧		
	髂总中间淋巴结	髂总动、静脉后		
	主动脉下淋巴结	腹主动脉分叉处下方		
髂外	髂外外侧淋巴结	髂外动脉外侧	腹股沟淋巴结的输出淋巴管	髂总淋巴结腰淋巴结
	髂外内侧淋巴结	髂外动脉内侧		
	髂外中间淋巴结	髂外动、静脉后		
髂内	主群	髂内动脉起始干内侧	内生殖器淋巴	髂间、髂外、髂总淋巴结 主动脉下淋巴结
	臀上淋巴结	臀上动脉起始部	阴道中上部淋巴	
	臀下淋巴结	臀下及阴部内动脉始部	会阴部、直肠、盆后壁淋巴	
	闭孔淋巴结	闭膜管内口处		
	骶淋巴结	骶骨前、骶中动脉周围		
髂间		髂外动脉与髂内动脉起始部之间	髂外、髂内及盆腔脏侧淋巴结的输出管	髂总淋巴结

髂总淋巴结（common iliac lymph nodes）可分为髂总内侧、髂总中间、髂总外侧淋巴结和主动脉下

淋巴结。收纳来自下肢、盆内脏器的淋巴，接受髂外、髂间、髂内和骶淋巴结的输出淋巴管。右侧髂总淋巴结的输出淋巴管多注入主动脉腔静脉间淋巴结，部分入腔静脉前、腔静脉外侧淋巴结；左髂总淋巴结的输出淋巴管多注入主动脉外侧淋巴结，部分入主动脉前淋巴结和主动脉腔静脉间淋巴结。

髂外淋巴结（external iliac lymph nodes）沿髂外动、静脉排列。可分为髂外外侧、髂外中间、髂外内侧淋巴结3群。接受腹股沟淋巴结的输出淋巴管，收纳来自下肢、会阴部、肛门和外生殖器的淋巴，还收纳宫颈和宫体下部、阴道上部、膀胱等处的淋巴。髂外淋巴结输出淋巴管注入髂总和髂间淋巴结。

髂内淋巴结（internal iliac lymph nodes）除沿该动脉主干排列的主群外，沿其壁支排列的有闭孔、臀上、下及骶淋巴。收纳宫颈、宫体下部、阴道上部、中部、臀部、会阴部、股后部、骨盆后壁、直肠等处的淋巴；集合淋巴管注入髂间、髂外、髂总淋巴结，部分注入主动脉下淋巴结。主动脉下淋巴结收纳下肢、会阴、盆腔脏器的淋巴，接受骶淋巴结、臀上淋巴结、髂总淋巴结的输出淋巴管。主动脉下淋巴结的输出淋巴管注入主动脉前或主动脉旁淋巴结。该组淋巴结因位于腹主动脉分叉处的下方，故有的学者将其归于髂总淋巴结群。

髂间淋巴结位于髂总发出髂外与髂内动脉的分叉部位，有1~2个淋巴结。接受髂外、髂内淋巴结及盆腔器官旁淋巴结的输出淋巴管；收纳来自下肢、会阴、外生殖器、肛门及腹壁下半部、腰背部淋巴。髂间淋巴结的集合淋巴管注入髂总淋巴结。

2. 器官旁淋巴结（脏侧淋巴结）

多位于盆内脏器周围，沿髂内动脉的脏支分布，淋巴结的数目、大小不恒定。可分为膀胱旁淋巴结（paravesical lymph nodes）、子宫旁淋巴结（parauterine lymphnodes）、阴道旁淋巴结（paravaginal lymph nodes）及直肠旁淋巴结（pararectal lymph nodes）。膀胱旁淋巴结分为膀胱前淋巴结（prevesical lymph nodes）和膀胱外侧淋巴结（lateral vesical lymph nodes）。位于膀胱前方和闭锁的脐动脉周围，接受膀胱和阴道的集合淋巴管，其输出淋巴管注入髂内和髂间淋巴结。

子宫旁淋巴结接受子宫颈和宫体下部的集合淋巴管，其输出淋巴管注入髂间或髂内淋巴结。阴道旁淋巴结接受阴道上部和宫颈的集合淋巴管，其输出淋巴管注入髂内淋巴结。直肠旁淋巴结分为上、下两群，主要接受直肠壶腹部淋巴，直肠上群的输出淋巴管注入肠系膜下淋巴结，下群的输出淋巴管注入髂内淋巴管。

（二）腰淋巴结群（即主动脉旁淋巴结群）

腰淋巴结（lumbar lymph nodes）位于腹膜后间隙内，沿腹主动脉和下腔静脉周围分布，约30~50个，按其位置分为3群：左腰淋巴结群（left lumbar lymph nodes）、中间淋巴结群（intermediate lumbar lymph nodes）及右腰淋巴结群（right lumbar lymph nodes），各淋巴结群借淋巴管相交通（表1-2）。

表1-2 腰淋巴结群

淋巴结	亚群	位置	收纳淋巴输出管
左腰	主动脉外侧淋巴结 主动脉前淋巴结	腹主动脉左侧 腹主动脉前方	左髂总淋巴结、主动脉下淋巴结的输出淋巴管，左侧卵巢、输卵管、肾、肾上腺及子宫底左侧半、左输尿管集合淋巴管
中间	主动脉后淋巴结 主动脉腔静脉间淋巴结	腹主动脉后方 腹主动脉与下腔静	左髂总及主动脉外侧淋巴结髂总、腔静脉前、主动脉前淋巴结及卵巢、子宫、输卵管肾的集合管
右腰	腔静脉外侧淋巴结 腔静脉前淋巴结 腔静脉后淋巴结	下腔静脉右侧 下腔静脉前面 下腔静脉后面	右髂总淋巴结的输出淋巴管右卵巢、输卵管、肾、肾上腺及子宫底右侧半的集合淋巴管 右髂总及腔静脉外侧淋巴结的输出淋巴管

主动脉外侧淋巴结（lateral aortic lymph nodes）及主动脉前淋巴结（preaortic lymph nodes）收纳左卵巢、左输卵管、子宫底左侧半、左肾、左肾上腺及左侧输尿管的集合淋巴管；接受左髂总淋巴结及主动脉下淋巴结的输出淋巴管。有时腹腔淋巴结、肠系膜上、下淋巴结的输出淋巴管也注入主动脉前淋巴

结。主动脉外侧淋巴结的输出淋巴管形成左腰淋巴干。主动脉前淋巴结的输出淋巴管注入主动脉外侧淋巴结及主动脉腔静脉间淋巴结。

主动脉后淋巴结（postaortic lymph nodes）主要接受左髂总淋巴结及主动脉外侧淋巴结的输出淋巴管。主动脉后淋巴结的输出淋巴管形成左腰淋巴干或入乳糜池。

中间腰淋巴结亦即主动脉腔静脉间淋巴结（Intervena cava lymph nodes of aorta）收纳右卵巢、右输卵管、子宫右半、右肾上腺及肾的集合淋巴管，接受髂总淋巴结、腔静脉前淋巴结和主动脉前淋巴结的输出淋巴管。

腔静脉前淋巴结（precaval lymph nodes）及腔静脉外侧淋巴结（lateral caval lymph nodes）收纳右侧卵巢、输卵管、子宫底右侧半、右肾及肾上腺的集合淋巴管，接受右髂总淋巴结的输出淋巴管；腔静脉前淋巴结的输出淋巴管注入主动脉腔静脉间淋巴结及腔静脉外侧淋巴结。后者的输出淋巴管注入腔静脉后淋巴结或直接注入右腰淋巴干。

腔静脉后淋巴结（postcaval lymph nodes）接受右髂总及腔静脉外侧淋巴结的输出淋巴管，然后其输出淋巴管形成右腰淋巴干（图 1-4）。

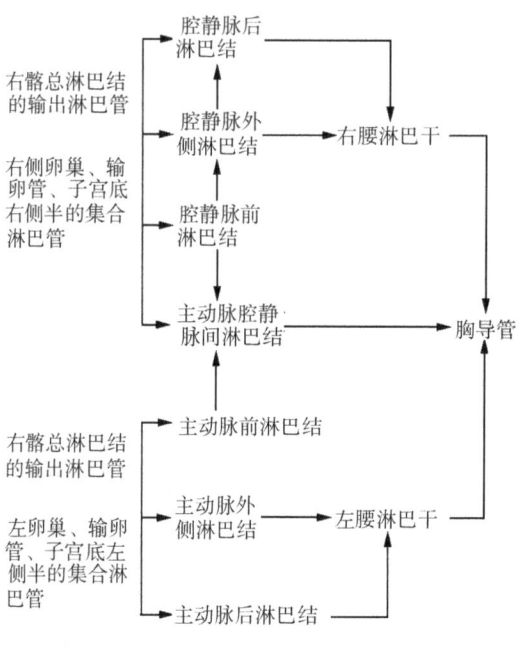

图 1-4　腰淋巴结群间的联系

（三）腹股沟淋巴结

女性外生殖器的淋巴多注入腹股沟淋巴结群（inguinal lymph nodes），其位于腹股沟韧带、大腿根部的前面，以阔筋膜为界，分浅、深两群，即腹股沟浅淋巴结（superficial inguinal lymph nodes）及腹股沟深淋巴结（deep inguinal lymph nodes）。

1. 腹股沟浅淋巴结

沿腹股沟韧带下方和大隐静脉末段排列，位于阔筋膜上面，数目不恒定，约 10~20 个，大小相差亦很大，可分上、下两组：上组沿腹股沟韧带下方平行排列，收容外生殖器、会阴、阴道下段及肛门部的淋巴；下组沿大隐静脉上端排列，收纳会阴及下肢的淋巴。也可将腹股沟浅淋巴结分为 4 群：即沿腹股沟韧带平行排列的上群，以大隐静脉注入股静脉处向上的垂直线为界分为腹股沟上内侧浅淋巴结及腹股沟上外侧浅淋巴结；沿大隐静脉末段纵行排列的下群，以大隐静脉为界分为腹股沟下内侧浅淋巴结和腹股沟下外侧浅淋巴结。腹股沟浅淋巴结的输出淋巴管大部分经卵圆窝入腹股沟深淋巴结。另有一部分经股管注入髂外淋巴结，两侧腹股沟浅淋巴结之间，通过外阴部丰富的淋巴吻合可有交通。

2. 腹股沟深淋巴结

位于大腿阔筋膜的深侧,在股管内沿股动、静脉内侧及前面分布,上部常为腹股沟韧带覆盖。在腹股沟韧带与旋髂深静脉交叉的三角区内侧的股环内有股管淋巴结(Cloquet's node),外阴部的淋巴在注入髂外淋巴结之前多先经此淋巴结。腹股沟深淋巴结收纳阴蒂、股静脉区淋巴及腹股沟浅淋巴。其输出管分别注入髂外、闭孔及髂内淋巴结,再转至髂总淋巴结。

第五节 女性盆部断层解剖

人体断层解剖学是以人体各个部位的不同断面为单位,研究每一断面上的各种器官、结构的形态、位置及其相关关系毗邻的一门科学。研究女性盆部断层解剖,即可从盆部横断断层、矢断断层、斜断断层及冠断断层等不同断面上研究女性盆腔器官的结构和毗邻,为临床影像学诊断提供形态学依据。

(一)人体断层解剖学与医学影像学

随着现代医学科学技术的发展,超声、X线计算机断层摄影(CT)及磁共振成像(MRI)三大影像学诊断技术以其无创、精确、清晰显示人体器官断面解剖与毗邻的优势,成为临床疾病诊断重要的辅助手段。特别是对肿瘤病灶的早期定位,并在一定程度上进行定性,大大提高了肿瘤早期诊断的正确率。影像学诊断进一步向形态学和功能学诊断的一体化发展,为临床应用开辟了更广阔的前景,并逐渐形成新的学科——医学影像学。尤其是CT与MRI有较高的软组织分辨力,其通过计算机系统处理重建的多方位、多切面的器官断层图像是以不同深浅的灰阶黑白影,精确反映器官的解剖、病变部位、性质及其毗邻的关系,故要想正确识读CT与MRI片,辨认各脏器的结构,必须熟知人体正常三维断面解剖与变异。掌握女性盆部断层解剖学,是得以通过CT及MRI诊断妇科肿瘤的基础和前提。

(二)CT及MRI在妇科领域的应用

虽然超声诊断在妇科应用广泛,但CT与MRI仍有其特点,如判断宫体癌的肌层内浸润和颈管浸润;区分肿瘤与正常组织;判断邻近器官有否受累;盆腹腔淋巴结转移;宫颈癌与宫体癌手术及放疗后的随访,对复发病灶的显示;了解卵巢恶性肿瘤的盆底、盆腔播散与浸润,腹膜及腹膜后淋巴结转移及监测治疗后复发情况。在上述诸方面CT及MRI有较超声更高的准确性,故妇科医生掌握人体断层解剖学,可将盆部CT及MRI的断层图像连续识读以获得器官结构的整体印象,触类旁通,协助影像学医师对妇科疾病做出正确无误的诊断。值得注意的是,断层解剖的图示与CT、MRI图像并非同一个体,其中对应性可稍有差异。

(三)盆部断层辨别

一般的教材书将女性盆部自上向下分为23个断层,每一断层厚度为1.0 cm。下述列举横断断层为第5腰椎平面(图1-5)、子宫底平面(图1-6)、第5骶椎平面(子宫体平面)(图1-7)和子宫颈平面(图1-8)的解剖轮廓简图。

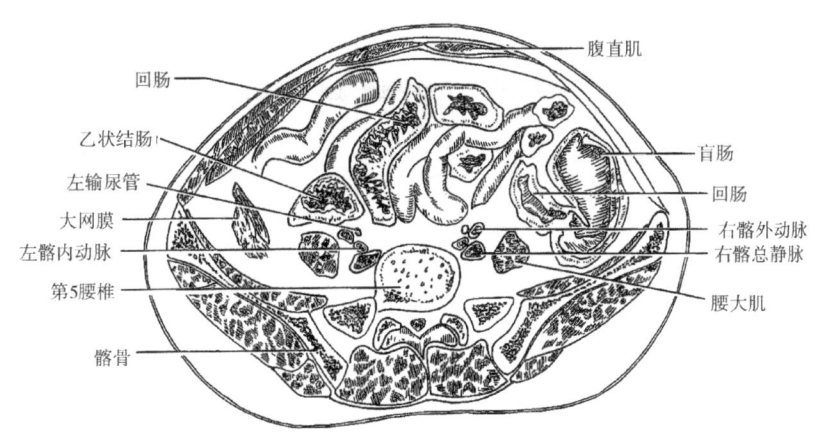

图1-5 第5腰椎骨盆入口平面断层解剖示意图

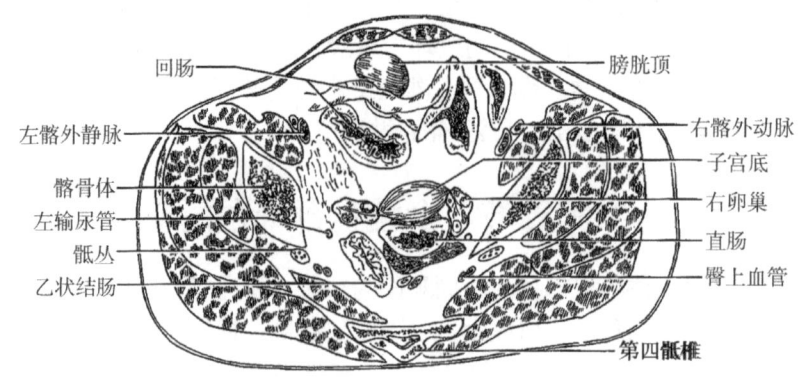

图1-6 子宫底平面断层解剖示意图

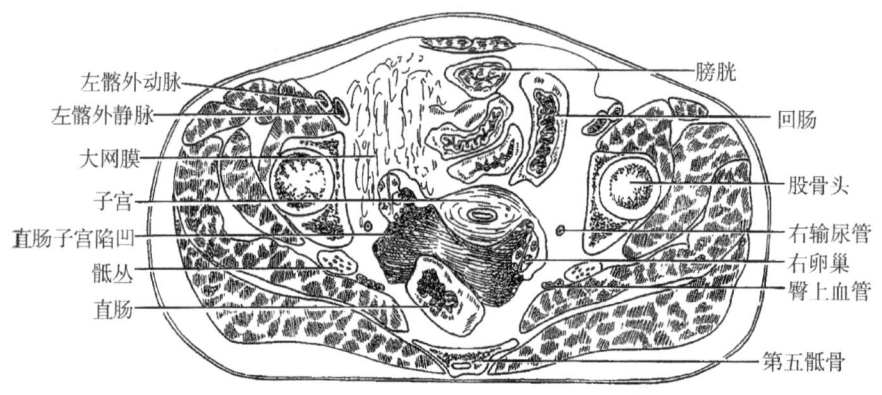

图1-7 第五骶椎子宫体层面断层解剖示意图

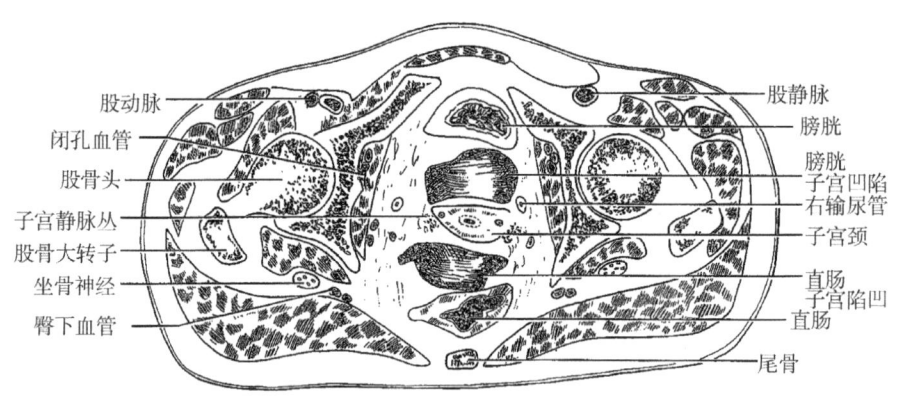

图1-8 子宫颈平面断层解剖示意图

第二章 妇产科一般检查

第一节 生殖道细胞学检查

女性生殖道细胞包括来自阴道、宫颈、子宫和输卵管的上皮细胞。生殖道脱落细胞包括阴道上段、宫颈阴道部、子宫、输卵管及腹腔的上皮细胞,其中以阴道上段、宫颈阴道部的上皮细胞为主。临床上常通过生殖道脱落细胞检查来反映其生理及病理变化。生殖道上皮细胞受性激素的影响出现周期性变化,因此,检查生殖道脱落细胞可反映体内性激素水平。此外,此项检查还可协助诊断生殖器不同部位的恶性肿瘤及观察其治疗效果,既简便又经济实用。但是,生殖道脱落细胞检查找到恶性细胞只能作为初步筛选,不能定位,还需要进一步检查才能确诊。

一、生殖道细胞学检查取材、制片及相关技术

(一)涂片种类及标本采集

采取标本前 24 小时内禁止性生活、阴道检查、灌洗及阴道用药,取材用具必须清洁干燥。

1. 阴道涂片

主要目的是了解卵巢或胎盘功能。对已婚妇女,一般在阴道侧壁上 1/3 处用小刮板轻轻刮取浅层细胞(避免将深层细胞混入影响诊断),薄而均匀地涂于玻片上;对未婚阴道分泌物极少的女性,可将卷紧的已消毒棉签先经生理盐水浸湿,然后伸入阴道,在其侧壁上 1/3 处轻轻卷取细胞,取出棉签,在玻片上向一个方向涂片。涂片置固定液内固定后显微镜下观察。值得注意的是,因棉签接触阴道口可能影响涂片的正确性。

2. 宫颈刮片

是筛查早期宫颈癌的重要方法。取材应在宫颈外口鳞柱状上皮交接处,以宫颈外口为圆心,将木质铲形小刮板轻轻刮取一周,取出刮板,在玻片上向一个方向涂片,涂片经固定液固定后显微镜下观察。注意应避免损伤组织引起出血而影响检查结果。若白带过多,应先用无菌干棉球轻轻擦净黏液,再刮取标本。该取材方法获细胞数目较少,制片也较粗劣,故目前应用已逐渐减少。

1996 年,美国 FDA 批准了改善的制片技术——薄层液基细胞学(liquid-based cytology)技术,以期改善由于传统巴氏涂片上存在着大量的红细胞、白细胞、黏液及脱落坏死组织等而造成的 50%~60% 假阴性。目前有 Thinprep 和 Auto Cyte Prep 两种方法,两者原理类似。液基细胞学与常规涂片的操作方法不同在于,它利用特制小刷子刷取宫颈细胞,标本取出后立即洗入有细胞保存液的小瓶中,通过高精密度过滤膜过滤,将标本中的杂质分离,并使滤后的上皮细胞呈单层均匀地分布在玻片上。这种制片方法几乎保存了取材器上所有的细胞,且去除了标本中杂质的干扰,避免了细胞的过度重叠,使不正常细胞更容易被识别。利用薄层液基细胞学技术可将识别宫颈高度病变的灵敏度和特异度提高至 85% 和 90% 左右。此外,该技术一次取样可多次重复制片并可供作 HPV DNA 检测和自动阅片。

3. 宫颈管涂片

疑为宫颈管癌,或绝经后的妇女由于宫颈鳞-柱交接处退缩到宫颈管内,为了解宫颈管情况,可行此项检查。先将宫颈表面分泌物拭净,用小型刮板进入宫颈管内,轻刮一周做涂片。此外,使用特制"细胞刷"(cell brush)获取宫颈管上皮细胞的效果更好。将"细胞刷"置于宫颈管内,达宫颈外口上方 10 mm 左右,在宫颈管内旋转 360° 取出,旋转"细胞刷"将附着于其上的细胞均匀地涂于玻片上,立

即固定。小刷子取材效果优于棉拭子，而且其刮取的细胞被宫颈管内的黏液所保护，不会因空气干燥造成细胞变性。

4. 宫腔吸片

怀疑宫腔内有恶性病变时，可采用宫腔吸片检查，较阴道涂片及诊刮阳性率高。选择直径 1～5 mm 不同型号塑料管，一端连于干燥消毒的注射器，另一端用大镊子送入宫腔内达宫底部，上下左右转动方向，轻轻抽吸注射器，将吸出物涂片、固定、染色。应注意的是，取出吸管时停止抽吸，以免将宫颈管内容物吸入。宫腔吸片标本中可能含有输卵管、卵巢或盆腹腔上皮细胞成分。另外，还可通过宫腔灌洗获取细胞。用注射器将 10 mL 无菌生理盐水注入宫腔，轻轻抽吸洗涤内膜面，然后收集洗涤液，离心后取沉渣涂片。此项检查既简单、取材效果好，且与诊刮相比，患者痛苦小，易于接受，特别适合于绝经后出血妇女。

5. 局部印片

用清洁玻片直接贴按病灶处做印片，经固定、染色、镜检。常用于外阴及阴道的可疑病灶。

（二）染色方法

细胞学染色方法有多种，如巴氏染色（papanicolaou stain）法、邵氏染色法及其他改良染色法。常用的为巴氏染色法，该法既可用于检查雌激素水平，也可用于查找癌细胞。

（三）辅助诊断技术

辅助诊断技术包括免疫细胞化学、原位杂交技术、影像分析、流式细胞测量及自动筛选或人工智能系统等。

二、正常生殖道脱落细胞的形态特征

（一）鳞状上皮细胞

阴道及宫颈阴道部被覆的鳞状上皮相仿，均为非角化性的分层鳞状上皮。上皮细胞分为表层、中层及底层，其生长与成熟受雌激素影响。因而女性一生中不同时期及月经周期中不同时间，各层细胞比例均不相同，细胞由底层向表层逐渐成熟。鳞状细胞的成熟过程是：细胞由小逐渐变大；细胞形态由圆形变为舟形、多边形；胞浆染色由蓝染变为粉染；胞浆由厚变薄；胞核由大变小，由疏松变为致密。

1. 底层细胞

相当于组织学的深棘层，又分为内底层细胞和外底层细胞。

（1）内底层细胞：又称生发层，只含一层基底细胞，是鳞状上皮再生的基础。其细胞学表现为：细胞小，为中性多核白细胞的 4～5 倍，呈圆形或椭圆形，巴氏染色胞浆蓝染，核大而圆。育龄妇女的阴道细胞学涂片中无内底层细胞。

（2）外底层细胞：细胞 3～7 层，圆形，比内底层细胞大，为中性多核白细胞的 8～10 倍，巴氏染色胞浆淡蓝，核为圆形或椭圆形，核浆比例 1∶4～1∶2。卵巢功能正常时，涂片中很少出现。

2. 中层细胞

相当于组织学的浅棘层，是鳞状上皮中最厚的一层。根据其脱落的层次不同，形态各异。接近底层者细胞呈舟状，接近表层者细胞大小与形状接近表层细胞；胞浆巴氏染色淡蓝，根据储存的糖原多寡，可有多量的嗜碱性染色或半透明胞浆；核小，呈圆形或卵圆形，淡染，核浆比例低，约 1∶10。

3. 表层细胞

相当于组织学的表层。细胞大，为多边形，胞浆薄，透明；胞浆粉染或淡蓝，核小固缩。核固缩是鳞状细胞成熟的最后阶段。表层细胞是育龄妇女宫颈涂片中最常见的细胞。

（二）柱状上皮细胞

柱状上皮细胞又分为宫颈黏膜细胞及子宫内膜细胞。

1. 宫颈黏膜细胞

有黏液细胞和带纤毛细胞两种。在宫颈刮片及宫颈管吸取物涂片中均可找到。黏液细胞呈高柱状或立方状，核在底部，呈圆形或卵圆形，染色质分布均匀，胞浆内有空泡，易分解而留下裸核。带纤毛细胞呈立方形或矮柱状，带有纤毛，核为圆形或卵圆形，位于细胞底部，胞浆易退化融合成多核，多见于绝经后。

2. 子宫内膜细胞

较宫颈黏膜细胞小，细胞为低柱状，为中性多核白细胞的 1 ~ 3 倍；核呈圆形，核大小、形状一致，多成堆出现；胞浆少，呈淡灰色或淡红色，边界不清。

（三）非上皮成分

如吞噬细胞、白细胞、淋巴细胞、红细胞等。

三、生殖道脱落细胞在内分泌检查方面的应用

阴道鳞状上皮细胞的成熟程度与体内雌激素水平成正比，雌激素水平越高，阴道上皮细胞分化越成熟。因此，阴道鳞状上皮细胞各层细胞的比例可反映体内雌激素水平。临床上常用四种指数代表体内雌激素水平，即成熟指数、致密核细胞指数、嗜伊红细胞指数和角化指数。

（一）成熟指数（maturation index，MI）

成熟指数是阴道细胞学卵巢功能检查最常用的一种。计算方法是在低倍显微镜下观察计算 300 个鳞状上皮细胞，求得各层细胞的百分率，并按底层/中层/表层顺序写出，如底层 5、中层 60、表层 35、MI 应写成 5/60/35。若底层细胞百分率高称左移，提示不成熟细胞增多，即雌激素水平下降；若表层细胞百分率高称右移，表示雌激素水平升高。一般有雌激素影响的涂片，基本上无底层细胞；轻度影响者表层细胞 < 20%；高度影响者表层细胞 > 60%。在卵巢功能低落时则出现底层细胞；轻度低落底层细胞 < 20%；中度低落底层细胞占 20% ~ 40%；高度低落底层细胞 > 40%。

（二）致密核细胞指数（karyopyknotic index，KI）

即鳞状上皮细胞中表层致密核细胞的百分率。计算方法为从视野中数 100 个表层细胞及其中致密核细胞数目，从而计算百分率。例如其中有 40 个致密核细胞，则 KI 为 40%。KI 越高，表示上皮细胞越成熟。

（三）嗜伊红细胞指数（eosinophilic index，EI）

即鳞状上皮细胞中表层红染细胞的百分率。通常红染表层细胞在雌激素影响下出现，所以此指数可以反映雌激素水平，指数越高，提示上皮细胞越成熟。

（四）角化指数（cornification index，CI）

角化指数是指鳞状上皮细胞中的表层（最成熟的细胞层）嗜伊红性致密核细胞的百分率，用以表示雌激素的水平。

四、阴道涂片在妇科疾病诊断中的应用

（一）闭经

阴道涂片可协助了解卵巢功能状况和雌激素水平。若涂片检查有正常周期性变化，提示闭经原因在子宫及其以下部位，如子宫内膜结核、宫颈或宫腔粘连等；若涂片中中层和底层细胞多，表层细胞极少或无，无周期性变化，提示病变在卵巢，如卵巢早衰；若涂片表现不同程度雌激素低落，或持续雌激素轻度影响，提示垂体或以上或其他全身性疾病引起的闭经。

（二）功血

1. 无排卵型功血

涂片表现中至高度雌激素影响，但也有较长期处于低至中度雌激素影响。雌激素水平高时右移显著，雌激素水平下降时，出现阴道流血。

2. 排卵性功血

涂片表现周期性变化，MI 明显右移，中期出现高度雌激素影响，EI 可达 90% 左右。但排卵后，细胞堆积和皱褶较差或持续时间短，EI 虽有下降但仍偏高。

（三）流产

1. 先兆流产

由于黄体功能不足引起的先兆流产表现为 EI 于早孕期增高，经治疗后 EI 下降提示好转。若再度 EI

增高，细胞开始分散，流产可能性大。若先兆流产而涂片正常，表明流产非黄体功能不足引起，用孕激素治疗无效。

2. 过期流产

EI 升高，出现圆形致密核细胞，细胞分散，舟形细胞少，较大的多边形细胞增多。

（四）生殖道感染性疾病

1. 细菌性阴道病

常见的病原体有阴道嗜酸杆菌、球菌、加德纳尔菌和放线菌等。涂片中炎性阴道细胞表现为：细胞核呈豆状，核破碎和核溶解，上皮细胞核周有空晕，胞浆内有空泡。

2. 衣原体性宫颈炎

涂片上可见化生的细胞胞浆内有球菌样物及嗜碱性包涵体，感染细胞肥大多核。

3. 病毒性感染

常见的有单纯疱疹病毒Ⅱ型（HSV-Ⅱ）和人乳头状瘤病毒（HPV）。

（1）HSV 感染：①早期表现为：感染细胞的核增大，染色质结构呈"水肿样"退变，染色质变得很细，散布在整个胞核中，呈淡的嗜碱性染色，均匀，有如毛玻璃状，细胞多呈集结状，有许多胞核。②晚期可见嗜伊红染色的核内包涵体，周围可见一清亮晕环。

（2）HPV 感染：鳞状上皮细胞被 HPV 感染后具有典型的细胞学改变。在涂片标本中见挖空细胞、不典型角化不全细胞及反应性外底层细胞。典型的挖空细胞表现为上皮细胞内有 1～2 个增大的核，核周有透亮空晕环或壁致密的透亮区，提示有 HPV 感染。

五、生殖道脱落细胞在妇科肿瘤诊断上的应用

（一）癌细胞特征

主要表现在细胞核、细胞及细胞间关系的改变。

1. 细胞核的改变

表现为核增大，核浆比例失常；核大小不等，形态不规则；核深染且深浅不一；核膜明显增厚、不规则，染色质分布不均，颗粒变粗或凝聚成团；因核分裂异常，可见双核及多核；核畸形，如分叶、出芽、核边内凹等不规则形态；核仁增大变多以及出现畸形裸核。

2. 细胞的改变

细胞大小不等，形态各异。胞浆减少，染色较浓，若变性则内有空泡或出现畸形。

3. 细胞间关系的改变

癌细胞可单独或成群出现，排列紊乱。早期癌涂片背景干净清晰，晚期癌涂片背景较脏，见成片坏死细胞、红细胞及白细胞等。

（二）宫颈/阴道细胞学诊断的报告形式

主要为分级诊断及描述性诊断两种。目前我国多数医院仍采用分级诊断，临床常用巴氏 5 级分类法。

1. 巴氏分类法

（1）阴道细胞学诊断标准。

①巴氏Ⅰ级：正常。为正常阴道细胞涂片。

②巴氏Ⅱ级：炎症。细胞核普遍增大，淡染或有双核，也可见核周晕或胞浆内空泡。一般属良性改变或炎症。临床分为ⅡA 及ⅡB。ⅡB 是指个别细胞核异质明显，但又不支持恶性；其余为ⅡA。

③巴氏Ⅲ级：可疑癌。主要是核异质，表现为核大深染，核形不规则或双核。对不典型细胞，性质尚难肯定。

④巴氏Ⅳ级：高度可疑癌。细胞有恶性特征，但在涂片中恶性细胞较少。

⑤巴氏Ⅴ级：癌。具有典型的多量癌细胞。

（2）巴氏分类法的缺点。

①以级别来表示细胞学改变的程度易造成假象，似乎每个级别之间有严格的区别，使临床医生仅根

据分类级别来处理患者，实际上Ⅰ、Ⅱ、Ⅲ、Ⅳ级之间的区别并无严格的客观标准，主观因素较多。

②对癌前病变也无明确规定，可疑癌是指可疑浸润癌还是CIN不明确，不典型细胞全部作为良性细胞学改变也欠妥，因为偶然也见到CIN Ⅰ伴微小浸润癌的病例。

③未能与组织病理学诊断名词相对应，也未包括非癌的诊断，因此巴氏分类法正逐步被新的分类法所取代。

2. TBS分类法及其描述性诊断内容

为了使妇科生殖道细胞学的诊断报告与组织病理学术语一致，使细胞学报告与临床处理密切结合，1988年，美国制定宫颈/阴道细胞学TBS（the Bethesda system）命名系统。国际癌症协会于1991年对宫颈/阴道细胞学的诊断报告正式采用了TRS分类法。TBS分类法改良了以下三方面：将涂片制作的质量作为细胞学检查结果报告的一部分；对病变的必要描述；给予细胞病理学诊断并提出治疗建议。这些改良加强了细胞病理学医师与妇科医师间的沟通。TBS描述性诊断报告主要包括以下内容。

（1）感染。

①原虫：滴虫或阿米巴原虫阴道炎。

②细菌：a. 球杆菌占优势，发现线索细胞，提示细菌性阴道炎。b. 杆菌形态提示放线菌感染。c. 衣原体感染：形态提示衣原体感染，建议临床进一步证实。d. 其他。

③真菌：a. 形态提示念珠菌感染。b. 形态提示纤毛菌（真菌样菌）。c. 其他。

④病毒：a. 形态提示疱疹病毒感染。b. 形态提示巨细胞病毒感染。c. 形态提示HPV感染（HPV感染包括鳞状上皮轻度不典型增生，应建议临床进一步证实）。d. 其他。

（2）反应性细胞的改变：①细胞对炎症的反应性改变（包括化生细胞）。②细胞对损伤（包括活组织检查、激光、冷冻和电灼治疗等）的反应性改变。③细胞对放疗和化疗的反应性改变。④宫内节育器（IUD）引起上皮细胞的反应性改变。⑤萎缩性阴道炎。⑥激素治疗的反应性改变。⑦其他。前3种情况下亦可出现修复细胞或不典型修复细胞。

（3）鳞状上皮细胞异常：①不明确诊断意义的不典型鳞状上皮细胞（atypical squamous cell undetermined significance，ASCUS）。②鳞状上皮细胞轻度不典型增生（LSIL），宫颈上皮内瘤变（CIN）Ⅰ级。③鳞状上皮细胞中度不典型增生，CINⅡ。④鳞状上皮细胞重度不典型增生（HSIL），CINⅢ。⑤可疑鳞癌细胞。⑥肯定癌细胞，若能明确组织类型，则按下述报告：角化型鳞癌；非角化型鳞癌；小细胞型鳞癌。

（4）腺上皮细胞异常：①子宫内膜细胞团－基质球。②子宫内膜基质细胞。③未明确诊断意义的不典型宫颈管柱状上皮细胞。④宫颈管柱状上皮细胞轻度不典型增生。⑤宫颈管柱状上皮细胞重度不典型增生。⑥可疑腺癌细胞。⑦腺癌细胞（高分子腺癌或低分化腺癌）。若可能，则判断来源：颈管、子宫内膜或子宫外。

（5）不能分类的癌细胞。

（6）其他恶性肿瘤细胞。

（7）激素水平的评估（阴道涂片）。

TBS报告方式中提出了一个重要概念——不明确诊断意义的不典型鳞状上皮细胞（ASCUS），即既不能诊断为感染、炎症、反应性改变，也不能诊断为癌前病变和恶变的鳞状上皮细胞。ASCUS包括不典型化生细胞、不典型修复细胞、与萎缩有关的不典型鳞状上皮细胞、角化不良细胞以及诊断HPV证据不足，又不除外者。ASCUS术语因不同的细胞病理学家可能标准亦不够一致，但其诊断比例不应超过低度鳞状上皮内病变的2~3倍。TBS报告方式要求诊断ASCUS，指出可能为炎症等反应性或可能为癌前病变，并同时提出建议。若与炎症、刺激、宫内节育器等反应性有关者，应于3~6个月复查；若可能有癌前病变或癌存在，但异常细胞程度不够诊断标准者，应行阴道镜活检。

（三）PAPNET电脑涂片系统

近年来，PAPNET电脑涂片系统，即计算机辅助细胞检测系统（computer-assisted cytology test，CCT），在宫颈癌早期诊断中得到广泛应用。PAPNET电脑涂片系统装置包括三部分，即自动涂片系统、存储识别系统和打印系统，是利用电脑及神经网络软件对涂片进行自动扫描、读片、自动筛查，最后由细胞学专职人员做出最后诊断的一种新技术，其原理是基于神经网络系统在自动细胞学检测这一领域的运用。

PAPNET可通过经验来鉴别正常与不正常的巴氏涂片。具体步骤为：在检测中心，经过上机处理的细胞涂片每百张装入片盒送入计算机房；计算机先将涂片分为3 000～5 000个区域不等，再对涂片上30万～50万个细胞按区域进行扫描，最后筛选出128个最可疑细胞通过数字照相机进行自动对焦录制到光盘上，整个过程需8～10分钟；然后将光盘送往中间细胞室，经过一套与检测中心配套的专业高分辨率解像设备，由细胞学家复验。如有异议或不明确图像，可在显示器帮助下，显微镜自动找到所需观察位置，细胞学家再用肉眼观察核实。最后，采用1991年TBS分类法做出诊断报告及治疗意见，并附有阳性图片供临床医生参考。PAPNET方法具有高度敏感性和准确性，并能克服直接显微镜下读片因视觉疲劳造成的漏诊，省时省力，适用于大量人工涂片检测的筛选工作。

第二节　生殖器官活组织检查

活组织检查是指在机体的可疑病变部位或病变部位取出少量组织进行冰冻或常规病理检查，简称为活检。在多数情况下，活检结果可以作为最可靠的术前诊断依据，是诊断的金标准。妇科常用的活组织检查主要包括外阴活检、阴道活检、子宫颈活检、子宫内膜活检、诊断性子宫颈锥形切除及诊断性刮宫。有时出于术中诊断的需要也可进行卵巢组织活检、盆腔淋巴结活检、大网膜组织活检以及盆腔病灶组织活检等。

一、外阴活组织检查

1. 适应证

（1）外阴部赘生物或溃疡需明确病变性质，尤其是需排除恶变者。

（2）外阴色素减退性疾病需明确其类型或排除恶变。

（3）疑为外阴结核、外阴尖锐湿疣及外阴阿米巴病等外阴特异性感染需明确诊断者。

（4）外阴局部淋巴结肿大原因不明。

2. 禁忌证

（1）外阴急性炎症，尤其是化脓性炎。

（2）疑为恶性黑色素瘤。

（3）疑为恶性滋养细胞疾病外阴转移。

（4）尽可能避免在月经期实施活检。

3. 方法

患者取膀胱截石位，常规外阴消毒，铺无菌孔巾，准备活检区域组织可用0.5%利多卡因做局部浸润麻醉。根据需要选取活检部位，以刀尖或剪刀剪取或切取适当大小的组织块，有蒂的赘生物可以剪刀自蒂部剪下，小赘生物也可以活检钳钳取。一般只需局部压迫止血，出血多者可电凝止血或缝扎止血。标本根据需要做冰冻切片检查或以10%甲醛或95%酒精固定后做常规组织病理检查。

4. 注意事项

（1）所取组织须有足够大小，一般要求须达到直径5 mm以上。

（2）表面有坏死溃疡的病灶，取材须达到足够深度以达到新鲜有活性的组织。

（3）有时需做多点活检。

（4）所取组织最好包含部分正常组织，即在病变组织与正常组织交界处活检。

二、阴道活组织检查

1. 适应证

（1）阴道壁赘生物或溃疡需明确病变性质。

（2）疑为阴道尖锐湿疣等特异性感染需明确诊断。

2. 禁忌证

（1）外阴阴道或宫颈急性炎症。

（2）疑为恶性黑色素瘤。

（3）疑为恶性滋养细胞疾病阴道转移。

（4）月经期。

3. 方法

患者取膀胱截石位，常规外阴消毒，铺无菌孔巾，阴道窥器暴露取材部位并再次消毒，剪取或钳取适当大小的组织块，有蒂的赘生物可以剪刀自蒂部剪下，小赘生物可以活检钳钳取。局部压迫止血、电凝止血或缝扎止血，必要时阴道内需填塞无菌纱布卷以压迫止血。标本根据需要做冷冻切片检查或以10%甲醛或95%乙醇固定后做常规组织病理检查。

4. 注意事项

阴道内填塞的无菌纱布卷须在术后 24～48 h 取出，切勿遗忘；其余同外阴活检。

三、宫颈活组织检查

1. 适应证

（1）宫颈糜烂接触性出血，疑有宫颈癌需确定病变性质。

（2）宫颈细胞学涂片 TBS 诊断为鳞状细胞异常者。

（3）宫颈脱落细胞涂片检查巴氏Ⅲ级或以上。

（4）宫颈脱落细胞涂片检查巴氏Ⅱ级，经抗感染治疗后反复复查仍为巴氏Ⅱ级。

（5）肿瘤固有荧光检查或阴道镜检查反复可疑阳性或阳性。

（6）宫颈赘生物或溃疡需明确病变性质。

（7）疑为宫颈尖锐湿疣等特异性感染需明确诊断。

2. 禁忌证

（1）外阴阴道急性炎症。

（2）月经期、妊娠期。

3. 方法

（1）患者取膀胱截石位，常规外阴消毒，铺无菌孔巾。

（2）阴道窥器暴露宫颈，拭净宫颈表面黏液及分泌物后行局部消毒。

（3）根据需要选取取材部位，剪取或钳取适当大小的组织块。有蒂的赘生物可以剪刀自蒂部剪下；小赘生物可以活检钳钳取；有糜烂溃疡的可于肉眼所见的糜烂溃疡较明显处或病变较深处以活检钳取材；无明显特殊病变或必要时以活检钳在宫颈外口鳞状上皮与柱状上皮交界部位选 3，6，9，12 点处取材；为提高取材的准确性，可在宫颈阴道部涂以复方碘溶液，选择不着色区取材；也可在阴道镜或肿瘤固有荧光诊断仪的指引下进行定位活检。

（4）局部压迫止血、出血多时可电凝止血或缝扎止血，手术结束后以长纱布卷压迫止血。

（5）标本根据需要做冰冻切片检查或以 10%甲醛或 95%乙醇固定后做常规组织病理检查。

4. 注意事项

（1）阴道内填塞的长纱布卷须在术后 12 小时取出，切勿遗忘。

（2）外阴阴道炎症可于治愈后再做活检。

（3）妊娠期原则上不做活检，以避免流产、早产，但临床高度怀疑宫颈恶性病变者仍应检察，做好预防和处理流产与早产的前提下做活检，同时须向患者及其家属讲明活检的必要性以及可能后果，取得理解和同意后方可施行。

（4）月经前期不宜做活检，以免与活检处出血相混淆，且月经来潮时创口不易愈合，并增加内膜在切口种植的机会。

四、诊断性刮宫与子宫内膜活检

诊断性刮宫简称诊刮，其目的是刮取宫腔内容物（子宫内膜及宫腔内其他组织）做病理组织检查以协助诊断。若要同时除外宫颈管病变，则需依次刮取宫颈管内容物及宫腔内容物进行病理组织学检查，称为分段诊断性刮宫（简称"分段诊刮"）。有时仅需从宫腔内吸取少量子宫内膜组织做检查，称为子宫内膜活检。子宫内膜活组织检查不仅能判断有无排卵和分泌期子宫内膜的发育程度，而且能间接反映卵巢的黄体功能，并有助于子宫内膜疾患的诊断。

1. 适应证
（1）月经失调或闭经，需了解子宫内膜变化及其对性激素的反应或需要紧急止血。
（2）子宫异常出血或绝经后阴道流血，需明确诊断。
（3）阴道异常排液，需检查子宫腔脱落细胞或明确有无子宫内膜病变。
（4）不孕症，需了解有无排卵或疑有子宫内膜结核。
（5）影像检查提示宫腔内有组织残留，需证实或排除子宫内膜癌、子宫内膜息肉或流产等疾病。

2. 禁忌证
（1）外阴阴道及宫颈急性炎症，急性或亚急性盆腔炎。
（2）可疑妊娠。
（3）急性或严重全身性疾病，不能耐受小手术者。
（4）手术前体温 > 37.5℃。

3. 方法
（1）取材时间：不同的疾病应有不同的取材时间。
①需了解卵巢功能：月经周期正常前 1~2 日或月经来潮 12 小时内取材。
②闭经：随时可取材。
③功血：如疑为子宫内膜增生过长，应于月经前 1~2 日或月经来潮 24 小时内取材；如疑为子宫内膜剥脱不全，则应于月经第 5~7 日取材。
④不孕症需了解有无排卵：于月经期前 1~2 日取材。
⑤疑有子宫内膜癌：随时可取材。
⑥疑有子宫内膜结核：于月经期前 1 周或月经来潮 12 小时内取材，取材前 3 日及取材后 3 日每日肌内注射链霉素 0.75 g 并口服异烟肼 0.3 g，以防引起结核扩散。
（2）取材部位：一般于子宫前、后壁各取一条内膜，如疑有子宫内膜癌，另于宫底再取一条内膜。

4. 手术步骤
（1）排尿后取膀胱截石位，外阴、阴道常规消毒。
（2）做双合诊，了解子宫大小、位置及宫旁组织情况。
（3）用阴道窥器暴露宫颈，再次消毒宫颈与宫颈管，钳夹宫颈，子宫探针缓缓进入，探明子宫方向及宫腔深度。若宫颈口过紧，可根据所需要取得的组织块大小用宫颈扩张器扩张至小号刮匙或中、大号刮匙能进入为止。
（4）阴道后穹隆处置盐水纱布一块，以收集刮出的内膜碎块。用刮匙由内向外沿宫腔四壁及两侧宫角有次序地将内膜刮除，并注意宫腔有无变形及高低不平。
（5）取下纱布上的全部组织固定于 10% 甲醛溶液或 95% 乙醇中，送病理检查。检查申请单上注明末次月经时间。

5. 注意事项
（1）阴道及宫颈、盆腔的急性炎症者应治愈后再做活检。
（2）出血、子宫穿孔、感染是最主要的并发症，术中术后应注意预防液体。有些疾病可能导致术中大出血，应于术前建立通路，并做好输血准备，必要时还需做好开腹手术准备；哺乳期、产后、剖宫产术后、绝经后、子宫严重后屈等特殊情况下尤应注意避免子宫穿孔的发生；术中严格无菌操作，术前、术后可给予抗生素预防感染，一般术后2周内禁止性生活及盆浴，以免感染。

（3）若刮出物肉眼观察高度怀疑为癌组织时，不应继续刮宫，以防出血及癌扩散；若肉眼观在未见明显癌组织时，应全面刮宫，以防漏诊及术后因宫腔组织残留而出血不止。

（4）应注意避免术者在操作时唯恐不彻底，反复刮宫而伤及子宫内膜基底层，甚至刮出肌纤维组织，造成子宫内膜炎或宫腔粘连，导致闭经的情况。

五、诊断性子宫颈锥切

宫颈锥切术是指锥形切除部分宫颈组织，包括宫颈移形带，以及部分或全部宫颈管组织。宫颈锥切术包括诊断性宫颈锥切术和治疗性宫颈锥切术，临床主要用于宫颈病变的明确诊断以及保守性治疗。近年，随着宫颈癌三级预防的不断推行，宫颈上皮内瘤样病变（CIN）患者日趋年轻化，致使宫颈病变治疗趋向保守。宫颈锥切术作为一种能够保留生育功能的治疗方法而被临床广泛应用。同时，宫颈锥切术在诊断宫颈病变方面也显示出其特有的临床价值。

1. 适应证

（1）诊断性宫颈锥切的主要指征。

①发现宫颈上皮细胞异常，尤其是细胞学诊断为重度鳞状上皮内病变（HSIL）或轻度鳞状上皮内病变（LSIL），而宫颈上未见肉眼病灶或是阴道镜检查无明显异常。

②阴道镜无法看到宫颈病变的边界，或主要病灶位于宫颈管内，超出阴道镜能检查到的范围。

③对于细胞学异常的患者，阴道镜检查不满意，主要是无法看清整个宫颈移形带，包括鳞柱交接区域。

④有细胞学或是组织学证据表明宫颈腺上皮存在癌前病变或是癌变。

⑤宫颈管诊刮术所得标本病理报告为异常或不能肯定。

⑥细胞学、阴道镜或活检可疑宫颈浸润癌。

⑦宫颈活检病理诊断为CIN，但无法明确排除宫颈微小浸润癌或浸润癌。

⑧宫颈管诊刮发现CIN或宫颈微小浸润癌。只要有以上任何一种状况，都应做宫颈锥切以做进一步诊断。

（2）治疗性宫颈锥切的指征。

①CIN I 伴阴道镜检查不满意、CIN II 或 CIN III。

②宫颈原位鳞癌。

③宫颈原位腺癌。

④有生育要求的 I A 期宫颈浸润癌。

2. 禁忌证

（1）生殖器官急慢性炎症。

（2）有出血倾向者。

3. 方法

目前应用的锥切方法多种多样，有冷刀法、激光法和环行电切法。

（1）暴露术野，宫颈涂碘。

（2）12，3，6，9点丝线缝合做牵引。

（3）切缘周边注射 1：2 000 肾上腺素生理盐水。

（4）海格式棒逐步扩宫口至8号，可做颈勺搔刮。

（5）在病灶外0.5 cm处用冷刀环切宫颈口，按30°～50°角度向内侧做宫颈锥形切除。深度根据不同的病变可选择1～2.5 cm。

（6）宫颈锥切标本在12点处做标记，送病理。

（7）电凝止血创面，可吸收缝线左右两个八字缝合宫颈。

（8）阴道内置入长纱条一根。留置导尿管。

4. 注意事项

（1）宫颈锥切手术最好在月经干净后 3～7 天内实施，以免术后经血污染手术创面。

（2）手术后 4～6 周应探查宫颈管有无狭窄。

（3）诊断性宫颈锥切可用冷刀或 LEEP 刀，最好避免用电刀，以免破坏组织切缘，从而影响诊断。

第三章 妇科内分泌疾病

第一节 异常子宫出血与功能性子宫出血

一、正常子宫出血（月经）

（一）月经的临床表现

正常有排卵的育龄妇女在一个卵巢周期的末期，如果所排出的卵子未受精，则黄体退化，血内雌、孕激素水平随之而下降，出现子宫内膜脱落出血，临床上表现为月经。对月经的正规描述至少应包括以下4个要素：①周期的长度；②周期的规律性；③经期出血的天数；④经期出血量。关于此4个要素的正常范围各处报道略有出入。有报道WHO基于对6 375份欧洲健康育龄妇女全年月经日记数据库的分析，育龄妇女正常月经周期长度的第5～95百分位为24～38天一次，并与年龄相关，初潮后5年内及绝经前5年内变异较大。12个周期长度之间的差异在2～20天以内为月经规律（可能由于存在无症状的多囊卵巢综合征者）；经期长度的第5～95百分位为4.5～8天。以碱性正铁血红蛋白法客观地测定每次月经的失血量平均为5～80 mL。中华医学会妇产科分会功血诊治指南中正常周期长度为24～35天，经期长度为2～7天，经期失血量为20～60 mL。经血内含有坏死脱落的子宫内膜组织碎片及组织液，内膜碎片可生成大量的纤溶酶使经血液化而不凝，有防止子宫腔粘连的作用，月经出血停止后宫腔内不留瘢痕。但出血量多时仍可有大小不等的血块。

围月经期可出现一些症状，如下腹轻微疼痛、坠胀；乳房胀痛；尿频、腹泻、情绪波动等。

（二）正常子宫内膜出血及修复的机理

每个月经周期中，受卵巢性激素的影响，子宫内膜发生一系列规律的形态变化。月经周期各期子宫内膜腺上皮、间质细胞及肌层皆有两种雌激素受体（ER）表达，增殖期高于分泌期，分泌期ER局限于基底层腺体及血管平滑肌细胞。ERα的表达高于ERβ。两种孕激素受体（PR）在人子宫内也有共表达，其高峰出现在晚增殖期。内膜腺细胞在早泌期前以PR-A占主导，中泌期后以PR-B更为重要。内膜间质则为PR-A主导。

正常子宫内膜出血的过程包括内膜上部2/3（即功能层）的崩解、脱落、修复、重建。雌、孕激素水平的降低怎样引起了子宫出血，其机理尚未完全阐明。已知涉及内膜局部一系列复杂的细胞、分子、血管的变化。

1. 血管痉挛学说

（1）Markee的经典研究：是对经前及经期子宫内膜微血管改变与出血机理认识的基础。他将兔的子宫内膜移植于雌性猕猴眼前房内，直接观察了月经出血前子宫内膜及其微血管的顺序变化。发现经前2～5天血内雌、孕激素水平下降后，腺体分泌耗竭及间质水肿消退，子宫内膜厚度减低，血管受压引起血流淤滞、血管扩张，内膜缺血缺氧。在出血前4～24 h，内膜螺旋动脉和小动脉有节段性的痉挛性收缩，导致功能层血流灌注更加不足，缺血缺氧及局灶性坏死，血管壁也受损；当血管扩张及血流再灌注时，引起血细胞外渗，先形成小血肿；在基底层与功能层之间形成裂隙，随后上述改变广泛化，内膜遂崩解而脱落；小动脉断裂引起出血。但基底层保留，以备再生。

（2）前列腺素及溶酶体学说：较长时间以来，子宫内膜局部生成的前列腺素（PGs），主要为PGF$_{2\alpha}$，是公认引起螺旋动脉节律性收缩的物质。在雌、孕激素的顺序作用下，子宫内膜能生成许多水解酶，储存于溶酶体内；当溶酶体周围脂蛋白包膜完整时，上述酶无活性。血雌二醇（E_2）、孕酮水平下降时，溶酶体膜失去稳定性，释放大量蛋白水解酶、胶原酶及磷脂酶A_2；前二者促使内膜崩解；后者能增加PGs的前身物——花生四烯酸的释放，进而合成大量$PGF_{2\alpha}$。孕酮水平下降还能抑制子宫内膜15羟前列腺素脱氢酶的活性，从而延长了$PGF_{2\alpha}$的生物半寿期。$PGF_{2\alpha}$引起了子宫内膜螺旋动脉和小动脉痉挛性收缩。有报道经期内膜及经血PGs浓度显著高于分泌期内膜；分泌期内膜PGs浓度则显著高于增殖期内膜。若对黄体期的妇女滴注$PGF_{2\alpha}$后，月经可提前来潮。这些证据都支持$PGF_{2\alpha}$参与月经出血。

（3）子宫内膜内皮素（endothelin，ET）：1988年，Yanagisawa等首先从血管内皮细胞中分离确认一种含21个氨基酸残基的强缩血管物质，包括ET_1、ET_2、ET_3三种异构肽，以ET_1的生物活性最强。ET还对平滑肌及成纤维细胞有促分裂的旁分泌作用。后来发现人子宫内膜腺上皮及基质细胞也能表达及生成ET、ET受体，平滑肌细胞有ET受体。ET的生成及降解受激素的调节，孕酮的撤退和转化生长因子（$TGF-\beta_1$）促进ET的合成，抑制ET的降解；月经周期中ET_1表达以经前期最高。研究还显示一种使ET失活的中性内肽酶（neutral endopeptidase，NEP）由子宫内膜基质细胞生成，孕酮和孕激素刺激其生成及活性，早到中黄体期最高，晚黄体期最低。因此Marsh提出ET是月经前使内膜血管收缩的物质，在月经后期可能促使内膜基底层小动脉收缩，有助于止血；对内膜的修复及再生有重要的作用。

（4）子宫内膜崩解、脱落：主要是由于血管收缩引起缺氧的继发改变。曾观察到子宫内膜间质存在一种浓缩聚合的酸性黏蛋白多糖（acid mucopoly saccharides，AMPS），对子宫内膜及其血管壁起重要的支架作用。雌激素促进AMPS的生成和聚合，孕激素则抑制并促使其降解，使内膜基质减少，血管壁的通透性增加，有利于营养与代谢产物的交换及孕卵的着床、发育。当雌、孕激素水平降低时，溶酶体内水解酶释放，AMPS进一步解聚，子宫内膜更易于破坏脱落。

2. 组织破坏学说

20世纪90年代有作者观察到晚黄体期，支持内膜与血管的基底膜已有广泛的退化改变，扫描电镜显示血管腔上皮已有小的病灶，提出细胞外基质的降解造成血管与宫腔上皮的破坏可能是月经出血的首发事件。

（1）基质金属蛋白酶（matrix metallo proteinase，MMP）：是一族降解间质与基底膜细胞外基质成分的酶，包括胶原酶（IMP-1）、明胶酶（MMP-2、MMP-9）、间质溶解素（stromely sin，MMP-3、MMP-10、MMP-11）和膜型MMP。研究表明它们在月经周期中子宫内膜间质、血管、腺上皮、白细胞有特异的表达图像。生长因子、细胞因子、甾体激素等调节其表达。子宫内膜上皮间质中还有特异的MMP抑制物（tissue inhibitors of matrix metallo proteinase，TIMP），TIMP-1、TIMP-2、TIMP-3可使其灭活。孕酮通过许多细胞因子抑制MMP的表达；经前孕酮水平降低，内膜MMP-1、MMP-10、MMP-9 mRNA的表达增强，功能激活，即可使内膜降解或脱落，并不与血管收缩相关。此时TIMP表达也增强，限制MMP的功能不至于过高。

（2）白细胞移行——炎症反应：1986年，Finn首先提出将月经视为一个炎症过程。现已肯定邻近月经前子宫内膜间质内多种白细胞，包括中性多形核白细胞、巨噬细胞、嗜酸粒细胞、颗粒淋巴细胞、肥大细胞等急剧增多，它们生成许多细胞因子及蛋白水解酶（包括某些MMP、类胰蛋白酶等），影响血管壁的通透性与血管内皮细胞的完整性；引起内膜的崩解。上述白细胞的移行受到甾体激素的调控。孕酮水平的降低可能通过局部趋化因子（chemokines）如白细胞介素8等介导，促进白细胞的移行。

月经出血24小时起子宫内膜与血管的修复与再生即开始，第5~6天完成。首先是血管内血栓形成，即血小板黏附及聚集功能、凝血功能及基底层螺旋动脉收缩功能正常。如果血小板数目、凝血因子浓度减少或其功能异常，则出血量增多，持续时间延长。其次，雌、孕激素顺序共同作用时，子宫内膜各部分有同步的变化，结构结实，避免了由于内膜本身脆弱而引起的随机突破出血；雌、孕激素水平同时下降后，子宫内膜功能层在2~3天内脱落干净，然后在雌激素、ET及生长因子[表皮生长因子（EGF）、血管内皮生长因子（VEGF）、碱性成纤维细胞生长因子（bFGF）、TGFβ等]的影响下，内膜及血管上皮再生，修复创面而止血。若子宫内膜过度增厚，且脱落慢或不完全，则出血量多，时间延长。

Li 和 Ahmed 报道早卵泡期子宫内膜基质和腺上皮有血管紧张素Ⅱ（AngⅡ）样免疫强染色，晚分泌期 AngⅡ样的免疫染色以血管周围的基质细胞最强。内膜有Ⅱ型 Ang 受体，经前子宫内膜肾素的浓度也升高，AngⅡ能促进细胞增殖、血管新生及收缩，因此，子宫内膜肾素血管紧张素系统可能对正常内膜的再生有调节作用。

（三）雌、孕激素水平与子宫内膜出血的关系

雌、孕激素联合撤退引起的月经出血，不是性激素引起内膜出血的唯一类型。还可表现为雌激素撤退性出血、雌激素突破性出血、孕激素撤退性出血和孕激素突破性出血。掌握这些知识有助于分析、了解和处理临床上常见到的形形色色的医源性异常子宫出血的情况。

1. 雌激素撤退性出血

体内雌激素水平突然大幅度下降，如双侧卵巢切除、放疗或化疗，或雌激素治疗中断或减量一半以上，即会发生子宫出血，被称为"雌激素撤退性出血"。但如所给的雌激素剂量过低，疗程过短，或雌激素减幅过小，也可无子宫出血。绝经后妇女血雌激素浓度在低水平上也有波动，但并无月经来潮。这是因为子宫内膜增殖必须达到一定厚度后失去激素支持时才会出现出血。有的学者设想存在"雌激素的内膜出血阈值"，超过这一阈值后，如果减弱雌激素刺激到上述阈值以下，即会出现子宫出血；反之，如雌激素刺激强度低于上述阈值，并在此阈值水平以下波动，则并不出现出血。

2. 雌激素突破性出血

相当浓度的雌激素长期作用，无孕激素的对抗影响，可造成子宫内膜过度增殖及不同程度的增生。无对抗雌激素刺激通过直接作用于血管，减低血管张力；刺激间质 VEGF 表达，减少 $PGF_{2\alpha}$、AngⅡ的生成，促进一氧化氮（NO）、PGE_2、PGI_2 生成等途径引起血管扩张、血流增加，或由于内膜间质、血管、腺体发育不同步，溶酶体发育过度而不稳定，释放水解酶，而引起出血增多或持续不断、不可预计，称为"雌激素突破性出血"。雌激素水平与出血类型之间有一个半定量的关系。若雌激素水平低，则表现为点滴出血而时间长，但总出血量不多。高水平雌激素持续一段时间会表现为长时间闭经后急性大量失血。

3. 孕激素撤退性出血

孕激素撤退性出血只会发生在有内源或外源雌激素作用，内膜已呈增殖相的基础上。临床上见于手术切除黄体、孕激素治疗中断时。若雌激素作用持续而孕激素撤退，仍会发生孕激素撤退性出血。只有在雌激素剂量增大 10～20 倍时，常规量孕激素撤退才不会出现出血。

4. 孕激素突破性出血

体内孕激素与雌激素浓度比值过高，不能维持分泌期内膜的完整性而引起出血，持续时间不定，与小剂量雌激素突破性出血类似。其具体机理尚不清楚。Fraser 等综合了应用单一孕激素类避孕药，如 Norplant、长效醋甲羟孕酮后出现突破性出血机理的研究结果，认为孕激素突破性出血的临床特点为不规则持续少量出血；有持续孕激素作用的同时，必须也有持续低水平雌激素的影响；子宫内膜呈受抑制的分泌或萎缩相，有局灶性片状脱落；宫腔镜检查可见到宫腔内浅表血管扩张、血管壁薄、微血管密度及脆性增加，出现瘀斑；血流动力紊乱、白细胞浸润增多等。这些改变对自然发生的有排卵型功能失调性子宫出血有参考价值。还有研究提示局部 MMP 表达增加、血管内皮细胞功能异常、VEGF 等血管新生因子或移行白细胞功能改变，导致内膜崩解及修复异常，皆可能与此类出血有关。

二、异常子宫出血和 FIGO 育龄妇女 AUB 病因新分类系统

异常子宫出血（abnormal uterine bleeding，AUB）是妇科门诊常见的症状，可引起患者贫血、继发感染、不生育、精神负担、子宫内膜增生或腺癌，甚至需切除子宫。AUB 的患病率在欧洲人群中为 11%～13%，36～40 岁妇女中为 24%。中国大陆尚无调查资料。WHO 报道月经过多的患病率为 19%。

（一）国际上 AUB 相关医学术语应用的紊乱

多年来国际上 AUB 相关的医学术语众多，其定义存在着相当的混淆和不一致。许多带希腊或拉丁字根的英语名词如 menorrhagia 指经期出血量过多及持续时间过长；metrorrhagia 或 menostaxis 指出血量

不多但淋漓不止；menome-trorrhagia 指间隔时间时长时短、不可预计等；但各国应用这些名词时含义不同，描述性术语（指症状）和诊断性术语（指诊断）混用。例如功能失调性子宫出血（dysfunctional uterine bleeding，DUB，简称功血）原是 1930 年 Graves 首先命名，特指无可辨认的盆腔或全身器质性疾病所引起的 AUB。但在北美国家 DUB 被默认为"无排卵性功血"，而欧洲及其他地区则包括"无排卵功血和有排卵功血"两大类；又如在北美国家将 menorrhagia 特指为：有排卵性月经过多（包括功能性与器质性病变），而欧洲及其他地区则将月经过多视为一种症状，指连续数个规则周期经期失血量（MBL）> 80 mL，包括各种病因。由于医学术语系统的混乱及缺乏对各种潜在病因统一标准的分类方法，对临床诊疗、交流、教学和多中心研究的组织和结果解读造成困难，阻碍了研究结果的比较。

为了更精确地诊断，便于多个国家之间统一的临床试验，便于解读潜在疾病机理的研究结果，国际妇产科联盟（FIGO）建立了月经异常工作组（FIGO Menstrual Disorders-Group，FMDG），由来自 6 大洲的 17 个国家的临床医生和非临床的研究者组成。通过复习文献、调查、研讨会议等，建议废用如 menorrhagia、metrorrhagia 和 DUB 等术语。目前已形成一个对非妊娠育龄妇女 AUB 病因的 PALM-COEIN 分类系统，并在 2011 年 7 月《Fertility&Sterility》杂志上发表。

（二）异常子宫出血的定义和模式

AUB 是对一种症状或体征的描述，指非妊娠或妊娠妇女源自子宫腔的出血，因此来自宫颈、阴道、外阴、泌尿道、直肠、肛门的出血必须予以排除。本章主要讨论非妊娠育龄妇女的 AUB，青春发育前和绝经后妇女的 AUB 也不包括在内。

FMDG 按照正常月经 4 个要素，将 AUB 的出血模式列出如下：

（1）周期规律性不规律。

（2）月经周期频度频发（< 21 天）；稀发（> 35 天，但 < 6 个月）；闭经 > 6 个月。

（3）经期延长（> 7 天）；缩短（< 3 天）。

（4）经量过多（> 80 mL）；过少（< 20 mL）。临床上常根据患者主观感觉或绘图失血评估表判断。

经间出血（intermenstrual bleeding，IMB）定义为：有清晰的月经周期并且规律，在月经之间出现的出血，可以是随机出现的出血，也可以是每个周期固定时间出现的出血。按出血的时间可分为卵泡期出血（postmenstrual spotting）、围排卵期出血（periovulation spotting）、黄体期出血（premenstrual spotting）。选用"经间出血"术语的用意是以此代替已废用的"metrorrhagia"。不规则出血的含义是指完全无规律可循的出血。

（三）慢性 AUB 和急性 AUB

FMDG 提出慢性 AUB 和急性 AUB 的概念。前者的定义是：近 6 个月中至少有 3 次源自子宫腔出血的量、规律性和时机异常。FMDG 将慢性 AUB 患者定为需要进行规范诊疗的对象。言外之意是：由于月经周期可受到许多偶发因素的影响导致偶然 1～2 次的异常，可短期观察期待自然恢复，不一定需要启动复杂的诊疗步骤。急性 AUB 定义为一次大量出血的发作，按照临床医生的观点，其严重性已需紧急干预以防止进一步失血。急性 AUB 可以见于有或无慢性 AUB 病史的患者。

（四）FIGO 非妊娠育龄妇女 AUB 新分类系统 PALM-COEIN 系统

FIGO 非妊娠育龄妇女 AUB 病因新分类系统将引起 AUB 的病因分为 9 个基本类型，按照英语首字母缩写为 PALM-COEIN。即息肉（polyp）、子宫肌腺症（adenomyosis）、平滑肌瘤（leiomyoma）、恶性肿瘤和增生（malignancy and hyperplasia）、凝血病（coagulopathy）、排卵障碍（ovulatory disorders）、子宫内膜（endometrium）、医源性（iatrogenic）和未分类（not classified）。简言之，PALM 部分存在结构改变、可采用影像学技术和（或）采用组织病理方法观察检查；而 COEIN 部分无结构性改变，不能采用影像学或者组织病理方法确认。这些分类是为便于开发现有和后续的亚分类系统。

该系统认识到任一患者可有一个或一系列引起 AUB 或与 AUB 有关的病因；另一方面，已发现的疾病如子宫肌腺症、子宫肌瘤和颈管内膜息肉或子宫内膜息肉常常不引起症状，不是目前 AUB 的原因。

1. 宫腔息肉（AUB-P）

息肉分为超声和（或）宫腔镜（可有或无病理）下确认的息肉，有或无组织病理学的证据。需排除子宫内膜的息肉样改变，因为那是正常子宫内膜的变异。将来可根据息肉的体积、位置、数量、形态和组织学，进一步做亚分类。

2. 子宫肌腺症（AUB-A）

子宫肌腺症引起AUB的机理仍不清楚。尽管子宫肌腺症的传统诊断标准是依据子宫切除标本中子宫内膜组织在内膜-肌层界面以下深度的组织病理进行评估，但其标准变异很大，临床应用价值有限。目前子宫肌腺症的诊断是依据子宫的影像学检查，主要是超声和磁共振（MRI）标准。考虑到世界范围内可采用MRI的妇女有限，建议至少需采用超声诊断子宫肌腺症。

3. 子宫平滑肌瘤（AUB-L）

大部分子宫平滑肌瘤是无症状的，常见有子宫肌瘤不是AUB的原因，同时考虑到子宫肌瘤的发病率很高，因此FDMG对子宫肌瘤又做进一步分类：初级分类、二级分类和三级分类。初级分类只反映是否存在一个或多个子宫肌瘤，由超声检查确定，不考虑位置、数量和大小。二级分类时须将影响子宫腔的黏膜下肌瘤（SM）与其他肌瘤（O）区分开，因为前者最可能引起AUB；三级分类主要由Wamsteker等创立，又被欧洲人类生殖与胚胎协会（ESHRE）采纳并改进。将肌瘤先分为黏膜下、其他和混合性三大类后又进一步细分，如黏膜下肌瘤又分为带蒂的完全位于宫腔内（0型）、< 50%位于肌壁间（1型）、大于50%位于肌壁间（2型）；其他型肌瘤又分为完全位于肌壁间但紧靠子宫内膜（3型）、完全在肌壁间（4型）、浆膜下大于50%位于肌壁间（5型）、浆膜下< 50%位于肌壁间（6型）、带蒂的浆膜下（7型）、其他特殊类型（如宫颈肌瘤、阔韧带或寄生肌瘤）。

该PALM-COEIN分类系统未包括肌瘤的大小、数量和与宫体宫颈的垂直位置关系。

4. 恶性肿瘤和增生（AUB-M）

尽管育龄女性中相对少见，不典型增生和恶性肿瘤仍然是引起AUB的重要原因。对任一育龄女性都必须考虑到该诊断，尤其是那些具有高危因素如肥胖或长期无排卵者。当一个AUB的妇女发现存在不典型增生或者恶性变时，应首先被分类为AUB-M，然后再按照世界卫生组织或FIGO相关系统进一步分类。

5. 凝血异常的全身性疾病（AUB-C）

指可引起AUB的多种止血、凝血功能异常的全身性疾病。高水平的证据表明，月经过多者中约13%有生化检查可发现的凝血异常，最常见的是von Willebrand病。其中大约90%可以通过详细的病史问诊而确定。尤其对于初潮起即有月经量多；既往有手术或拔牙后出血多，或反复牙龈出血、鼻出血、皮肤瘀斑；或家族中有出血疾病者；应请血液科会诊，筛查von Willebrand因子。但这些疾病引起AUB的比例不清楚。

6. 排卵障碍（AUB-O）

排卵障碍会引起AUB，出血时间及量不定，有时会引起大出血。持续无排卵主要由于下丘脑垂体卵巢轴功能异常引起。雌激素持续作用于子宫内膜，缺乏周期性孕酮对抗，引起雌激素突破性出血或撤退性出血。常见于青春期、绝经过渡期妇女。有些患者可因多囊卵巢综合征、甲状腺功能低下、高催乳素血症、精神压力、肥胖、厌食、减肥或过度运动，或甾体激素、酚噻嗪类和三环类抗抑郁药等药物引起。黄体功能不足可引起经间出血。

7. 子宫内膜原因（AUB-E）

当AUB表现仍有周期规律可循，表明有正常排卵，又缺乏其他明确病因时，最可能是子宫内膜局部控制经期失血量的分子机理异常引起。若出血过多，可能存在局部"止血异常"的原发疾病，包括缺乏引起血管收缩的因子（如ET_1和$PGF_{2\alpha}$），和（或）纤溶酶原激活物过多引起纤溶亢进，和促血管扩张物质产生过多（如PGE_2和PGI_2）。

其他类型的子宫内膜局部疾病可能表现为经间出血，如子宫内膜炎和感染、局部炎性反应异常，或子宫内膜局部血管形成异常。在目前还无诊断这些疾病的特异方法，因此诊断AUB-E需在有排卵的基础上排除其他明确异常后确定。

8. 医源性（AUB-I）

很多医疗干预会引起AUB或与AUB有关。使用外源性甾体激素时发生的不按预期时间的出血被称为"突破性出血",这是AUB-I中最常见的情况。使用释放左炔诺孕酮的宫内节育器(LNG-IUS)妇女在治疗初6个月内常发生突破性出血,也在此范畴之列。当考虑AUB是继发于华法林或肝素等抗凝药,或者使用干扰多巴胺代谢的会引起排卵障碍的药物,分别分类为AUB-C或AUB-O。

9. 未分类(AUB-N)

在某个特定患者中,因未充分诊断或检查,或极端罕见,可能存在一些引起或不引起AUB的情况。包括动静脉畸形、子宫肌层肥厚、其他一些只能由生化或分子生物学的方法确诊的疾病。目前被划分到AUB-N,将来可能被新分类代替,或归入已有的分类中。

一个患者中可能存在一个或多个引起AUB的因素。PALM-COEIN系统对所有患者也以缩写的形式列出所有因素,如PoAoL1(SM)、Mo-CoOoEoIoNo。有的患者可能存在分类中某个病理情况,如浆膜下肌瘤,但是与AUB并无因果关系,因此在应用该分类系统时需对患者进行全面的分析。

(五)原有AUB病因分类与PALM-COEIN的比较

我国大陆妇科内分泌学界对AUB术语的认识与欧洲国家相同,但也存在着类似的混淆,例如AUB、功血及月经过多这3个术语的定义原本是不同的,有时却常常不加区别而混用。

既往对AUB病因的分类是按照器质性疾病、功能失调、医源性病因三大类进行分析。器质性疾病是指生殖系统及全身器质性疾病,包括PALM-COEIN系统中的PALMC及部分EN。医源性病因相当于PALM-COEIN中的AUB-I。功能失调是非全身及生殖系统的各种器质性疾病所引起的异常子宫出血,强调的是排除器质性因素。功能失调基本的病理生理改变为中枢神经系统下丘脑-垂体-卵巢轴神经内分泌调控异常,或卵巢、子宫内膜或肌层局部调控功能的异常。同时按照有无排卵,将功血进一步分为无排卵功血(AUB-O)和有排卵功血(AUB-E)两大类。按照患者的年龄进一步分为青春期功血、育龄期功血和绝经过渡期功血。

考虑到PALM-COEIN系统刚发表不久,尚需一段时间才能在临床上广泛应用,AUB相关的器质性疾病已在本书其他章节中介绍,因此本章中我们重点介绍功血,并按照无排卵功血和有排卵功血的体例进行描述,在诊断和鉴别诊断部分会适当引入PALM-COEIN系统。

三、无排卵型功能失调性子宫出血

我国大陆医院临床所见到的功血患者中,70%~80%为无排卵型,多见于青春期、绝经过渡期;20%~30%为有排卵型,以育龄期多见。但是英国Sheppard教授报道英国育龄妇女中90%的功血为有排卵型。出现这一差别的原因可能是西方国家中社区医生面对的多为育龄期妇女,而我国大陆医院所面对的是因病情较重而就诊的患者,轻至中度月经过多的患者未必来医院就诊。

(一)无排卵的病因

1. 青春期

青春期功血患者血E_2水平在育龄妇女的正常范围内,但缺乏正常周期中期E_2正反馈所诱导血LH峰,提示主要原因是下丘脑-垂体对雌激素的正反馈反应异常。

已知青春期中枢神经系统-下丘脑-垂体-卵巢轴正常功能的建立需经过一段时间。月经初潮1年内,80%的月经是无排卵月经。初潮后2~4年内无排卵月经占30%~55%,初潮5年时可能仍有不到20%的月经周期尚无排卵,有1/3的周期为黄体不足。这是由于卵巢轴正反馈调节机理的建立需要更复杂精细的调控。如果此时受到过度劳累、应激等刺激,或肥胖等遗传因素的影响,就可能引起无排卵功血或其他月经病,如多囊卵巢综合征。

2. 绝经过渡期

此时妇女卵泡储备低,对促性腺激素的敏感性也降低,或下丘脑-垂体对性激素正反馈调节的反应性降低,因而可先出现黄体功能不足,稀发或不规则排卵,最终排卵停止。此时卵泡仍有一定程度的发育,但缓慢、不充分,或退化不规则,不足以引起正反馈,造成孕激素水平不足或缺如而引起本病。

3. 育龄期

可因内、外环境内某种刺激,如劳累、应激、流产、手术或疾病等引起短暂的无排卵。亦可因肥胖、多囊卵巢综合征、高泌乳素血症等长期存在的因素引起持续无排卵。按照WHO的分型：Ⅰ型为下丘脑-垂体性无排卵（血PRL可高或正常）；Ⅱ型为多囊卵巢综合征（PCOS）；Ⅲ型为卵巢性无排卵。3型无排卵皆可引起功血，但以PCOS最多见。

（二）病理生理改变

虽然少数无排卵妇女可有规律的月经，临床上称为"无排卵月经"，但多数无排卵妇女有月经紊乱。卵巢内卵泡有不定时、不同程度的发育，无优势卵泡及黄体形成。发育中的卵泡持续分泌不等量的雌激素，但不足以诱导血LH峰；孕酮水平低下，使子宫内膜持续增殖甚至增生。由于卵泡发育与退化无规律，血内雌激素水平也呈不规律的波动；子宫内膜因雌激素不足或波动，不规律地脱落，即退化脱落的部位、深度、范围及时机皆可不规律，发生雌激素撤退或突破性出血。

Fraser等对子宫内膜增生的患者行宫腔镜检查，常见到子宫内膜有迂曲、血管壁变薄易破的浅表血管。螺旋动脉发育差，静脉血管增加，并有静脉窦形成，也可增加出血的倾向。其他研究还显示内膜血流有不同程度的增加。局部$PGF_{2\alpha}$生成减少或$PGF_{2\alpha}$合成增多，NO及纤维蛋白溶解活性可能增高，这些局部因素的改变可能对本症出血有一定作用。

（三）临床表现

1. 主要症状

月经完全不规则，出血的类型决定于血清雌激素的水平及其下降的速度、雌激素对子宫内膜持续作用的时间及内膜的厚度。量可少至点滴淋漓，或可多至有大血块造成严重贫血；持续时间可由1~2天至数月不等；间隔时间可由数天至数月，因而可误认为闭经。病程缠绵。同时可有贫血表现、多毛、肥胖、泌乳、不育等。一般不伴有痛经。盆腔检查除子宫稍丰满及软外，余皆正常。

2. 实验室检查

基础体温（BBT）曲线呈单相型。血清E_2浓度相当于中、晚卵泡期水平，失去正常周期性变化。孕酮浓度<3 ng/mL。单次LH及FSH水平正常或LH/FSH比值过高，周期性高峰消失。子宫内膜活检病理检查可呈增殖、单纯增生、复合增生（腺体结构不规则，但无腺上皮异型性改变）、子宫内膜息肉或非典型增生（腺上皮有异型性改变），无分泌期表现。非典型增生属癌前病变。偶可并发子宫内膜腺癌。

（四）诊断与鉴别诊断

首先除外非生殖道（泌尿道、直肠肛门）及生殖道其他部位（宫颈、阴道）的出血、全身或生殖系统器质性疾病引起的出血及医源性子宫出血。下文中括号内所示为PALM-COEIN系统的分类。

全身系统性疾病有：①血液病（AUB-C）：青春期患者中血液病约占3%，最常见的是血小板减少性紫癜，von Willebrand病。其他如再生障碍性贫血、白血病等；②内分泌病（AUB-O）：如甲状腺功能减退、肾上腺皮质功能异常及糖尿病等引起的持续无排卵；③肝病（AUB-C）：影响了雌激素代谢或凝血因子的合成等；④肾功能衰竭透析用肝素后（AUB-I）；⑤红斑狼疮：由于损伤血管功能或血液抗凝抗体作用而引起（AUB-C）。

生殖系统疾病有：①妊娠并发症：各种流产、异位妊娠、葡萄胎；②肿瘤：子宫肿瘤如肌瘤（肌间、黏膜下）（AUB-L）、宫颈癌、宫体内膜癌或肉瘤（AUB-M）、绒毛膜上皮癌；卵巢肿瘤，尤其是分泌雌激素的性索间质瘤；输卵管癌；③炎症：一般或特异性（结核、性病）子宫内膜炎（AUB-E）；④子宫肌腺症（AUB-A）、子宫内膜异位症；⑤其他：子宫内膜息肉（AUB-P）、生殖道创伤、异物、子宫动静脉瘘（AUB-N）、子宫内膜血管瘤。

医源性出血（AUB-I）有：放置避孕环后（尤其是释放铜环）、使用激素类避孕药后（包括口服、肌内注射制剂、埋植剂）、宫颈电烙后、服抗凝药（水杨酸类、非甾体抗炎类）后（AUB-C）、抗纤溶药过量（AUB-C）、性激素服用不当等。

鉴别诊断需依靠详细的月经及出血史、既往妇科疾病、服药情况、家族出血性疾病史。一线检查有：全身体检及盆腔检查、全血常规检查、血HCG、宫颈刮片。酌情选择凝血功能、LH、FSH、PRL、E_2、T、P测定、甲状腺功能检查。经腹或阴道超声检查有助于观察宫腔、内膜情况，发现卵巢小囊肿，也应列为一线检查。

宫腔镜检查可列为二线检查。尤其对药物治疗无效，或超声检查提示宫腔异常的患者。与子宫输卵管造影比较有优势。宫腔镜检查及直视下选点活检，敏感性高于一般诊断性刮宫。宫腔镜检查的可靠性与术者的经验有关，熟练者可能有20%的假阳性，而无假阴性。

子宫MRI检查只在未婚患者、超声检查提示子宫肌腺症或多发性子宫肌瘤，为决定治疗对策时选用。

有时本症还可与某些器质性疾病同时存在，如子宫肌瘤、卵巢分泌雌激素肿瘤等。诊断时也应想到。

（五）处理

无排卵功血患者应对内分泌治疗有效。具体方案应根据患者年龄、病程、血红蛋白水平、既往治疗效果、有无生育或避孕要求、文化水平、当地医疗及随诊条件等因素全面考虑。总的原则是：出血阶段应迅速有效止血及纠正贫血；血止后应尽可能明确病因，并行针对性治疗，选择合适方案控制月经周期或诱导排卵，预防复发及远期并发症。

1. 止血

（1）性激素治疗。

①孕激素内膜脱落法（药物刮宫法）：针对无排卵患者子宫内膜缺乏孕激素的影响，给患者以足量孕激素使增殖或增生的内膜转变为分泌期；停药后约2～3天后内膜规则脱落，出现为期7～10天的撤退出血，在内源性雌激素的影响下，内膜修复而止血。常用肌内注射黄体酮20～40 mg/d，连续3～5天；或口服地屈孕酮10～20 mg/d，连续10天；或微粒化孕酮（琪宁）200～300 mg/d，连续3～10天；或醋甲羟孕酮（MPA）6～10 mg/d，连续10天。可根据不同患者出血的病程、子宫内膜的厚度决定孕激素的剂量及疗程。本法效果确实可靠；但近期内必有进一步失血，若累积于宫腔的内膜较厚，则撤退出血量会很多，可导致血红蛋白进一步下降。故只能用于血红蛋白大于80 g/L的患者。在撤退出血量多时，应卧床休息，给一般止血剂，必要时输血，此时不用性激素。若撤退出血持续10天以上不止，应怀疑器质性疾病的存在。

②雌激素内膜修复法：只适用于青春期无性生活患者且血红蛋白＜80 g/L时。原理是以大剂量雌激素使增殖或增生的子宫内膜在原有厚度基础上，修复创面而止血。不同患者止血的有效雌激素剂量与其内源性雌激素水平的高低正相关。原则上，应以最小的有效剂量达到止血目的。一般采用肌内注射苯甲酸雌二醇或口服戊酸雌二醇，可从3～4 mg/d开始，分2～3次应用。若出血量无减少趋势，逐渐加至8～12 mg/d。也可从6～8 mg/d开始，止血收效较快，最大不超过12 mg/d。若贫血重者需同时积极纠正贫血，输血及加用一般止血药。血止2～3天后可逐步将雌激素减量，速度以不再引起出血为准。直至1 mg/d时即不必再减，维持至用药20天左右，血红蛋白已高于90 g/L时，再改用黄体酮及丙酸睾酮使内膜脱落，结束这一止血周期。故内膜修复法的用意是为争取时间纠正重度贫血。对血红蛋白极度低下的患者，单纯增加雌激素剂量仍可无效，应注意有无凝血因子及血小板的过度稀释，检查血小板及凝血功能，必要时补充新鲜冻干血浆或血小板。大剂量雌激素用于止血为权宜之计，不宜频繁使用。对此类患者应重在预防再一次发生严重的出血。

③高效合成孕激素内膜萎缩法：适用于以下几种。第一，育龄期或绝经过渡期患者：血红蛋白＜80 g/L，近期刮宫已除外恶性情况者。第二，血液病患者：病情需要月经停止来潮者。方法为：左炔诺孕酮每日1.5～2.25 mg/d，炔诺酮（妇康）5～10 mg/d，醋甲地孕酮（妇宁）8 mg/d，醋甲羟孕酮（甲羟孕酮）10 mg/d等，连续22天。目的是使增殖或增生的内膜蜕膜化，继而分泌耗竭而萎缩。血止后亦可逐渐减量维持。同时积极纠正贫血。停药后内膜亦脱落而出血。19-去甲基睾酮衍生的孕激素制剂有不同强度的雄激素活性；因此剂量不宜过大，尤其是在治疗多囊卵巢综合征引起的功血患者时。血液病患者则应视血液病的病情需要，决定是否停药或持续用药。

④三代短效口服避孕药：常用的有复方去氧孕烯（妈富隆）、复方环丙孕酮（达英35）等。其机理也是萎缩内膜，但含有炔雌醇。剂量为2～3片/天，血止后也可逐渐减量，连续21天。同时纠正贫血。有研究显示复方去氧孕烯剂量大于3片/天与3片/天比较，止血效果无显著差异。由于所用剂量大于避孕用药，用药时间不宜过长，否则可能引起子宫增大。对有避孕药禁忌证的患者应避免使用。

⑤丙酸睾酮：可对抗雌激素的作用，减轻盆腔充血，从而减少出血量，但不能止血。可与黄体酮同

时肌内注射，25 mg/d（青春期患者）或 50 mg/d（绝经过渡期患者），但总量应低于每月 200 mg。

（2）诊断性刮宫：止血显效迅速，还可进行内膜病理检查除外恶性情况。诊刮时了解宫腔大小、有无不平感也有助于鉴别诊断。对于病程较长的已婚育龄期或绝经过渡期患者，应常规使用。但对未婚患者，及近期刮宫已除外恶变的患者，则不必反复刮宫。

（3）止血药物：①抗纤溶药物：氨甲环酸（tranexamic acid，妥塞敏）1.0 g，口服每天 2～3 次。也可用注射针剂 1 g/10 mL，以 5% 葡萄糖液 500 mL 稀释后静脉点滴，每天 1～2 次。②甲萘氢醌（维生素 K_4）：4 mg，每日 3 次口服；或亚硫酸氢钠甲萘醌（维生素 K_3）4 mg 肌内注射，每天 1～2 次，有促进凝血作用。③维生素 C 及卡巴克洛（安络血）：能增强毛细血管抗力。前者可口服或静脉滴注，300 mg～3 g/d；后者 5～10 mg 口服，每天 3 次，或 10～20 mg 肌内注射，每天 2～3 次。④酚磺乙胺（止血敏、止血定）：能增强血小板功能及毛细血管抗力，剂量为 0.25～0.5 g 肌内注射，每天 1～2 次，或与 5% 葡萄糖液配成 1% 溶液静脉滴注，5～10 g/d。⑤注射用血凝酶（立芷血）：是经过分离提纯的凝血酶，每支 1 单位（IU），可肌内注射或静脉注射，2 IU/次，第 1 天 2 次，第 2 天 1 次，第 3～4 天 1 IU/次。注射 20 分钟后出血时间会缩短 1/3～1/2，疗效可维持 3～4 天。

（4）其他：包括补充铁剂、叶酸。加强营养，注意休息，减少剧烈运动。长期出血患者应适当预防感染。

2. 诱导排卵或控制月经周期

出血停止后应继续随诊。测量基础体温。择时检查血清生殖激素浓度，以明确有无排卵。根据患者不同的要求，制订诱导排卵或控制周期的用药方案，以免再次发生不规则子宫出血。

对要求生育的患者，应根据无排卵的病因选择促排卵药物。最常用的是氯米芬。首次剂量为 50 mg/d，从周期第 5 天起，连服 5 天，同时测定 BBT，以观察疗效，若无效可酌情增加至 100～150 mg/d。若因高泌乳素血症所致无排卵，则应选用溴隐亭，剂量为 5～7.5 mg/d。需定期复查血清 PRL 浓度，以调整剂量。

对要求避孕的患者可服各种短效避孕药控制出血。对青春期无性生活的患者，或氯米芬无效的患者，可周期性用孕激素，使内膜按期规则脱落，从而控制周期。对体内雌激素水平低落者则应用雌、孕激素周期序贯替代治疗，控制周期。对绝经过渡期患者可每隔 1～2 个月用孕酮配伍丙酸睾酮或 MPA，使内膜脱落 1 次。若用药后 2 周内无撤退出血，则估计体内雌激素水平已低落，绝经将为时不远，只需观察随诊。

若有子宫内膜非典型增生时，应根据病变程度（轻、中、重），患者年龄，有无生育要求，决定治疗方案。病变轻、年轻有生育要求者可用：己酸孕酮每周 500 mg，左炔诺孕酮 1.5～3 mg/d，醋甲地孕酮 4～8 mg/d 等。一般 3 个月后复查子宫内膜，根据对药物的反应决定停药、继续用药或改手术治疗。若病变消失，则应改用促排卵药争取妊娠。据报道妊娠率为 25%～30%，但产后还可能复发。病变重、年龄大于 40 岁、无生育要求者，可手术切除子宫。文献报道癌变率为 10%～23%。癌变时间平均 4 年（1～11 年）。对血液病所致子宫出血则应详细检查，明确其类型，根据不同预后选用长期内膜萎缩治疗或手术切除子宫或子宫内膜。

总之，尽可能用最小的有效剂量达到治疗目的，以减轻不良反应，方案力求简便。最好指导患者掌握病情变化规律及用药对策，并在适当时间嘱患者来医院随诊进行督查：用药 3～6 个月后可短期停药，观察机体有无自然调整之可能。若症状复发则及早再用药，亦有把握控制。

（六）预后

青春期功血患者最终能否建立正常的月经周期，与病程长短有关。发病 4 年内建立正常周期者占 63.2%，病程长于 4 年者较难自然痊愈，可能合并多囊卵巢综合征。育龄期患者用促排卵药后妊娠生育可能性很大，但产后仅部分患者能有规则排卵或稀发排卵，多数仍为无排卵，月经可时而不规则或持续不规则。个别患者可发生内膜非典型增生或腺癌。即使月经恢复正常的患者亦易受某些刺激的影响而复发。绝经过渡期功血患者病程可长可短，皆以绝经而告终。在除外恶变后可观察等待。

北京协和医院 52 例青春期无排卵功血患者 1～40 年随诊结果：已婚 46 例中，妊娠 22 例（47.8%）

34次；切除子宫18例（34.6%），指征为本病者11例（21.1%）。其余有子宫肌瘤3例，子宫内膜非典型增生3例，合并再生障碍性贫血1例。

四、有排卵型功能失调性子宫出血

（一）分类

有排卵型功血与无排卵型功血在病理生理改变、处理方面有很大的不同，因此鉴别此两种情况在临床上是很必要的。有排卵型功血患者的月经虽有紊乱，但常常仍有规律可循，因此详细询问出血的起止时间及出血量，对照BBT曲线，择时做血孕酮测定即可基本确诊。

无器质性疾病的有排卵妇女出现异常子宫出血的原因可能是排卵功能的轻微异常所致。文献上描述由子宫内膜成熟或脱落不规则，或雌孕激素比例不当引起。临床上以出血时间与BBT曲线对照，将本症分为月经量多与经间出血两类。后者又进一步分为围排卵期出血、经前出血及月经期长三种情况。文献对月经量多的研究相对较多，而对经间出血则鲜有报道。

（二）月经量多

月经量多的定义是连续数个月经周期中经期出血量过多，但月经间隔时间及出血时间皆规则，无经间出血、性交后出血或经血的突然增加。经碱性正铁血红蛋白法测定，每周期失血量多于80 mL者才视为月经量多。不同个体对出血量的主观判断标准有很大差异。有报道主诉月经量多的患者中，仅40%经客观测量失血量多于80 mL。

1. 发病机理

有作者比较有排卵月经量多与月经量正常的妇女，月经周期中血清LH、FSH、E_2及唾液P浓度的动态变化，内膜组织相，结果未见差异。子宫内膜雌、孕激素受体含量评分（单抗免疫组化法）结果差异亦无显著性。不同个体之间上述受体含量变异却较大。月经量多者血浆及经血内凝血因子、子宫血管密度皆正常。近年研究有阳性发现的发病因素有以下几个方面。

（1）子宫内膜不同PG之间比例失衡：已知不同PG对血管舒缩及血小板功能有相反的作用。前列环素（PGI_2）能扩张血管，抑制血小板聚集；血栓素A_2（TXA_2）却使血管收缩，促进血小板聚集。PGE_2及$PGF_{2\alpha}$皆能促进血小板活性，但前者使血管扩张，后者使血管收缩。有研究显示：月经量多患者子宫内膜生成$PGE_2/PGF_{2\alpha}$量的比值增高，PGI_2及TXA_2的各自代谢产物-6酮$PG_{1\alpha}/TXB_2$比值也升高。此两对PG产生量的失衡，导致血管扩张、血小板聚集功能受抑制的倾向，而引起月经量的增多。

（2）内膜纤溶系统功能亢进：子宫肌层及内膜含有大量的组织型纤溶酶原激活物（tissue plasminogen activator，tPA）。Cleeson研究显示正常妇女子宫内膜tPA活性从晚泌期起开始升高，到下个月经周期第2天达峰值。月经量多者内膜tPA活性在中泌期起即升高，晚泌期及下个月经周期第2天，经期内膜及经血tPA及Ⅰ型纤溶酶原激活抑制物（plasminogen activator inhibitor type Ⅰ，PAI-I）活性显著高于正常。周期第2天经期内膜tPA活性与月经失血量有强的正相关关系。可能由于内膜tPA活性过高，使纤溶系统功能亢进，引起止血的血栓不稳定或再通，细胞外基质胶原及黏附蛋白降解加剧，内膜剥脱广泛持久，导致月经量多。

（3）其他：卵泡期子宫内膜VEGF、NO表达增加使血流增加，子宫内膜ET释放、bFGF受体减少，白细胞浸润增多，内膜出血相关因子（endometrial bleeding associated factor，EDAF）基因表达过强等。

2. 诊断与鉴别诊断

关键是除外器质性疾病及与无排卵型功血相鉴别。如有不规则出血、经间出血、性交后出血，或经血的突然增加，或盆腔痛、经前腹痛，则提示可能有器质性疾病。如有肥胖、应用非对抗雌激素或他莫昔芬或多囊卵巢综合征，则应注意除外子宫内膜癌。Fraser报道对316例月经量多的患者行宫腔镜、腹腔镜检查，结果49%的患者有器质性疾病。以子宫肌瘤、子宫内膜异位症、子宫内膜息肉、子宫腺肌病最为常见。经前5~9天测定血孕酮浓度有助于确定为有排卵型的功血。全血常规及凝血功能检查十分重要。罕见的情况下应请血液科检查血小板的黏附功能与聚集功能，以发现血小板无力症。罕见的还有子宫动静脉瘘，需经子宫动脉造影诊断。Wilansky对67例甲状腺功能正常的月经量多患者行TRH刺激试验。31例TSH基值为（2.4±0.24）MU/L者TRH刺激后TSH峰值为（11.5±1.0）MU/L，随诊其中的16例月经量多持续存在。另15例（22%）TSH基值为（5.9±0.76）MU/L者经TRH刺激后TSH峰值高达（47.5±5.9）MU/L，其中8例服甲状腺片后，TSH值下降，T4值上升，随诊1～3年月经正常。结论是亚临床的原发性甲状腺功能减退可能是月经量多的病因之一。

目前临床上尚不能行有关子宫内膜PG及tPA活性的检查。

3. 处理

（1）药物治疗：为首选治疗。

①对无避孕要求或不愿意用激素治疗的患者，可选用抗纤溶药：如氨甲环酸1 g，每天2～4次，或抗PG合成药：氟芬那酸0.2 g，每天3次；于月经第1天起服用，连续5天。英国报道用药3个月的随机双盲对照研究结果显示氨甲环酸可减少月经量54%。不良反应可有恶心、头晕、头痛等。国内临床研究经期失血量减少35%～44%，该药自上市19年来未有引起栓塞发生增加的报道。

②对要求避孕的患者，可选用内膜萎缩治疗：a. 左炔诺孕酮宫内释放系统（LNG-IUS，商品名曼月乐），每24小时宫腔释放LNG 20μg，有效期5年。药物直接作用于内膜使其萎缩变薄，月经减少，20%～30%出现闭经；对全身的不良反应少，血E_2水平不低，12%～30%可有小的卵泡囊肿。停用1个月后作用消失。但最初6个月内可能发生突破出血。b. 19-去甲基睾酮衍生物：有报道周期第5～26天口服左炔诺孕酮，可减少30%失血量。

③其他：丹那唑为17α-炔孕酮的衍生物，它能抑制GnRH分泌，抑制Gn周期高峰及卵巢性激素的生成，200 mg/d，可减少失血量60%，但应注意皮疹、肝损、雄性化不良反应。GnRH激动剂抑制卵巢功能效果肯定，因有低雌激素所致不良反应，只能短期应用。棉酚萎缩内膜的作用较强，还可直接作用于卵巢。每天20 mg，服2个月后改为每周2次，每次20 mg，需加服缓释钾每天3片，以防止低血钾的不良反应。适用于绝经过渡期不再要求生育的患者。

（2）手术治疗：对药物治疗无效、持久不愈、年长、无生育要求的患者，可行经宫颈子宫内膜切除（TCRE）术，即经宫腔镜在B超检查的监视下，采用激光、微波或电凝的方法，破坏子宫内膜功能层及部分基底层，使其失去对卵巢性激素的反应能力，从而减少月经失血量。此手术时间短，创伤小，恢复快，可适用于不宜或不愿切除子宫且无生育要求者，还可同时剔除小的黏膜下肌瘤。术前先用GnRH激动剂萎缩内膜。有报道TCRE术随诊1～6.5年的结果，23%～60%术后闭经，有月经的患者中86%月经减少，总满意率80%～90%。另有报道总并发症发生率1.25%～4.58%，子宫穿孔0.65%～2.47%，罕见的有术后肺水肿，子宫内膜炎等。需二次手术者约占7%，约2%～21%术后需再行子宫切除。个别报道术后5年有发生子宫内膜癌者。因此，术前应仔细检查除外恶性情况，术后应随诊观察远期效果。此外，子宫动脉栓塞术可用于子宫动静脉瘘所引起的月经量多。

（三）经间出血

1. 分类与诊断

（1）围排卵期出血：指经期不长于7天，但血停数天又有出血者。一般量都很少，持续1～3天，可时有时无。

（2）经前出血（即黄体期出血）：在BBT下降前即有少量出血，持续天数不等；BBT下降后出血量增多如月经，并按时停止。

（3）月经期长（即卵泡期出血）：指BBT下降或行经7天以上仍不停止者。

诊断方面主要是除外器质性疾病及医源性出血。放置避孕环后常出现月经期长，原因是异物刺激使内膜有炎性反应，或生成PG过多，纤溶亢进，用抗炎及抗PG合成药治疗即会奏效。

2. 病因及处理

有排卵型经间出血的病因尚未阐明，可能由于卵泡发育、排卵或黄体功能不同程度的不健全，或内膜局部止血功能缺陷引起。推测的可能性及相应的治疗措施如下。

（1）围排卵期出血：可能因排卵前血内雌激素水平下降过多，或内膜对雌激素波动过度敏感，或一批发育中的卵泡夭折引起血雌激素波动所致。一般仅予对症止血治疗。

（2）经前出血：可能由于黄体功能不足或过早退化，不能维持内膜完整性所致。处理可在出血前补充孕激素或 HCG，也可在早卵泡期用氯米芬改善卵泡发育及随后的黄体功能。

（3）月经期长：可能因新一周期的卵泡发育过缓，分泌雌激素不足，内膜修复不良；或黄体萎缩不全，血雌、孕激素不能迅速下降，引起子宫内膜脱落不全。相应的治疗措施应为：在月经周期第 5~7 天起给小剂量雌激素帮助内膜修复，或氯米芬促卵泡正常发育，在前一周期的黄体期用孕激素促使内膜规则脱落。

为探讨有排卵型经间子宫出血患者中，有排卵型功血所占的比例、功能失调的类型以及合理治疗的对策，张以文等分析了北京协和医院 40 例主诉为持续月经期长、月经频或经间出血、BBT 双相的病例，已除外血液病、医源性出血、盆腔器质性疾病。92.5% 为育龄妇女，51.5% 有不育症。结果显示：①器质性疾病 12 例（30%），包括轻度盆腔炎 4 例，宫腔息肉 6 例、盆腔动静脉瘘 1 例，血小板无力症 1 例；②功能性病因 28 例（70%），包括稀发排卵 14 例和黄体功能不足 14 例。

稀发排卵组中有排卵周期长达 39~59 天，卵泡期 30~40 天，其间出现了子宫出血。5 例在出血期（周期 11~19 天）测血 E_2 水平为（157.7 ± 90.5）pmol/L，提示卵泡发育过缓或已夭折，使内膜修复不良或再次脱落。4 例 BBT 提示黄体不足。8 例给氯米芬治疗后有效，其中 7 例伴不育者中 4 例妊娠，另 2 例伴黄体功能不足者补充黄体酮，1 例有效。

黄体功能不足组 14 例，有排卵周期皆短于 35 天，高温期皆短于 11 天；10 例于黄体中期孕酮水平或经前内膜病理证实诊断。5 例给氯米芬治疗皆有效。6 例补充孕酮者 4 例有效，其中 1 例妊娠；另 2 例服避孕药有效。

第二节　月经不调、闭经

月经是女性日常生活中比较容易观察的一个生理现象，通过对自身月经的观察可间接了解生殖系统是否存在疾患。月经不调是由于大脑与卵巢及垂体之间不能够建立起稳定的协调性，很多女性，经常在月经初来临期，出现月经不规律的现象。而月经连续停止 3 个月，则称为闭经。

一、女性生殖系统构成及生理作用

（一）女性生殖系统构成

女性生殖系统包括内生殖器、外生殖器及其相关组织及邻近器官。骨盆为生殖器官的所在地，且与分娩有密切关系。外生殖器是指女性生殖器暴露在外面的部分，又称外阴或外阴部，包括耻骨联合至会阴及两股内侧之间所能见到的组织。其中有阴阜、阴带、小阴唇、大阴唇、阴道口、阴道前庭、处女膜及会阴。女性内生殖器是指女性内生殖器的内藏部分，包括阴道、子宫、输卵管及卵巢。

（二）女性生殖系统生理作用

（1）卵巢对女性生殖的作用：①提供成熟的卵子，即生殖功能；②排卵：卵泡成熟时，逐渐向卵巢表面移行并向外突出，卵泡内卵细胞排入腹腔，这个过程称为排卵；③黄体形成：排卵后卵巢表面形成破口，血液流入破口内混成血块而形成血体，血被吸收而形成黄体，其直径可达 1~2 cm，色黄，突起于卵巢表面；④黄体萎缩成白体；⑤分泌激素。

（2）子宫的生理作用：从青春期到更年期，子宫内膜受卵巢激素的影响，有周期性地改变并产生月经。男女双方发生性交时，子宫为精子到达输卵管提供场所，是这个过程的通道；怀孕后，子宫为胚胎发育、成长提供场所；分娩时，子宫收缩使胎儿娩出。

二、月经不调

凡是月经的经量或者周期出现异常者，称为月经不调。广义的月经不调，包括月经的周期、经期、经量、经血、经质的改变，或伴随月经周期而出现的以某些症状为特征的多种疾病的总称。月经周期发生明显的变化，主要表现为月经提前、月经错后、月经先后不定期、月经不规律等症状；经量改变的症状主要有月经过多、月经过少等；经色的改变主要表现为色泽紫黑或淡红。经质的改变主要表现为经血浓稠或稀薄。

（一）分类

按临床表现不同，月经不调可分为以下几类。

（1）月经频繁，经期延长，经量多：月经周期短于21 d为月经频繁，经期长于7 d视为经期延长；月经量一般根据患者使用的卫生用品的量进行估计，每个妇女根据自己的常用量可做出判断，如果经血沿着腿流下并出现大血块，一次月经后血色素水平低于正常情况则应视为月经量多。

（2）不规则出血：月经完全失去周期性，经期间隔时间短至数天或长达数月，时少如粉色，分泌物经量可时多如崩，这类月经应视为不规则出血。

（3）经间出血：正常月经周期的间隔期又有几天出血，一般量比较少。

（4）月经稀发、量少：月经周期在36 d至6个月之间为月经稀发。经期短于3 d，且所用卫生巾很少，甚至不需要使用，为月经量少。

（5）闭经：出现原发性和继发性闭经现象。

（6）痛经：月经期下腹痛严重，影响工作和生活。

（二）月经不调的病因及引发的疾病

（1）病因。

①环境及精神和气候的影响：发育成熟的卵巢，通过其分泌的激素来调节子宫内膜的变化，而卵巢激素的分泌则受到垂体和下丘脑的调节。在大脑皮层控制下，下丘脑－垂体－卵巢轴进行活动，如果个体在环境发生巨大变化、严重的精神压力和创伤、情绪高度兴奋或抑制时，大脑可产生某种精神抑制，影响到下丘脑、垂体和卵巢的功能，导致月经失调，甚至闭经。

②生殖内分泌系统病变：生殖内分泌系统的任何器质性病变，都会引起月经不调，例如下丘脑或垂体的先天发育不良、肿瘤、炎症等。生殖内分泌系统的功能性疾病主要表现为内分泌失调，患者不仅体内各种激素水平不正常，而且卵巢和子宫的周期性变化也将发生改变，失去正常的月经周期，进而引发月经不调。

③垂体病变。

A. 席汉氏综合征。

B. 高催乳素血症：Ⅰ. 下丘脑及其附近的肿瘤；Ⅱ. 胸壁病变；Ⅲ. 其他非内分泌腺肿瘤伴"异位性"催乳素分泌综合征；Ⅳ. 其他内分泌腺疾患或病变。

C. 垂体肿瘤：Ⅰ. 中枢性真性性早熟；Ⅱ. 蛛网膜囊肿；Ⅲ. 中枢神经的其他疾病，如脑积水、脑炎、脑脓肿、蛛网膜囊肿、神经纤维瘤病等通常伴有真性性早熟；Ⅳ. 神经纤维瘤；Ⅴ. 脑外伤和脑部放疗后亦可出现真性性早熟。

D. 空蝶鞍综合征。

E. 低促性腺激素性闭经。

④子宫病变：子宫病变引起的月经不调主要表现为闭经。此时月经调节功能正常，第二性征发育也往往正常，但子宫内膜对卵巢激素不能产生正常的反应，称为子宫反应衰竭，从而引起闭经。其原因有以下几方面：a. 先天性子宫缺陷：由于副中肾管严重不发育和发育不全，造成始基子宫或子宫缺失。b. 子宫内膜损伤：常因人工流产刮宫过度、产后或流产后出血刮宫损伤引起，尤其当伴有子宫内膜炎时，更易导致宫腔粘连或闭锁而闭经，称为Asherman综合征。c. 子宫腔内放射治疗或子宫切除后：由于生殖道疾病手术切除子宫或子宫恶性肿瘤行腔内放疗破坏子宫内膜而闭经。d. 子宫内膜炎：结核性子宫内膜炎时，子宫内膜遭受严重破坏而发生闭经，因流产或产后感染所致的子宫内膜炎也会引起闭经。

⑤其他因素：贫血、甲状腺功能低下或亢进、肾上腺疾病、皮质醇增多症、糖尿病、结核、子宫内膜的前列腺素系列产物比例失调、肥胖等全身性疾病也是导致月经不调的主要原因，影响生殖内分泌系统的正常功能而出现月经不调。

（2）引发的疾病：伴随月经周期而出现的以某些症状为特征的疾病有：经行泄泻、经行乳胀、经行发热、经行浮肿、经行头晕头痛、经行身痛、经行失血、经行口糜、经行情志异常、经行风疹块、经行失眠、闭经及倒经等。

(三) 月经不调的临床表现

(1) 功能性子宫出血：是指神经内分泌功能障碍所致的子宫出血，无全身或生殖系统器质性病变，简称功血。功血为妇科常见病，出血是主要的临床表现，通常分为无排卵性和排卵性两类，功血患者约50%发生于更年期，发生在生育期者占30%。一般表现为月经量增多、经期延长、月经周期缩短或延长，也会出现完全不规则出血等现象，长期出血可造成不同程度的贫血。

①无排卵性功血：主要表现为月经周期紊乱，经期长短不一，不规则子宫出血，出血量时多时少，甚至大出血，出血过多或反复出血而导致贫血。这种出血的特点通常为先停经2~3个月后，突然发生大量持续性出血。妇科检查：子宫稍大而软，卵巢同时增大；基础体温呈单相；阴道涂片受雌激素影响；月经周期后半期尿孕激素24 h排出量少于2 mg。

②生育年龄妇女多会出现排卵性功血症状：如分娩后、自然或人工流产后等内分泌变动的情况之后，又可分为黄体萎缩不全型功能性和黄体发育不全子宫出血两种。

黄体发育不全型功血临床表现为月经周期缩短，经前淋漓出血或经血过多；基础体温呈不典型双相，排卵后高温期短或升高幅度少于正常；子宫内膜呈分泌不良状态。

③青春期功血：少女进入青春期，由于卵巢功能尚未发育成熟，内分泌平衡尚未稳定，加之此时情绪波动，经常发生月经失调。青春期功血主要临床表现是不规则子宫出血，往往先短时间停经，然后突然大量出血，延续性不间断地出血，血量时多时少，失血过多的可继发重度贫血。

④更年期功血：特点是无规律性地出血，往往发生大量出血，用一般止血药后出血可以减少，部分患者由于反复出血可引起明显贫血，另外一类患者往往是40余岁的中年妇女，过去月经基本规则，但突然紊乱起来，表现月经频繁或经期延长，也可有贫血，妇科检查未发现异常。这些患者也可能有更年期功血，特别强调可能是"无排卵性血"。

(2) 闭经：是妇科病常见的病症之一，有原发性、继发性，真性、假性及病理性、生理性之分。凡是年满18周岁，月经尚未来潮者，称为原发性闭经；月经周期建立后，又连续6个月以上无月经者，称为继发性闭经。真性闭经是指因某种原因所造成的无月经状态，如精神因素、营养不良、贫血、结核、刮宫过度、内分泌功能紊乱等；假性（或隐性）闭经是指由于先天发育不良或后天损伤引起下生殖道闭锁致月经不能排出者。以上均为病理性闭经。生理性闭经是指在青春期前、妊娠期、哺乳期及绝经后的闭经。

病理性闭经又可根据主要病因的解剖部位不同，分为子宫性、垂体性、卵巢性及下丘脑性闭经。所谓子宫性闭经是指由于子宫疾病致子宫内膜缺损而引起的闭经，由于子宫内膜缺损，故黄体酮及人工周期试验均为阴性。

垂体性闭经是指因垂体损伤或肿瘤等而引起的闭经。卵巢性闭经是指由卵巢原因致内源性雌激素缺乏而引起的闭经，由于内源性雌激素缺乏故人工周期试验阳性，黄体酮试验阴性，促性腺激素水平显著升高。下丘脑性闭经是指由于下丘脑原因而引起的闭经。

(3) 多囊卵巢综合征：一些少女在月经初潮时或初潮后不久，出现月经稀发或不规则，严重者甚至闭经；体毛增多增粗，出现小胡须；有的逐渐发胖，面部还时常出现死疮，医院检查后绝大多数属于多囊卵巢综合征。

(4) 部分少女在月经来潮前或行经期间会发生鼻腔出血。由于这种鼻出血是伴随月经周期而有规律出现的，因此人们常把它叫作倒经或逆经，医学上称之为代偿性月经。一般情况下，这种倒经的出血量不会太多，所以对身体健康不会有多大的影响。

鼻出血的原因有两种：一种是鼻黏膜的某些特定区域对雌激素的刺激比较敏感，在月经期雌激素上升时，此部位的血管也增生、肿胀、充血，以致破裂出血；另一种是鼻腔黏膜上有异位的子宫内膜，随月经周期而出现鼻出血。

(5) 经初期紧张症：多数妇女都会在月经期前出现各种不适的体验。一般于月经来潮前7~14 d开始，经前 2~3 d 加重。这些不适症状程度不一，多种多样，严重者可影响妇女的正常生活、工作和社会交往。经前紧张症就是指这种反复发生于月经期的一组症状，且月经来潮或行经后症状立即消失。也就是说，这些症状的出现或消失是有规律和周期性的，而周期又是与月经同步的。

①经前紧张症的临床表现：临床表现多种多样，可达几十种至上百种，常见症状可归纳为以下几方面。

A. 体格方面：乳房胀痛最多见。乳头敏感、触痛；头晕、疼；腹胀、乏力、水肿、全身沉重感、皮疹等。

B. 精神心理方面：烦躁、抑郁、易疲劳，激动、易生气，恐惧、压迫、惊慌、紧张、情绪不稳定，抑郁或焦虑不安，甚至想自杀。

C. 行为方面：爱吵架，喜好独处；健忘，思想不集中；动作忙乱无章，不愿从事劳动，包括学习、工作和家务；行为一般反常。

D. 其他表现：有食欲改变，喜食甜食；人性欲改变，亢进或减弱。有些妇女还可能有类似更年期症状，如出汗、潮热、心悸、失眠等。

②时间和表现形式：上述诸症状均非持续存在，而是伴随月经周期有规律地反复出现在来月经之前。其出现的时间和表现形式有以下几种。

A. 症状约从经前 1 d 开始，由轻至重，月经来潮期症状则明显减轻或消失。

B. 症状从经前刚刚排卵后 10~14 d 开始，由轻至重并一直持续至月经来潮。

C. 排卵期即月经中期出现 1~2 d 不适，然后症状消退 3~4 d，至月经前 1 周左右，症状又开始出现且有逐渐加重的趋势，月经来潮后症状消退。

D. 于经前 2 周即出现症状并一直持续至月经干净。

（6）空蝶鞍综合征：病因迄今未搞清楚，但鞍隔不全或完全缺失可能是形成本病的先决条件，然后脑脊液流入蝶鞍的垂体窝，把垂体压扁。女孩与年轻妇女患有原发性甲状腺功能低下时，通常显示蝶鞍扩大，所以甲状腺功能检查相对于本病而言很重要。鞍内、鞍旁肿瘤手术治疗可引起鞍隔缺损，并发放射治疗会出现垂体萎缩，留下空隙，有利于脑脊液的流入。

（7）垂体梗死：产后大出血引起低血容量性休克，使垂体血管栓塞，导致垂体前叶缺血坏死，垂体功能减退，促性腺激素分泌明显减少，促甲状腺激素及促肾上腺激素也常不足，于是出现闭经、无乳、性欲减退、毛发脱落等症状，第二性征衰退，生殖器官萎缩，还可出现惧寒、嗜睡、低基础代谢及低血压。上述征象常称为席汉氏综合征，主要的临床表现为：

①促肾上腺皮质激素分泌不足，常见乏力、虚弱、厌食、恶心、呕吐、体重减轻、血压偏低、抵抗力低易受感染等，同时有促黑色素细胞激素分泌不足，故皮肤色素改变。

②促性腺激素分泌不足，长期闭经、性欲减退或消失、乳房及生殖器萎缩。

③催乳素分泌物，产后乳汁分泌减少或缺乏。

④促甲状腺激素分泌不足，患者有畏寒、浮肿、面色苍白、皮肤干燥、眉毛稀疏、腋毛阴毛脱落、表情淡漠、反应迟钝、心率缓慢等表现，部分有典型黏液性水肿者。

⑤生长激素分泌不足，容易发生低血糖。

（四）检查与诊断

（1）咨询患者现阶段情况：由于女性的身体结构与男性不同，所以女性的生理、病理表现也同男性存在极大的差异。女性的生理、病理特点包括经、带、胎、产、乳的变化。女性进入青春期，月经开始来潮，随着年龄的增长，随之而来的就是结婚、怀孕、分娩、哺育后代等。结合上述特点，看妇产科门诊时，医生应询问患者的以下情况。

①健康状况史：是否遗传或患过某些疾病，如先天性心脏病、白血病、艾滋等传染病以及其他疾病。

②婚姻史：是否有过婚姻史，当时的结婚年龄等。

③月经情况：初潮年龄、月经量的多少、月经持续时间、月经周期、月经时血液颜色、是否有血块或大量出血等情况。

④白带情况：月经期间的白带颜色，是否有黄色黏稠状液体，白带多少以及气味等。

⑤分娩情况：何种胎位，顺产、难产还是剖宫产。
⑥孕胎情况：怀孕次数，有无长时间服用避孕药，是否发生过自然流产，是否进行过人工流产等。
⑦哺乳情况：喂养方式采用的是母乳喂养还是人工喂养。
⑧子女成活情况：包括健康状况、身体状况以及智力发育等。
除此之外，还要如实、准确地回答医生的其他询问，便于医生全面掌握情况，进行准确的诊断和治疗。
（2）卵巢功能测定。
①测量基础体温。
②雌、孕激素水平的测定。
③借助显微镜，对子宫颈黏液的涂片进行观察，进行子宫颈黏液检测。
④阴道脱落细胞检查：通过窥阴器可以看见阴道表面覆盖着一层松弛、粉红色、湿润的黏膜，在显微镜下观察可见这层黏膜由多层上皮细胞组成，类似于人体皮肤细胞，会定期脱落形成皮屑。用玻璃吸管吸取或用竹签轻轻地在阴道壁上吸取一定量的脱落细胞，涂片后在显微镜下观察其形态。
（3）B超、CT、X射线检查。
（4）内镜检查：包括阴道镜、宫腔镜、腹腔镜。
（5）诊断性治疗：诊断性刮宫、内分泌治疗。

在上述临床常用的月经不调的诊断方法中，有的只对一个器官进行检查，如卵巢功能检查；也有对多个器官同时进行检查的方法，如B超、CT、内镜检查；还有将检查与治疗结为一体的方法，如诊断性刮宫。对于一例月经不调的患者，临床医生通常采取多种检查方法，然后将各个结果结合起来进行分析，做出更准确、更可靠的诊断。

（五）治疗

（1）病因治疗：月经调节功能异常和生殖器器质性疾病均能造成月经不调，所以针对不同的病因宜采用不同的治疗方法。

①青春期延迟的处理：注意由遗传因素或下丘脑、垂体所致的青春期延迟。继而注意全身疾病、精神状况、运动的体能消耗状况和饮食习惯。

②体格检查：身高、体重、体型和性征的分期为首要检查的内容，面容异常一般是染色体异常的表象，缺乏性毛、面色苍白提示可能是甲状腺功能减退症。全身皮肤有片状黄色棕色斑提示神经纤维病的存在。身材矮小可能是生长激素缺乏或染色体异常。嗅觉异常为下丘脑促性腺激素释放激素神经元异常的特异性表现。体重过轻通常影响青春期的发育。

③实验室诊断：包括以下方面：a. 尿常规，红细胞沉降率等常规检验，可了解全身情况；b. 甲状腺功能，确认有无甲状腺功能低下；c. 肾上腺功能；d. 测定雌二醇水平以了解卵巢的功能状况；e. 下丘脑-垂体功能，正常青春期启动时于夜间出现LH分泌增加，因而测定夜间LH值有诊断价值；f. 生长激素：体质性青春期延迟生长激素水平往往稍低于正常水平；g. X线检查。

（2）心理治疗：许多妇女的月经不调及闭经是由于情绪烦躁不稳定、精神不佳所引起的。因此，心理方面的治疗显得更加重要。

①神经性厌食症的治疗。

A. 寻求信任和合作：患者自身认为自己没有患病，通常由家属陪伴才勉强就诊，因此首先在与患者接触的过程中要使其信任医生，切勿忙于谈及体重过轻这一敏感问题。除非体重过轻已经达到危及生命的程度，要坚持收留患者住院治疗，在取得信任后患者方会接受医疗指导和治疗措施，必要时应取得心理医师的帮助。

B. 恢复正常体重：本症治愈的关键因素之一是体重恢复正常，经劝说、鼓励患者进食和营养指导，使患者理解到这是恢复正常体重的必要条件，而不会引发肥胖。开始时进食不宜过多，应以高能量、易消化饮食为主，以免消化不良，甚至胃扩张。一般认为精神类药物治疗无明显作用，除非精神症状严重时做短暂治疗。

C. 治疗闭经：通常在体重恢复正常后月经会自然来潮，若体重恢复而月经未恢复，可按卵巢功能状况做周期疗法和启动卵泡发育，诱发排卵。在患者体重恢复过程中，用小量性激素进行周期治疗，有利于建立其治疗信心，防止生殖器和性征萎缩。

D. 防止复发：为了巩固疗效，防止复发，应与患者家属紧密合作进行家庭治疗，使其配合医生的劝说、鼓励和忠告。当病情恢复缓慢或有反应时应安慰和鼓励患者，确立长期治疗的信心。

②精神型下丘脑性闭经治疗。

A. 建立良好的医患关系：可取得患者的信任与合作，争取获得家庭和其他成员的配合，以减轻患者心理上的负担，并使其树立坚定的信心。

B. 详细了解患者病史：深入了解病因、病情的发展过程以及过去治疗的效果等，结合体征和有关的激素测定，加以分析，以便找到选择疗法的依据。

C. 加强锻炼，增强体质，正确宣传有关月经、生理的相关知识，消除年轻患者对月经的恐惧和紧张情绪。注意经期卫生，避免剧烈劳动及冷、寒、湿，保持充足睡眠，养成按时排便的习惯，加强营养，保证身心适当休息，预防月经不调的发生。

D. 药物治疗：对病情轻、时间短的患者，可以进行恰当的面谈和指导，通过调整生活，消除疑虑，去除各种抑制因素，有时月经可自然恢复，若6个月后无效者可选用下列药物治疗：Ⅰ．雌、孕激素周期疗法；Ⅱ．氯酚胺；Ⅲ．性激素联合氯酚胺；Ⅳ．氯底酚胺加地塞米松；Ⅴ．促性腺激素释放激素或促性腺激素释放激素类似物。

（3）手术疗法。

①双侧卵巢楔形切除：其主要治疗目的是使血睾酮和雄烯二酮水平下降，但目前仍存在并发症，如楔形切除手术后一般会引起盆腔粘连，严重者可导致不孕不育。由于促排卵药物的研发，双侧卵巢楔形切除疗效的不稳定和并发症，使其曾被人们忽视。但目前有重新采用的必要性：a. 对并发输卵管粘连、扭曲或有小囊肿者可同时做粘连分离和囊肿切除以增加受孕机会；b. 增高的雄激素来源于卵巢者，手术后可降低雄激素水平；c. 手术时对残留卵泡做穿刺或用显微手术以减少粘连的机会。

②腹腔镜下手术：腹腔镜下进行卵泡穿刺、电凝或激光疗法有很好的效果。术后激素变化与卵巢楔形切除效果相似，但术后粘连尚待解决。

三、闭经

闭经分生理性闭经和病理性闭经两种。前者和妊娠期、产后哺乳期、绝经等生理现象有关，后者是发生了疾病后出现闭经。闭经是妇产科临床一种常见的症状，这种症状的引起原因很多，在临床上，又分为原发性闭经和继发性闭经两大类，一般认为后者没有前者严重。以往曾经建立正常的月经周期，但以后因某种病理性原因而月经停止，月经来潮后继之又停经3～6个月以上者称为继发性闭经，约占95%左右；凡妇女在满18岁仍无月经来潮或年满16岁有第二性征的发育，但2年以内仍无月经来潮或年满14岁无第二性征的发育称为原发性闭经，原发性闭经多为性发育异常或生殖道解剖异常所致病，大约占5%左右。闭经现象大部分发生在12～18岁的初潮年龄阶段女性身上，平均年龄为13岁，但这也受生长环境的不同、气候的差异、经济条件给人带来的压力、种族与生活条件的各异等诸多因素的影响。

（一）引起闭经的病因

（1）垂体性闭经：①肿瘤；②前叶缺血坏死等；③空蝶鞍综合征；④先天性垂体前叶功能低下或发育异常；⑤炎症和外伤；⑥垂体分泌功能紊乱，如特发性高泌乳素血症；⑦继发性垂体前叶功能低下，如垂体瘤手术后垂体。

（2）下丘脑性闭经：①特发性低促性腺激素性性腺功能低下；②精神性下丘脑性闭经；③假孕；④神经性厌食症；⑤运动性闭经；⑥炎症和外伤；⑦药物性；⑧肿瘤（如颅咽管瘤、下丘脑肿瘤、第三脑室肿瘤等），先天性畸形（如错构瘤）。

（3）生殖道病变：①子宫内膜受损；②处女膜闭锁；③阴道横膈；④阴道闭锁；⑤先天性无子宫副中肾管不发育（MRK）综合征。

（4）卵巢性闭经：①先天性性腺发育不全（如Turner综合征，单纯性、混合性性腺发育不全）；

②卵巢不敏感综合征；③卵巢早衰；④17，20碳链裂解酶缺陷；⑤17-α羟化酶缺陷；⑥免疫因素；⑦精神因素；⑧医源性；⑨感染因素；⑩特发性。

（二）闭经类型

（1）子宫性闭经。

①子宫发育不全或缺如：是一种先天性疾病，由染色体异常引起，是原发性闭经的主要原因。

②子宫内膜炎：最常见的子宫内膜炎是结核性子宫内膜炎，其次是各种细菌或性传播的病原体所导致的子宫内膜炎，类似的这些因素都会引起闭经。

③子宫内膜损伤或粘连综合征：现代性生活的混乱、不计划生育、多次反复人工流产或刮宫，是造成子宫内膜损伤形成宫腔粘连的直接原因，女性群体应主动采用有效的避孕方法，以保护自身的生殖健康。

④子宫腔内放射治疗或者子宫切除后而导致的闭经为医疗性闭经。因此医生对接受任何医疗操作会引起医疗性闭经的后果，需充分得到患者的理解。

（2）卵巢性闭经。

①先天性卵巢发育不全或缺失。

②卵巢功能早衰：部分妇女在40岁以前绝经称为卵巢功能早衰，多数日后成为继发性闭经。

③卵巢功能性肿瘤：有分泌激素功能的卵巢肿瘤严重地干扰了下丘脑－垂体－卵巢轴的正常功能而发生闭经，常见的有颗粒细胞瘤等。

④无反应卵巢。

⑤卵巢已切除或组织被破坏。

卵巢功能的检查方法很多，患者应到妇科就诊，查找病因，接受合理的治疗。

（3）垂体性闭经：垂体疾病造成的闭经，包括单一性促性腺激素缺乏症、席汉综合征、空泡蝶鞍症以及垂体肿瘤等多种症状。

①垂体前叶功能减退造成垂体性闭经：多见于产后大出血，使垂体前叶缺血，功能减退，严重的表现为表情淡漠、浑身无力、怕冷、闭经、第二性征萎缩，称为希恩综合征，过去也称之为"席汉氏综合征"，原发性垂体促性腺功能低下是一种罕见的遗传病。

②垂体肿瘤：最常见的一种颅脑肿瘤是垂体前叶肿瘤，多伴有闭经发生。根据发病年龄的不同，闭经种类各异，青春期前发病常为原发性闭经，青春期后发病为继发性闭经。

（4）下丘脑性闭经：是一种丘脑下功能失调影响垂体和卵巢而引起闭经的现象。脑部肿瘤及外伤、过度紧张、生活环境改变、精神因素、全身性疾病、药物或其他内分泌功能紊乱也可影响丘脑下功能紊乱而导致下丘脑功能失调性闭经。垂体丘脑下的功能异常或疾病引起的闭经溢乳综合征、多囊卵巢综合征以及其他内分泌腺疾病均可导致闭经。

（5）肿瘤：功能性卵巢囊肿，如滤泡囊肿、黄体囊肿；功能性卵巢肿瘤，如颗粒细胞瘤；肾上腺肿瘤；垂体肿瘤，如催乳素腺瘤、颅咽管瘤等。

（6）全身性闭经：营养不良、贫血、慢性消耗性疾病与急性传染病、寄生虫病、中毒及药物等因素引起的闭经；环境变化、生活压力以及情绪波动等精神因素也可致暂时性闭经。

（三）检查及诊断要点

（1）详细病史：对患者的各种前史进行详细的询问，着重了解月经史包括初潮的时间、月经异常的发展过程、在发生这些状况时所用的治疗方法和效果。了解患者的其他病史，例如有无精神神经刺激史的遗传性疾病史，社会生活、学习以及环境因素的改变等可能诱发闭经的原因。过去疾病或手术史，特别对月经和体质有直接影响者，如生殖道结核、流产或产后因出血而刮宫所伴随的并发症等。要考虑到原发闭经，注意幼年发育与疾病情况，母亲孕期所患的疾病及其服用的药物等病史，同时还要考虑家族史的影响。

①现病史：询问闭经和每次月经的时间，每次月经是否行人工周期后撤药性出血；发病前的可能诱因，如学习紧张、生活压力、环境的频繁改变、精神和情绪的刺激、疾病、有重大手术史等；闭经前的月经周期、月经持续的时间、月经期经量的情况，是否有多毛、肥胖、恶心、溢乳、呕吐、头痛、视力

改变等症状；曾做过何种检查；接受何种治疗，如手术、放射及药物等，如若进行药物治疗，需了解清楚药物用法、剂量以及疗效等。

②既往史：是否患过腮腺炎、结核、脑炎、脑膜炎、头部创伤、生殖器等疾病，是否采用过手术治疗方式，有无减肥史及胃肠道疾病等。

③婚育史：通常在对患者进行检查时，要询问患者的结婚时间、结婚年龄、性交情况、事后是否进行避孕及避孕采取的方式，是否口服过避孕药或与之相似的药物，有无感染史，如淋病、艾滋病及梅毒等，是否发生过不孕不育的状况。

（2）体格检查。

①全身检查：全身情况有神志、营养、身长、体重、毛发分布等，第一性征的发育程度，主要检查营养状况及智力发育水平，对躯体有无影响。体查须注意有无肥胖、多毛、溢乳现象。

②妇科检查：仔细检查是否有阴蒂肥大、处女膜等畸形症状；毛发的多少及分布；卵巢是否增大，必须仔细观察外阴和下生殖道是否有异常情况存在。

（3）辅助检查与诊断：项目繁多，一般皆根据检查的深入，按需要加以选择，常规用作测定卵巢功能的简易方法有宫颈黏液检查、阴道脱落细胞计数和测定基础体温。

①功能试验。

A. 孕激素试验：肌内注射黄体酮，每天 20 mg，连续 3 ~ 5 d，停经后 1 周内有撤退性出血者为阳性，表明有功能性子宫内膜，受一定水平的雌激素作用，因而孕激素反应能产生分泌期变化，即为 1 度闭经。若无阴道流血者为阴性，在排除妊娠后提示体内雌激素水平过低，或内膜异常。

B. 雌激素试验：适用于孕激素试验阴性的闭经患者口服己烯雌酚，每天 1 mg，连续 20 d，继以肌内注射黄体酮，每天 20 mg，连续 3 ~ 5 d，停药后 1 周内有阴道流血者为阳性，表明子宫内膜反应正常，因为体内雌激素不足导致闭经，即为 2 度闭经；若无阴道流血者为阴性，表明子宫或其内膜不正常，为子宫性闭经。

C. 卵巢功能检查：也包括宫颈黏液评估、阴道脱落细胞检查、基础体温测定等，能够了解卵巢分泌雌激素功能是否低下，进行治疗效果的监测。①基础体温：测定显示为双相，说明卵巢功能正常；②内分泌激素测定：主要分为雌二醇和黄体酮等的测定。

②测量血清激素浓度：血清激素浓度的测定对于闭经的定位诊断起到决定性的作用和价值，目前主要采用放射免疫法，检查 PRL、FSH、LH 等激素的水平。如果 LH 水平过高，结合雌激素水平降低，表明病变部位处于卵巢；如果 FSH 水平正常或低下，结合 LH 水平低下，表明病变在下丘脑或垂体；如果 LH 水平过高，则可能为多囊卵巢综合征；如 PRL 高于正常，提示垂体瘤或特发性高催乳素血症；如伴有溢乳现象，称闭经 – 溢乳综合征。

③ GnRH 兴奋试验：可通过了解垂体分泌 LH、FSH 的储备，鉴别闭经的原因在垂体或下丘脑。将戈那瑞林 25 μg 溶于 2 mL 生理盐水中，静脉注射，在注入前与注入后的 25 min、45 min、90 min 和 180 min，分别取血，以放射免疫法测定 LH、FSH，若 25 min 时 LH 较基础水平上升 3 ~ 5 倍，则为正常反应，表明垂体功能正常；总 LH 上升倍数低于 3，FSH 反应倍数低于 2 或无反应，提示垂体功能低下；检 LH 比 FSH 高于 3，GnRH 兴奋试验反应亢进者，提示属于多囊卵巢综合征。

④超声检查：可了解生殖系统的发育情况，对鉴别病因有所帮助。

⑤甲状腺功能检查：甲状腺功能亢进或低下亦出现闭经或溢乳。

⑥肾上腺皮质功能检查：大部分肥胖的闭经患者应进行此项检查。

（4）蝶鞍检查：血 PRL 水平高者应做蝶鞍断层摄影或 CT 检查，确定有无垂体瘤。

（5）染色体检查：应该进行染色体检查的患者有高促性腺激素性闭经患者和两性畸形患者，有少部分高促性腺激素性闭经患者的染色体通常称为单纯性性腺发育不全。

（6）性腺探查：只有组织学证实体内同时有卵巢组织和睾丸组织才能诊断为真两性畸形。真两性畸形的诊断依赖性腺探查，真两性畸形的性腺有两种：一侧为卵巢或睾丸，另一侧为卵睾，两侧均为卵睾，其中最常见的为第一种。混合性性腺发育不全的诊断有时也需要做性腺探查明确诊断。

（7）鉴别诊断：依据明显体征分类后，再进一步深入，进行鉴别诊断。

①先天性外阴发育异常。

A. 处女膜无孔或阴道横膈：身材和第二性征发育正常，周期性腹痛。

B. 先天性肾上腺皮质增殖症：常染色体隐性遗传病，核型46，XX，X染色质阳性。

C. 睾丸女性化不完全型：男性假两性畸形核型46，XY，X染色质阴性，没有女性内生殖器。

D. 有母亲患男性化肿瘤或在孕期曾服雄激素史者，亦可具有女性假两性畸形征象。

E. 真两性畸形：核型46，XX，46，XY或嵌合体，性腺：卵睾或卵巢与睾丸共存。

②外阴正常，无子宫。

A. MRKH综合征：核型46，XX，X染色质阳性。本症常具有子宫残角，但在正常子宫部位扪不到宫体。

B. 男性假两性畸形：完全型睾丸女性化，核型46，XY，X染色质阴性。

③正常女性内外生殖器。

A. 第二性征发育正常：Ⅰ. 子宫性：子宫内膜损伤或粘连，包括子宫内膜结核；Ⅱ. 中枢性：H-P-O轴功能失调性闭经，神经性厌食症；Ⅲ. 卵巢性：卵巢对抗性综合征，卵巢早衰，卵巢破坏性损伤包括肿瘤、炎症或手术切除，多囊性卵巢综合征；Ⅳ. 垂体性：席汉氏综合征，垂体肿瘤，高雄激素血症，高催乳素血症。

B. 第二性征不发育：Ⅰ. 特纳综合征：身材矮小、盾胸、肘外翻、核型为45 X/XO；Ⅱ. 单纯性性腺发育不全：FSH升高、染色质阴性、核型46，XY或46，XX；Ⅲ. 体质性青春期延迟：与低促性腺素性性腺功能减迟的鉴别比较困难，一般在13岁第二性征尚还没有开始发育的患者大多数被认为是发育不良，18岁尚未初潮者中，只有10%可能会有月经；Ⅳ. 垂体侏儒征：身材矮小、均匀，智力正常，核型46，XX。

（四）治疗

（1）一般治疗：由于现代生活节奏的紧迫感和社会生活的压力感，使大多数人群处于长期的疲劳和紧张的学习、生活和工作状态，为避免人的精神紧张或过度劳累，应合理安排学习、工作及生活，加强休养，提高生活品质，对于短期闭经及不定时定量服用避孕药后发生闭经的患者，若经检查后，没有明显的异常，可进行短期观察。

（2）内分泌治疗。

①雌孕激素疗法。

A. 雌孕激素序贯疗法：如果闭经引起的原因为卵巢早衰、垂体性、卵巢抵抗综合征或下丘脑性等，则可使用此法。对要求生育的患者，应该选择天然制剂类的雌激素。

B. 雌孕激素联合疗法：适用于多囊卵巢综合征、高雄激素血症。一般可选用半量或全量避孕药，对暂时不需要生育的患者，可长期服用，甚至可达数年。

②应用性激素撤退出血模拟月经：适用于短期闭经、高龄、不期盼生育的患者。

A. 孕激素：通常使用的是甲羟黄体酮，每天8～10 mg，连服5 d，停药后发生撤退性出血症状。

B. 雌激素：通常使用的是己烯雌酚，每天0.5 mg，连服20 d为1个疗程，后7 d加服甲羟黄体酮，每日8～10 mg，停药后撤退出血，连用3～6周。

③要求生育的患者，在全身情况改善后，可以进行促排卵治疗。

A. 氯米芬：仅对轻型下丘脑性闭经及垂体性闭经有效，其作用机制是竞争结合下丘脑垂体的雌激素受体（ER），使其保留在靶细胞核内更长的时间，从而使脑浆内ER的补充减少，使内源性雌激素的负反馈作用解除消失，进而使释放出的雌激素量显著增加，以刺激卵泡发育，撤退出血之后的第5 d开始应用排卵用法，每日50 mg，连续服用5 d，可以连用3个周期。

B. 绝经期促性腺激素：撤退性出血后3～5 d开始，坚持每日肌内注射150 μL促性腺激素，在用药期间要求使用B型超声波手段，随时填密地观察卵泡发育情况。如果观察发现很多卵泡发育，却又没有优势卵泡，卵巢增大达4个月以上时，应该停止使用促性腺激素，以防止发生卵巢过度刺激综合征。

C. 促性腺激素释放激素（MH）：对下丘脑功能不足、垂体功能正常的闭经患者可用作替代治疗。一般在撤退出血后1～3 d，每日经静脉或皮下给戈那瑞林，每次5～20 μg，每隔90～120 min 1次。

④对引起闭经的器质性疾病应该针对病因进行治疗，如治疗结核、分离宫腔黏膜、治疗垂体肿瘤等。

（3）卵巢性闭经的治疗：如果卵巢内的卵母细胞已经耗尽，就不存在再生的可能。但是，也有些患者的卵巢功能减退为短暂的，经过相当时间后，又能自然恢复。目前还未完全判断哪些患者是可以恢复的，哪些又是不可恢复的可靠方法。可以通过腹腔镜观察卵巢形态及做卵巢活检对鉴别十分有帮助，但这种方法也不是完全可靠的。患者如果期盼生育，可以使用借卵助孕的方式。不考虑生育的患者可以采用雌、孕激素替代，诱发人工月经。

（4）子宫性闭经的治疗：由子宫器质性病变引起的子宫性闭经，应针对病因进行治疗。例如对子宫腔粘连的患者可以在宫腔分离同时，随即放置宫内节育器，给予雌激素刺激作用，加速子宫内膜生长，防止新的粘连的形成，直到月经来潮之后的2～3次后取出；有条件的医院最好在宫腔镜直视下分离粘连。

（5）手术治疗：针对患者的具体病因，采用适当的手术进行诊断和治疗。对先天性生殖道畸形的闭经，多有周期性腹痛的急诊情况，需要紧急进行矫形手术，以开放生殖道引流月经血；对多囊卵巢综合征的患者，可通过经腹或腹腔镜进行卵巢楔形切除或卵泡烧灼、打孔术，促进卵巢排卵；对垂体肿瘤的患者，可行肿瘤切除手术。

（6）其他治疗：根据患者的具体情况，可针对性地采用适当的治疗方法。

①针对高泌乳素血症的患者，可以使用溴隐亭进行治疗。

②针对胰岛素抵抗的高胰岛素血症，可用胰岛素增敏剂与减轻体重的综合治疗。

③针对高雄激素血症的患者应用螺内酯、环丙黄体酮等抗雄激素制剂进行治疗。

④针对肾上腺来源的高雄激素血症可用地塞米松进行治疗。

⑤针对甲状腺功能降低的患者应给予补充甲状腺素。

⑥针对卵巢早衰、先天性性腺发育不良或Turner综合征可采用激素替代，用增卵的辅助生殖技术帮助妊娠。

（五）疗效评估

（1）治愈标准：①恢复自发的有排卵的规则月经。②月经周期长于21 d，经量少于80 mL，经期短于7 d。③对于自发排卵不能恢复的患者，如卵巢早衰等，进行有规律的周期人工月经即可。

（2）预后评估。

①针对器质性闭经，如卵巢早衰、子宫内膜损坏，目前是很难治愈的。但有的器质性疾病可以通过"人工月经"的周期治疗，防止远期并发症；或通过辅助生殖技术帮助解决妊娠的问题。

②功能性原因的闭经，经过针对病因的合理治疗，是可以痊愈的。

③无论是何种原因引起的闭经，除了子宫内膜不可逆的损伤，大部分均是可以治疗的，保持周期性的雌孕激素治疗，直至绝经期后。

第三节　原发性痛经

痛经（dysmenorrhea）指月经来潮时出现小腹痉挛性疼痛，是妇女常见的一种症状。根据痛经出现的时间将其分为原发性和继发性两种。原发性痛经指的是从月经初潮时即出现痛经症状并在以后每次来潮时均出现反复疼痛；继发性痛经是指在女性初潮后一段时间再出现痛经的情况，常并发于子宫内膜异位症。

一、病因

原发性痛经的发生主要与经期子宫内膜合成和释放的前列腺素增加有关，同时也受精神神经因素影响，精神过度紧张、敏感、劳累、受寒、生活习惯突然改变、健康状态不良等，也可以引起子宫的痉挛性收缩，导致痛经。子宫内膜整块剥脱，排出不畅引起的痉挛性收缩而导致的痛经，称膜样痛经。

二、临床表现

从初潮开始每次月经来潮即感小腹坠胀与痉挛性疼痛,严重者伴恶心、呕吐、肛门坠胀,疼痛可放射至后背部与大腿内侧,经量增加后疼痛方能缓解。妇科检查常无异常发现。

三、治疗

(一)一般治疗

进行体育锻炼,增强体质。平日注意生活规律,劳逸结合,适当营养及充足睡眠。重视月经生理的宣传教育,通过解释说服,消除患者恐惧、焦虑及精神负担。加强经期卫生,避免剧烈运动、过度劳累和防止受寒。

(二)抑制排卵

如患者愿意控制生育,则口服避孕片(复方炔诺酮片或复方甲地黄体酮片)为治疗原发性痛经的首选药物。应用口服避孕药物,90%以上症状可获得缓解,可能由于内膜生长受到抑制,月经量减少,PG量降到正常水平以下导致子宫活性减弱。治疗可试服3~4个周期,如疗效满意,可继续服用;如症状改善不明显,可适当加用PGs合成抑制剂。由于要在整个月经周期用药,而发生效应仅在周期末1~2 d,除非需要同时避孕,一般不受患者欢迎。

(三)前列腺素合成抑制剂(PGSI)

对不愿避孕的患者,则宜选择PGSI,它抑制内膜的PGs合成,显著降低子宫收缩的振幅和频度,但不影响垂体-卵巢轴功能,也不会发生像口服避孕药那样的代谢性不良反应,只要在疼痛发作前开始服用,持续2~3 d即可,为其最大优点。但须试用一个阶段,来确定每个人疗效最满意的药物种类及最适宜的剂量。试用调整阶段有时可长达半年。

常用的PGSI按其化学结构可分为如下。①吲哚吲唑类:如吲哚美辛、苄达明(benzyrin):25 mg,口服3~6次或50 mg,一日3次。②灭酸类:甲芬那酸,商品名朴湿痛(ponstan),初次剂量500 mg,以后250 mg,6~8 h 1次,氯芬那酸,商品名抗炎灵,氟芬那酸,初次剂量400 mg,以后200 mg,6~8 h 1次。③苯丙酸衍生物:对异丁苯丙酸,通用名布洛芬(ibuprofen),400 mg,每日4次,甲氧萘丙酸钠盐,通用名萘普生(naproxen),首次剂量500 mg,以后250 mg,6~8 h 1次。④保泰松类:保泰松或羟基保泰松,首次剂量200 mg,以后100 mg,6~8 h 1次。

上述4类药物都能很快吸收,在月经来潮的头48 h内服用即可,但因月经来潮时间常有差异,一般宜在月经的前3天给药,以保证疗效,缓解率在70%左右。如将上述药物更换使用,有效率可达90%,有消化道溃疡及对上述药物过敏者禁忌。不良反应较轻微,多数均能耐受。其中只有吲哚美辛肠道反应发生率较高,还可发生头晕、疲乏虚弱感、头痛等症状,以致中途停药者甚多。灭酸类或苯丙酸衍生物一类药物,尤其萘普生作用持续时间长,其钠盐在血中迅速达到高值,因而发生作用快,不良反应也小,为目前临床最多选用之药物。

PGSI用量较大时,偶尔出现较严重不良反应,故应注意,必要时停止用药。已知不良反应有如下几点。①胃肠道症状:消化不良、胃灼痛、恶心、腹痛、便秘、呕吐、腹泻及由于消化道出血所致的黑粪症。②中枢神经症状:头痛、头昏、晕眩、视力模糊、听力障碍、烦躁、抑郁、倦怠及嗜睡。③其他症状:皮疹、水肿、支气管痉挛、液体潴留、肝肾功能损害(转氨酶升高、黄疸、蛋白尿、血尿)。

(四)β受体兴奋剂

通过兴奋肌细胞膜上β受体,活化腺苷酸环化酶,转而提高细胞内cAMP含量。一方面促进肌质网膜蛋白磷酸化,加强Ca^{2+}的结合;另一方面抑制肌凝蛋白轻链激酶活性,导致子宫肌松弛,痛经得到迅速缓解,但同时有增快心率、升高血压之不良反应。

近年临床应用单独兴奋子宫$β_2$受体之药物,不良反应显著减少。常用的$β_2$受体兴奋剂有:羟甲异丁肾上腺素,药品通用名沙丁胺醇(salbutamol)及特布他林(terbutaline),商品名间羟舒喘宁。给药方法有口服、气雾吸入、皮下、肌内注射及静脉给药等。

在剧烈疼痛时宜用注射法：沙丁胺醇 0.1～0.3 mg，静注或特布他林 0.25～0.5 mg，皮下注射，4～8 h 1 次。中、轻度疼痛可口服，沙丁胺醇 2～4 mg/6 h 或特布他林 2.5～5 mg/8 h，亦可气雾吸入 0.2～0.25 mg，2～4 h 1 次。以气雾吸入较好，因用药量少而起效迅速。气雾吸入时应注意。①首先大口把气呼完。②开始深吸气时把药液吸入。③吸气完屏气 3～4s。④然后卷唇将气慢慢呼出。常用量每次吸入 2 口，可维持 4～6 h。但一般反映 β 受体兴奋剂疗效不太满意，且仍有心悸、颤抖等不良反应，因而未能被普遍采用。可是气雾法应用方便、作用迅速，仍可一试。

（五）钙通道阻断剂

该类药物干扰 Ca^{2+} 透过细胞膜，并阻止 Ca^{2+} 由细胞内库存中释出而松解平滑肌收缩，为心血管疾病治疗上的一项重要进展。应用硝苯地平（nifedipine，尼非地平）20～40 mg 治疗原发性痛经。给药后 10～30 min 子宫收缩减弱或消失，肌肉收缩振幅、频率、持续时间均下降，基础张力减少，同时疼痛减轻，持续 5 h，无特殊不良反应。

（六）维生素 B_6 及镁 - 氨基酸螯合物

利用维生素 B_6 促进镁离子（Mg^{2+}）透过细胞膜，增加胞浆内 Mg^{2+} 浓度之作用，来治疗原发性痛经。每日量 200 mg，4 周后可见红细胞镁含量显著增加。亦可与镁 - 氨基酸螯合物合用，每种各 100 mg，每日服 2 次，治疗 4～6 个月，痛经的严重程度及持续时间均呈进行性下降。

（七）中医中药治疗

中医学对痛经的认识主要是气血运行不畅，不通则痛。气滞血瘀者以血腑逐瘀汤为主，如桃红四物汤活血化瘀；寒凝淤滞者常用处方为温经汤；气血不足者常用十全大补汤。中成药有桂枝茯苓丸或桃仁承气汤，每日量 5 g，分次于早、晚餐前 30 min 服用，连续 30 d。有人报道缓解率可达 80%，未发现有消化道症状及皮疹等不良反应。用穴位敷贴"痛经膏"效果甚好，还可用针灸的方法进行穴经注射。

第四节 经前期综合征

经前期综合征（premenstrual syndromes，PMS）又称经前紧张症（premenstrual tension，PMT）或经前紧张综合征（premenstrual tension syndrome，PMTS），是育龄妇女常见的问题。PMS 是指月经来潮前 7～14 天（即在月经周期的黄体期），周期性出现的躯体症状（如乳房胀痛、头痛、小腹胀痛、水肿等）和心理症状（如烦躁、紧张、焦虑、嗜睡、失眠等）的总称。PMS 症状多样，除上述典型症状外，自杀倾向、行为退化、嗜酒、工作状态差甚至无法工作等也常出现于 PMS。由于 PMS 临床表现复杂且个体差异巨大，因此诊断的关键是症状出现的时间及严重程度。PMS 发生于黄体期，随月经的结束而完全消失，具有明显的周期性，这是区分 PMS 和心理性疾病的重要依据；上述心理及躯体症状只有达到影响女性正常的工作、生活、人际交往的程度才称为 PMS。

一、病因与发病机制

近年研究表明，PMS 病因涉及诸多因素的联合，如社会心理因素、内分泌因素及神经递质的调节等。但 PMS 的准确机制仍不明，一些研究结果尚有矛盾之处，进一步的深入研究是必要的。

（一）社会心理因素

情绪不稳定及神经质、特质焦虑者容易体验到严重的 PMS 症状。应激或负性生活事件可加重经前症状，而休息或放松可减轻之，均说明社会心理因素在 PMS 的发生或延续上发挥作用。

（二）内分泌因素

1. 孕激素

英国妇产科学家 Dalton 推断 PMS 是由于经前孕酮不足或缺陷，而且应用黄体酮治疗可以获得明显效果。然而相反的报道则发现 PMS 妇女孕酮水平升高。Hammarback 等对 18 例 PMS 妇女连续二月逐日测定血清雌二醇和孕酮，发现严重 PMS 症状与黄体期血清这两种激素水平高相关。孕酮常见的副反应如心境恶劣和焦虑等。

这一疾病仅出现于育龄女性，青春期前、妊娠期、绝经后期均不会出现，且仅发生于排卵周期的黄体期。给予外源性孕激素可诱发此病，在激素替代治疗（hormone replace therapy，HRT）中使用孕激素建立周期引发的抑郁情绪和生理症状同 PMS 相似；曾患有严重 PMS 的女性，行子宫加双附件切除术后给予 HRT，单独使用雌激素不会诱发 PMS，而在联合使用雌孕激素时 PMS 复发。相反，卵巢内分泌激素周期消失，如双卵巢切除或给予促性腺激素释放激素激动剂（GnRHa）均可抑制原有的 PMS 症状。因此，卵巢激素尤其是孕激素可能与 PMS 的病理机制有关，孕激素可增加女性对甾体类激素的敏感性，使中枢神经系统受激素波动的影响增加。

2. 雌激素

（1）雌激素降低学说：正常情况下雌激素有抗抑郁效果，经前雌激素水平下降可能与 PMS，特别是经前心境恶劣的发生有关。Janowsky 强调雌激素波动（中期雌激素明显上升，继之降低）的作用。

（2）雌激素过多学说：持此说者认为雌激素水平绝对或相对高，或者对雌激素的特异敏感性可招致 PMS。Morton 报告给妇女注入雌激素可产生 PMS 样症状。Backstrom 和 cartenson 指出，具有经前焦虑的妇女，雌激素/黄体酮比值较高。雌孕激素比例异常可能与 PMS 发生有关。

3. 雄激素

Lahmeyer 指出，妇女雄激素来自卵巢和肾上腺。在排卵前后，血中睾酮水平随雌激素水平的增高而上升，且由于大部分来自肾上腺，故于围月经期并不下降，其时睾酮/雌激素及睾酮/孕激素之比处于高值。睾酮作用于脑可增强两性的性驱力和攻击行为，而雌激素和孕酮可对抗之。经前期雌激素和孕酮水平下降，脑中睾酮失去对抗物，这至少与一些人 PMS 的发生有关，特别是心境改变和其他精神病理表现。

（三）神经递质

研究表明在 PMS 女性中血清性激素的浓度表现为正常，这表明除性激素外还可能有其他因素作用。PMS 患者常伴有中枢神经系统某些神经递质及其受体活性的改变，这种改变可能与中枢对激素的敏感性有关。一些神经递质可受卵巢甾体激素调节，如 5-羟色胺（5-HT）、乙酰胆碱、去甲肾上腺素、多巴胺等。

1. 乙酰胆碱（Ach）

Janowsky 推测 Ach 单独作用或与其他机制联合作用与 PMS 的发生有关。在人类 Ach 是抑郁和应激的主要调节物，引起脉搏加快和血压上升，负性情绪，肾上腺交感胺释放和止痛效应。Rausch 发现经前胆碱能占优势。

2. 5-HT 与 γ-氨基丁酸

经前 5-HT 缺乏或胆碱能占优势可能在 PMS 的形成上发挥作用。选择性 5-HT 再摄取阻断剂（SSRLS）如氟西汀、舍曲林问世后证明它对 PMS 有效，而那些主要作用于去甲肾上腺素能的三环抗抑郁剂的效果较差，进一步支持 5-HT 在 PMS 病理生物学中的重要作用。PMDD 患者与患 PMS 但无情绪障碍者及正常对照组相比，5-HT 在卵泡期增高，黄体期下降，波动明显增大，因此 Inoue 等认为，5-HT 与 PMS、PMDD 出现的心理症状密切相关。5-羟色胺能系统对情绪、睡眠、性欲、食欲和认知具有调节功能，在抑郁的发生发展中起到重要作用。雌激素可增加 5-HT 受体的数量及突触后膜对 5-HT 的敏感性，并增加 5-HT 的合成及其代谢产物 5-羟吲哚乙酸的水平。有临床研究显示选择性 5-HT 再摄取抑制剂（SSRIs）可增加血液中 5-HT 的浓度，对治疗 PMS/PMDD 有较好的疗效。

另外，有研究认为在抑郁、PMS、PMDD 的患者中 γ-氨基丁酸（GABA）活性下降，Epperson 等用磁共振质谱分析法测定 PMDD 及正常女性枕叶皮质部的 GABA、雌激素、孕激素等水平发现，PMDD 者卵泡期 GABA 水平明显低于对照组；同时 Epperson 等认为 PMDD 患者可能存在 GABA 受体功能的异常。PMS 女性黄体期异孕烷醇酮水平较低，而异孕烷醇酮有 GABA 激活作用，因此低水平的异孕烷醇酮使 PMS 女性 GABA 活性降低，产生抑郁。此外，雌激素兼具增加 GABA 的功能及 GABA 受体拮抗剂的双重功能。

3. 类鸦片物质与单胺氧化酶

Halbreich 和 Endicott 认为内啡肽水平变化与 PMS 的发生有关。他们推测 PMS 的许多症状类似类鸦片物质撤出。目前认为在性腺类固醇激素影响下，过多暴露于内源性鸦片肽并继之脱离接触可能参与

PMS 的发生。持单胺氧化酶（MAO）说则认为 PMS 的发生与血小板 MAO 活性改变有关，而这一改变是受孕酮影响的。正常情况下，雌激素对 MAO 活性有抑制效应，而黄体酮对组织中 MAO 活性有促进作用。MAO 活性增强被认为是经前抑郁和雌激素/孕激素不平衡发生的中介。MAO 活性增加可以减少有效的去甲肾上腺素，导致中枢神经元活动降低和减慢。MAO 学说可解释经前抑郁和嗜睡，但无法说明其他众多的症状。

4. 其他

前列腺素可影响钠潴留，以及精神、行为、体温调节及许多 PMS 症状，前列腺素合成抑制剂能改善 PMS 躯体症状。一般认为此类非甾体抗炎药物可降低引起 PMS 症状的中介物质的组织浓度起到治疗作用。维生素 B_6 是合成多巴胺与五羟色胺的辅酶，维生素 B_6 缺乏与 PMS 可能有关，一些研究发现维生素 B_6 治疗似乎比安慰剂效果好，但结果并非一致。

二、临床表现

历来提出的症状甚为分散，可达 200 项之多，近年研究提出大约 20 类症状是常见的，包括躯体、心理和行为三个方面。其中恒定出现的是头痛、疼痛、肿胀、嗜睡、易激惹和抑郁，行为笨拙，渴望食物。但表现有较大的个体差异，取决于躯体健康状态、人格特征和环境影响。

（一）躯体症状

1. 水潴留

经前水潴留一般多见于踝、小腿、手指、腹部和乳房，可导致乳房胀痛、体重增加、面部虚肿和水肿，腹部不适或胀满或疼痛，排尿量减少。这些症状往往在清晨起床时明显。

2. 疼痛

头痛较为常见，背痛、关节痛、肌肉痛、乳房痛发生率亦较高。

3. 自主神经功能障碍

常见恶心、呕吐、头晕、潮热、出汗等。可出现低血糖，许多妇女渴望摄入甜食。

（二）心理症状

主要为负性情绪或心境恶劣：

1. 抑郁

心境低落、郁郁不乐、消极悲观、空虚孤独，甚至有自杀意念。

2. 焦虑、激动

烦躁不安，似感到处于应激之下。

3. 运动共济和认知功能改变

可出现行动笨拙、运动共济不良、记忆力差、自感思路混乱。

（三）行为改变

可表现为社会退缩，回避社交活动；社会功能减低，判断力下降，工作时失误；性功能减退或亢进等改变。

三、诊断与鉴别诊断

（一）诊断标准

PMS 具有三项属性（经前期出现；在此以前无同类表现；经至消失），诊断一般不难。

美国国立精神卫生研究院的工作定义如下：一种周期性的障碍，其严重程度是以影响一个妇女生活的一些方面（如为负性心境，经前一周心境障碍的平均严重程度较之经后一周加重 30%），而症状的出现与月经有一致的和可以预期的关系。这一定义规定了 PMS 的症状出现与月经有关，对症状的严重程度做出定量化标准。

（二）诊断方法

前瞻性每日评定计分法目前获得广泛应用，它在确定 PMS 症状的周期性方面是最为可信的，评定周期需患者每天记录症状，至少记录2至3个周期。

（三）鉴别诊断

1. 月经周期性精神病

PMS可能是在内分泌改变和心理社会因素作用下起病的，而月经周期性精神病则有着更为深刻的原因和发病机理。PMS的临床表现是以心境不良和众多躯体不适组成，不致发展为重性精神病形式，可与月经周期性精神病区别。

2. 抑郁症

PMS妇女有较高的抑郁症发生风险以及抑郁症患者较之非情感性障碍患者有较高的PMS发生率已如上述。根据PMS和抑郁症的诊断标准，可做出鉴别。

3. 其他精神疾病经前恶化

根据PMS的诊断标准与其他精神疾病经前恶化进行区别。

须注意疑难病例诊断过程中妇科、心理、精神病专家协作的重要性。

四、治疗

PMS的治疗应针对躯体、心理症状、内在病理机制和改变正常排卵性月经周期等方面。此外，心理治疗和家庭治疗亦受到较多的重视。轻症PMS病例采取环境调整、适当膳食、身体锻炼、改善生活方式、应激处理和社会支持等措施即可，重症患者则需实施以下治疗。

（一）调整生活方式

包括合理的饮食与营养、适当的身体锻炼、戒烟、限制盐和咖啡的摄入。可改变饮食习惯，增加钙、镁、维生素B_6、维生素E的摄入等，但尚没有确切，一致的研究表明以上维生素和微量元素治疗的有效性。体育锻炼可改善血液循环，但其对PMS的预防作用尚不明确，多数临床专家认为每日锻炼20~30分钟有助于加强药物治疗和心理治疗。

（二）心理治疗

心理因素在PMS发生中所起的作用是不容忽视的。精神刺激可诱发和加重PMS。要求患者日常保持乐观情绪，生活有规律，参加运动锻炼，增强体质，行为疗法曾用以治疗PMS，放松技术有助于改善疼痛症状。生活在经前综合征妇女身边的人，如父母、丈夫、子女等，要多关心患者，对她们在经前出现的心境烦躁，易激惹等给以容忍和同情。工作周围的人也应体谅她们经前发生的情绪症状，在各方面予以照顾，避免在此期间从事驾驶或其他具有危险性的作业。

（三）药物治疗

1. 精神药物

（1）抗抑郁药：5-羟色胺再摄取抑制剂（selective serotonergic reuptake inhibitors, SSRIs）对PMS有明显疗效，达60%~70%且耐受性较好，目前认为是一线药物。如氟西汀（百忧解）20 mg每日一次，经前口服至月经第3天。减轻情感症状优于躯体症状。

舍曲林（sertraline）剂量为每日50~150 mg。三环类抗抑郁药氯丙咪嗪（clomipramine）是一种三环类抑制5-羟色胺和去甲肾上腺素再摄取的药物，每天25~75 mg对控制PMS有效，黄体期服药即可。SSRIs与三环类抗抑郁药物相比，无抗胆碱能、低血压及镇静等不良反应，并具有无依赖性和无特殊的心血管及其他严重毒性作用的优点。SSRIs除抗抑郁外也有改善焦虑的效应，目前应用明显多于三环类。

（2）抗焦虑药：苯二氮䓬类用于治疗PMS已有很长时间，如阿普唑仑为抗焦虑药，也有抗抑郁性质，用于PMS获得成功，起始剂量为0.25 mg，1天2~3次，逐渐递增，每日剂量可达2.4 mg或4 mg，在黄体期用药，经至即停药，停药后一般不出现戒断症状。

2. 抑制排卵周期

（1）口服避孕药：作用于H-P-O轴可导致不排卵，常用以治疗周期性精神病和各种躯体症状。口服避孕药对PMS的效果不是绝对的，因为一些亚型用本剂后症状不仅未见好转反而恶化。就一般病例而论复方短效单相口服避孕药均有效。国内多选用复方炔诺酮或复方甲地孕酮。

（2）达那唑：一种人工合 17α-炔孕酮的衍生物，对下丘脑-垂体促性腺激素有抑制作用。100～400 mg/d 对消极情绪、疼痛及行为改变有效，200 mg/d 能有效减轻乳房疼痛。但其雄激素活性及致肝功能损害作用，限制了其在 PMS 治疗中的临床应用。

（3）促性腺激素释放激素激动剂（GnRHa）：GnRHa 在垂体水平通过降调节抑制垂体促性腺激素分泌，造成低促性腺激素水平及低雌激素水平，达到药物切除卵巢的疗效。有随机双育安慰剂对照研究证明 GnRHa 治疗 PMS 有效。单独应用 GnRHa 应注意低雌激素血症及骨量丢失，故治疗第 3 个月应采用反加疗法（add-back therapy）克服其不良反应。

（4）手术切除卵巢或放射破坏卵巢功能：虽然此方法对重症 PMS 治疗有效，但卵巢功能破坏导致绝经综合征及骨质疏松性骨折、心血管疾病等风险增加，应在其他治疗均无效时酌情考虑。对中、青年女性患者不宜采用。

3. 其他

（1）利尿剂：PMS 的主要症状与组织和器官水肿有关。醛固酮受体拮抗剂螺内酯不仅有利尿作用，对血管紧张素功能亦有抑制作用。剂量为 25 mg，每天 2～3 次，可减轻水潴留，并对精神症状亦有效。

（2）抗前列腺素制剂：经前子宫内膜释放前列腺素，改变平滑肌张力，免疫功能及神经递质代谢。抗前列腺素如甲芬那酸 250 mg，每天 3 次，于经前 12 天起服用。餐中服可减少胃刺激。如果疼痛是 PMS 的标志，抗前列腺素有效。除对痛经、乳胀、头痛、痉挛痛、腰骶痛有效，对紧张易怒症状也有报告有效。

（3）多巴胺拮抗剂：高催乳素血症与 PMS 关系已有研究报道。溴隐亭为多巴胺拮抗剂，可降低 PRL 水平并改善经前乳房胀痛。剂量为 2.5 mg，每天 2 次，餐中服药可减轻副反应。

第五节　卵巢功能不全

卵巢功能不全：是指女性在 40 岁以前出现卵巢功能减退的现象。POI 的发病率占成年女性的 1%～3%，原发性闭经患者中发病率为 10%～28%。

一、病因

（1）染色体异常 Turner's 综合征。

（2）先天发育缺陷：卵巢不发育或先天缺陷。

（3）自身免疫性疾病：卵巢产生自身免疫性抗体，常常与另一种自身免疫病同时存在，如风湿性关节炎、甲状腺炎、重症肌无力等。有人用 ΣUS 法测定，发现 POI 者均可测到卵巢与卵子的特殊抗体，其中抗卵巢抗体占 47%，抗卵子抗体占 47%，抗二者的抗体有 69%。经免疫治疗后，两例妊娠，其卵巢抗体也下降。

（4）基因突变：动物实验表明，LHβ 单位基因突变也是导致 POI 的可能因素，现已发现的可能与 POI 有关的基因还有 FSNR，LH，LHR，GHF-QB，DiADHZ 等。

（5）卵巢物理性损害：如感染（幼儿患腮腺炎）；抗癌治疗中的放疗、化疗。

（6）卵巢切除：由于癌或其他孕因行手术切除。

（7）其他：已明原因的卵巢供血障碍导致 POI。也有人将 POI 误为无反应性卵巢，自身免疫病和原因不明的无卵泡三类。

多囊卵巢综合征：临床上有月经异常、不孕、多毛、肥胖等症状，诊断要结合临床的综合表现，如长期不排卵、男性激素过高等，诊断要做激素水平（尿促卵泡素、黄体生成素）检查和超声波检查，并排除其他疾病。

子宫内膜异位症：妇科专家指出，患者通常有痛经、性交痛、慢性下腹部疼痛等，易导致长期不排卵黄体功能不全，从而出现不孕或早期流产。

盆腔炎：会有阴道不正常分泌物与下腹部疼痛，严重的还会有卵巢输卵管脓肿及盆腔粘连。此外，某些肿瘤也会分泌雄性激素，破坏女性体内的内分泌平衡。

高龄：女性的年龄超过 35 岁。卵巢功能不全，排卵遭到障碍，引女性不孕。

二、临床表现

1. 月经的改变

闭经是 POI 的主要临床表现。POI 发生在青春期前表现为原发闭经，且没有第二性征发育；发生在青春期后则表现为继发闭经，40 岁以前月经终止，往往有第二性征发育。POI 前月经改变的形式很不一致，约有 50% 患者会有月经稀发或不规则子宫出血；25% 患者突然出现闭经。

有染色体缺陷的 POI 患者多有先天性卵巢发育不全，卵巢储备极差，POI 发生更早，甚至未能达到青春发育期，因而表现为原发闭经。多数 POI 患者卵巢功能衰退发生的过程是突然的且不可逆的，少数患者这一过程会持续一段时间，相当于自然绝经的过渡期。临床上偶有已诊断为 POI 后又出现所谓一过性的卵巢功能恢复，表现为恢复正常月经，甚至有 POI 患者妊娠的报道，但随着 POI 确诊后时间的延长，卵巢功能恢复的机会也就越小。

2. 雌激素缺乏表现

由于卵巢功能衰退，POI 患者除不育外，也会像绝经妇女那样出现一组雌激素低下综合征，如潮热、出汗等血管舒缩症状，抑郁、焦虑、失眠、记忆力减退等神经精神症状，以及外阴瘙痒、阴道烧灼感、阴道干涩、性交痛和尿痛、尿急、尿频、排尿困难等泌尿生殖道症状。这些症状在原发闭经的 POI 患者中相对少见。

三、实验室检查

1. 性激素水平测定

血清激素水平测定显示 FSH 水平升高，雌激素水平下降是 POI 患者的最主要特征和诊断依据，一般 FSH > 40 U/L，雌二醇 < 73.2 pmol/L（20 pg/L）。其中最敏感的是血清 FSH 水平升高，FSH 升高是 POI 的早期指标。偶尔 POI 患者会有暂时的卵巢功能恢复，经连续测定血清性激素发现，几乎半数 POI 妇女表现有间断性卵巢功能恢复，即血清雌二醇水平在 183 pmol/L 以上，甚至有近 20% 妇女可出现间断排卵，即血清孕酮水平超过 9.5 nmol/L。

这种现象的病理生理特点与绝经过渡期相似，此期间卵巢内残存的卵泡仍有间断活动，导致性激素水平的波动性和不稳定性。因此，仅一次测定显示 FSH 水平升高不能断定卵巢功能一定完全衰竭，有时需重复测定，FSH 持续升高提示 POI 可能。应该注意的是，血清 FSH 水平并不能够一定反应卵巢中原始卵泡的数目，FSH 升高只是窦状卵泡在发育过程中缺乏雌激素和抑制素的负反馈时的表现。

2. 超声检查

多数 POI 患者盆腔超声显示卵巢和子宫缩小，卵巢中无卵泡。但染色体核型正常的 POI 患者有 1/3 以上盆腔超声检查可有卵泡存在，有报道在确诊卵巢早衰 6 年以后，超声仍可发现卵巢中有卵泡存在，但多数妇女这些卵泡不具有正常功能，卵泡直径与血清雌二醇水平之间也无相关性。对这种现象有两种解释，一种可能是卵巢中确有残存的卵泡，另一种可能是所谓"卵巢不敏感综合征"，即卵巢中有卵泡，但对 FSH 反应不敏感，因而卵泡不能发育。可能与卵巢中 FSH 受体缺陷有关，确切病因尚不清楚。临床上很难与 POI 鉴别，卵巢活检发现较多的原始卵泡方能诊断。超声检查还可发现有无生殖道解剖学结构的异常，如生殖道畸形、缺如等。

3. 骨密度测定

POI 患者可有低骨量和骨质疏松症表现，其原因是低峰值骨量和骨丢失率增加。年轻妇女如果在骨峰值形成以前出现 POI，其雌激素缺乏状态要比正常绝经妇女长得多，且雌激素过早缺乏引起骨吸收速度加快，骨丢失增加，因此更容易引起骨质疏松症。文献报道，染色体正常的自发性 POI 妇女中有 2/3 骨密度低于同龄正常妇女均值 1SD，骨密度的改变会使髋部骨折危险性增加 216 倍。

4. 自身免疫指标和内分泌指标测定

自身免疫性疾病的检测包括血钙、磷、空腹血糖、清晨皮质醇、游离 T_4、TSH、甲状腺抗体、全血计数、血沉、总蛋白、白蛋白/球蛋白比例、风湿因子、抗核抗体等。

检测抗卵巢抗体的临床意义目前尚不肯定。抗卵巢抗体与卵巢炎的严重程度并无相关性，而且并不能预示是否会发生以及何时会发生卵巢功能衰退。

用市售试剂盒检测可有 1/3 正常妇女会有抗核抗体阳性。有研究显示肾上腺功能衰竭妇女类固醇细胞抗体阳性者可能会发生 POI。对可疑自身免疫性疾病患者应检查自身抗体、血沉、免疫球蛋白、类风湿因子等。有临床指征时，可进行甲状腺功能（血甲状腺激素、促甲状腺素）、肾上腺功能（血及尿皮质醇、血电解质）、甲状旁腺功能（甲状旁腺素）及血糖指标的测定。

5. 其他检查

目前还没有非侵入性的检查来确定卵泡数目及功能，通过卵巢活检诊断卵巢炎或判断是否有卵泡存在对 POI 诊断的意义目前尚未肯定，因为卵巢活检对确认 POI 的分型没有帮助，而且有报道卵巢活检发现卵巢中缺乏卵泡者也有妊娠可能，故建议不常规进行。

目前可通过 GnRH 类似物进行刺激试验和用氯米芬促排卵试验来判断卵巢功能。孕激素撤退试验意义并不大，因为有些 POI 前驱患者有时可以产生足够的雌激素而使孕激素撤退试验阳性。对一些继发闭经未生育者及所有原发闭经患者应进行染色体核型检查，对有 Y 染色体的患者应尽早行双侧性腺切除以预防性腺肿瘤的发生。

四、诊断

公认的卵巢早衰的诊断标准是 40 岁以前出现至少 4 个月以上闭经，并有 2 次或以上血清 FSH > 40 U/L（两次检查间隔 1 个月以上），雌二醇水平 < 73.2 mol/L。病史、体格检查及其他辅助实验室检查可有助于相关病因疾病的诊断。

1. 病史

对患者进行详细的病史采集，包括初潮年龄、闭经前月经情况、闭经期限，有无闭经的诱因（精神刺激、环境毒物等因素），有无使用药物史，有无癌症化疗史、放疗史，卵巢手术史，盆腔感染史、结核病史以及妊娠和生育史。自觉症状，如潮热、多汗、失眠、易怒、急躁、阴道干燥、尿痛等。既往和目前有无流行性腮腺炎和艾滋病（AIDS）病毒感染，因为有罕见的继发于感染的卵巢功能衰退。了解患者及其家人中既往和目前是否患有自身免疫性疾病，如 Addison 病、甲状腺疾病、糖尿病、SLE、类风湿性关节炎、白斑、克罗恩病和干燥综合征等。少数流行病学研究显示卵巢早衰有家族倾向，也有研究显示促性腺激素受体遗传性突变可导致卵巢早衰，故应仔细询问其家族史，包括母亲、姊妹及女性二级亲属的月经、生育情况和男性亲属的生育情况。

2. 体格检查

进行全身检查时，注意全身发育、智力及营养状况，对乳腺和阴毛发育情况进行检查，并根据 Tanner 分级标准分级。

盆腔检查注意有无雌激素缺乏引起的萎缩性阴道炎。自身免疫性 POI 患者（淋巴细胞性卵巢炎）有时可通过盆腔检查发现增大的卵巢。应重点检查有无上述自身免疫性疾病的有关体征。

3. 实验室检查

除血清性激素水平测定外，当有临床指征时，还应注意酌情进行相关疾病的检查，如血、尿常规分析，血沉、抗核抗体、免疫球蛋白和类风湿因子检测。可通过磁共振检查和通过甲状腺释放激素刺激产生完整 FSH、α 和 β 亚单位的情况来鉴别有无垂体肿瘤。

怀疑有低骨量和骨质疏松症者应进行骨密度测定。

进行盆腔超声检查了解有无解剖结构异常以及有无卵泡存在。但对染色体核型正常的自发 POI 患者，盆腔超声检查并不能改变临床诊断，因为即使发现有卵泡存在，目前尚未证实经过治疗能够使卵巢功能恢复。

五、并发症

1. 慢性不排卵

患有卵巢性不孕的患者会有月经失调，月经次数少、月经量少、甚至闭经的现象，有少数的患者会有月经量多，经期长等症状。

2. 肥胖症

患有卵巢性不孕的患者中，30% 的患者会出现肥胖的现象。

3. 多毛症

卵巢性不孕的患者，由于体内含有过多的雄激素，所以女性会有毛发的分步，有男性化的倾向，会出现胡须、胸毛，肛门、四肢的毛发增多，阴毛粗、浓和黑。

4. 不孕

激素紊乱或卵巢功能不全引起的无排卵都有可能引起女性卵巢性不孕，另外卵子质量差或孕激素缺乏会使得女性子宫内膜生长不良，影响到受精卵的着床，引起不孕。

六、治疗

1. MHT

POI 患者除闭经外，只有少数人出现类似更年期症状，故常不被重视，也不接受治疗，但长期处于低雌激素状态下，年轻妇女会发生子宫萎缩，阴道分泌物减少，性交痛，甚至长期缺钙以致骨质疏松，所以应及时补充雌激素。对于有可能恢复卵巢功能且期望生育者也可加用促排卵药物。

2. 免疫治疗

查明有抗体因素存在者可行免疫治疗。注射免疫疫苗已经成为一种较可靠的治疗手段。

3. 手术治疗

（1）对于因卵巢血管因素导致卵巢营养缺失而发生的 POI 患者应早诊断，早治疗，在卵巢功能丧失殆尽前尽早行血管搭桥手术，如将卵巢动脉与肠系膜下动脉或肾动脉等吻合，恢复卵巢血管供应，使卵巢再现生机。

（2）对于已处于 POI 晚期或由于各种原因导致卵巢缺如者，卵巢移植已成为很成功的一种治疗手段，借助她人的一小部分卵巢即可来完成女性生理功能。

4. 促卵疗法

针对因内分泌失调导致排卵障碍、月经不调而引起的女性不孕，专家运用传统医学之精华使之与高科技的现代西医技术融会贯通，经过潜心研究与临床实践，采用中药三期促卵疗法效果显著，该疗法是根据女性"月经"这一特殊的生理现象，将治疗周期分为月经前期、月经中期、月经后期，针对月经周期各个不同阶段的生理变化而制定相应的治疗方案达到促卵、排卵、受孕的目的。在具体实践中，根据月经周期、子宫内膜、卵巢的不同变化又分为卵泡期、排卵期、黄体期、月经期，根据各期的生理变化分阶段用药，将中医的辨证和西医的辨病相结合，以中药治疗为主进行个性化治疗。

5. 食疗法

（1）首乌山楂汤：首乌 10 g、山楂 10 g、玉竹 10 g、粳米 20 g。月经后血海空虚，此方可以滋补肾阴、补血调经，经期后食用比较合适。

（2）荷叶薏米粥：荷叶 10 g、薏米 15 g、陈皮 10 g、粳米 15 g。先煮薏米、陈皮、粳米，煮熟后再放荷叶，煮出荷叶的清香味时即可食用，不宜煮太长时间。此方可以清热利湿。

（3）十全大补汤：猪骨 500 g，党参、茯苓、白芍、黄芪、白术各 10 g，肉桂 3 g，熟地、当归 15 g，炙甘草、川芎各 6 g，姜 30 g，葱、花椒、料酒各适量。以上材料煮汤食用，此方可益气补血，适用于经常感到疲劳乏力的朋友。

（4）灵芝猪蹄汤：灵芝 15 g，猪蹄 1 只，料酒、精盐、味精、葱段、姜片适量。此汤有利于抗衰老、抗肿瘤，增加免疫力、养颜美容。

（5）鲜奶粳米粥：粳米 100 g、鲜奶 250 mL 煮粥食用。牛奶含优质蛋白；粳米性平，不温不寒，生津益胃，有利于保护胃黏膜，适于喝牛奶后有腹痛、腹泻等不适症状的女性。

七、影响

1. 促使皮肤衰老

肌肤干燥、暗淡无光，皱纹滋生，各类斑点生成；皮脂腺分泌旺盛，毛孔粗大。

2. 致使女性体形改变

诸多部位脂肪堆积，形成局部肥胖。胸部脂肪流向背部、手臂、两肋，导致乳房变形、下垂外扩、松弛萎缩。

3. 对于女性健康埋下隐患

降低女性生理代谢、内分泌紊乱、更年期提前；形成痛经、月经不规则、骨质疏松等疾病。

第四章 妇科肿瘤

第一节 子宫肌瘤

子宫肌瘤是女性生殖器中最常见的一种良性肿痛，由平滑肌及结缔组织组成，多见于 30 ~ 50 岁妇女，20 岁以下少见。因肌瘤多无或很少有症状，临床发病率远低于肌瘤真实发病率。

一、发病相关因素

确切病因尚未明了，可能涉及正常肌层的体细胞突变、性激素及局部生长因子间的相互作用。因肌瘤好发于生育年龄，青春期前少见；在妊娠、外源性高雌激素作用下，肌瘤生长较快；抑制或降低雌激素水平的治疗可使肌瘤缩小；绝经后停止生长，萎缩或消退，提示其发生可能与女性激素相关。生物化学检测证实肌瘤中雌二醇的雌酮转化率明显低于正常肌组织；肌瘤中雌激素受体（ER）浓度明显高于周边肌组织，故认为肌瘤组织局部对雌激素的高敏感性是肌瘤发生的重要因素之一。此外研究证实孕激素有促进肌瘤有丝分裂活动、刺激肌瘤生长的作用，肌瘤组织较周边肌组织中孕激素受体浓度升高，分泌期的子宫肌瘤标本中分裂象明显高于增殖期的子宫肌瘤。细胞遗传学研究显示 25% ~ 50% 子宫肌瘤存在细胞遗传学的异常，包括从点突变到染色体丢失和增多的多种染色体畸变，首先是单克隆起源的体细胞突变，并对突变肌细胞提供一种选择性生长优势；其次是多种与肌瘤有关的染色体重排。常见的有 12 号和 14 号染色体长臂片段易位、12 号染色体长臂重排、7 号染色体长臂部分缺失等。分子生物学研究提示子宫肌瘤由单克隆平滑肌细胞增殖而成，多发性子宫肌瘤由不同克隆细胞形成。还有研究认为，一些生长因子在子宫肌瘤的生长过程中可能起着重要作用，如胰岛素样生长因子（IGF）I 和 II、表皮生长因子（EGF）、血小板衍生生长因子（PDGF）A 和 B 等。

二、分类

按肌瘤生长部位可分为宫体肌瘤（90%）和宫颈肌瘤（10%）。

按肌瘤与子宫肌壁的关系可分为 3 类。

肌壁间肌瘤（Intramural Myoma）：占 60% ~ 70%，肌瘤位于子宫肌壁间，周围均被肌层包围。

浆膜下肌瘤（Subserous Myoma）：约占 20%，肌瘤向子宫浆膜面生长，并突出于子宫表面，肌瘤表面仅由子宫浆膜覆盖。若瘤体继续向浆膜面生长，仅有一蒂与子宫相连，称为带蒂浆膜下肌瘤，营养由蒂部血管供应。若血供不足，肌瘤可变性坏死。如蒂扭转断裂，肌瘤脱落形成游离性肌瘤。如肌瘤位于宫体侧壁向宫旁生长突出于阔韧带两叶之间称阔韧带肌瘤。

黏膜下肌瘤（Submucous Myoma）：占 10% ~ 15%。肌瘤向宫腔方向生长，突出于宫腔，仅为黏膜层覆盖。黏膜下肌瘤易形成蒂，在宫腔内生长犹如异物，常引起子宫收缩，肌瘤可被挤出宫颈外口而突入阴道。

以上各类肌瘤可单独发生亦可同时发生。两个或两个部位以上肌瘤发生在同一子宫者，称为多发性子宫肌瘤。

此外，还偶见生长于圆韧带、阔韧带、宫骶韧带。

三、临床表现

（一）症状

多无明显症状，仅在体检时偶然发现。症状与肌瘤部位、有无变性相关，而与肌瘤大小、数目关系不大。常见症状如下。

1. 经量增多及经期延长

多见于大的肌壁间肌瘤及黏膜下肌瘤者，肌瘤使宫腔增大子宫内膜面积增加，并影响子宫收缩可有经量增多、经期延长等症状。此外肌瘤可能使肿瘤附近的静脉受挤压，导致子宫内膜静脉丛充血与扩张，从而引起月经过多。黏膜下肌瘤伴坏死感染时，可有不规则阴道流血或血样脓性排液。长期经量增多可导致继发贫血、乏力、心悸等症状。

2. 下腹包块

肌瘤初起时腹部摸不到肿块，当肌瘤逐渐增大使子宫超过了3个月妊娠大小较易从腹部触及。肿块居下腹正中部位，实性、可活动、无压痛、生长缓慢。巨大的黏膜下肌瘤脱出阴道外，患者可因外阴脱出肿物来就医。

3. 白带增多

肌壁间肌瘤使宫腔面积增大，内膜腺体分泌增多，并伴有盆腔充血致使白带增多。子宫黏膜下肌瘤一旦感染可有大量脓样白带，如有溃烂、坏死、出血时可有血性或脓血性有恶臭的阴道溢液。

4. 压迫症状

子宫前壁下段肌瘤可压迫膀胱引起尿频、尿急；子宫颈肌瘤可引起尿困难、尿潴留；子宫后壁肌瘤（峡部或后壁）可引起下腹坠胀不适、便秘等症状。阔韧带肌瘤或宫颈巨型肌瘤向侧向发展嵌入盆腔内压迫输尿管使上泌尿路受阻，形成输尿管扩张甚至发生肾盂积水。

5. 其他

常见下腹坠胀、腰酸背痛，经期加重；患者可引起不孕或流产；肌瘤红色变性时有急性下腹痛，伴呕吐、发热及肿瘤局部压痛；浆膜下肌瘤蒂扭转可有急性腹痛；子宫黏膜下肌瘤由宫腔向外排出时也可引起腹痛。

（二）体征

与肌瘤大小、位置、数目及有无变性相关。大肌瘤可在下腹部扪及实质性不规则肿块。妇科检查子宫增大，表面不规则单个或多个结节状突起。浆膜下肌瘤可扪及单个实质性球状肿块与子宫有蒂相连。黏膜下肌瘤位于宫腔内者子宫均匀增大；黏膜下肌瘤脱出子宫颈外口，检查即可看到子宫颈口处有肿物、粉红色、表面光滑、宫颈四周边缘清楚。如伴感染时可有坏死、出血及脓性分泌物。

四、诊断及鉴别诊断

根据病史及体征诊断多无困难，个别患者诊断困难可采用B超检查、宫腔镜、子宫输卵管造影等协助诊断。应与下列疾病鉴别。

（一）妊娠子宫

应注意肌瘤囊性变与妊娠子宫先兆流产鉴别。妊娠时有停经史，早孕反应，子宫随停经月份增大变软，借助尿常规或血HCG测定、B超可确诊。

（二）卵巢肿瘤

多无月经改变，呈囊性位于子宫一侧。在某些特定的情况下，两者可能难以鉴别。浆膜下肌瘤可能误诊为卵巢实体或部分实体肿瘤，囊性变的浆膜下肌瘤与卵巢囊肿可能在一般临床检查不易区别。B超检查有时可以鉴别浆膜下肌瘤、阔韧带肌瘤与卵巢肿瘤，扫描时，应特别注意寻找卵巢与肿块、子宫与肿块的关系。最可靠的方法是采用腹腔镜检查，腹腔镜兼有诊断与治疗的作用。注意实质性卵巢肿瘤与带蒂浆膜下肌瘤鉴别，肌瘤囊性变与卵巢囊肿鉴别。

（三）子宫腺肌病

局限型子宫腺肌病类似子宫肌壁间肌瘤，质硬，亦可有经量增多等症状。也可使子宫增大、经量增多。但子宫腺肌病有继发性渐进性痛经史，子宫多呈均匀增大，很少超过3个月妊娠大小，有时经前与经后子宫大小可有变化。有时子宫肌腺病可和子宫肌瘤并存。B超检查是鉴别子宫肌腺病与子宫肌瘤常用的实验室检查，阴道B超、彩色多普勒，特别是经阴道进行彩色多普勒超声检查等的应用可以提高两者鉴别的准确性，两者鉴别有时较困难。

（四）子宫内膜息肉

主要表现为月经量多、经期延长及不规则阴道流血等症状，这些症状与子宫黏膜下肌瘤有相似之处，特别是B超检查均显示出有宫腔内占位。一般可通过经阴道彩色多普勒超声检查或经阴道宫腔声学造影来进行区别。最为可靠鉴别子宫内膜息肉及子宫黏膜下肌瘤的方法是进行宫腔镜检查。不论诊断或治疗，宫腔镜均是该病的最好选择。

（五）功能失调性子宫出血

主要表现为不规则阴道出血，临床症状与子宫肌瘤有相似之处。较大的肌瘤、子宫明显增大、多发性肌瘤、子宫增大不规则，以及浆膜下肌瘤、子宫表面有结节性突出等情况，一般不会与功能失调性血相混淆。鉴别较困难者为子宫肌瘤小，而出血症状又比较明显的病例。一方面是症状相似，均可出现月经量过多或不规则出血。另一方面，功血患者有时子宫亦略大于正常。通过B超、诊断性刮宫或宫腔镜检查可以对两者进行鉴别诊断。

（六）子宫恶性肿瘤

1. 子宫肉瘤

好发于老年妇女，生长迅速，侵犯周围组织时出现腰腿痛等压迫症状。有时从宫口有息肉样赘生物脱出，触之易出血，肿瘤的活组织检查有助于鉴别。

2. 宫颈癌

有不规则阴道流血及白带增多或不正常排液等症状，外生型较易鉴别，内生型宫颈癌则应与宫颈管黏膜下肌瘤鉴别。宫颈黏膜下肌瘤突出宫颈口、并伴有坏死感染时，外观有时很难与宫颈癌区别，但阴道检查可发现前者肿瘤仍较规则，有时尚可扪及根蒂。可借助于B型超声检查、宫颈细胞学刮片检查、宫颈活组织检查、宫颈勺搔刮及分段诊刮等鉴别。

3. 子宫内膜癌

以绝经后阴道流血为主要症状，好发于老年妇女，子宫呈均匀增大或正常，质软。应该强调指出，子宫肌瘤并发子宫内膜癌，远较肌瘤并发宫颈癌为多，也比子宫肌瘤本身癌变为多。因此，子宫肌瘤患者，应警惕并发子宫内膜癌，特别是年龄偏大的患者。不少研究指出，对临床诊断为子宫肌瘤的患者，术前应常规进行诊断性刮宫，因为即使宫颈细胞学阴性者，亦可能发现意料之外的子宫内膜癌。

（七）其他

卵巢巧克力囊肿、盆腔炎性包块、子宫畸形等可根据病史、体征及B型超声检查鉴别。

五、治疗

治疗应根据患者年龄，生育要求，症状及肌瘤的部位、大小、数目全面考虑。

（一）随访观察

肌瘤小（＜5 cm），无症状或症状轻微，一般不需治疗，特别是近绝经期妇女，绝经后肌瘤多可萎缩或逐渐消失。每3～12个月随访一次，行妇科检查和（或）B超检查均可。若肌瘤明显增大或出现症状，则可考虑进一步治疗。对未孕的患者，尤其要重视定期随访，以免对今后妊娠产生不良影响。

（二）药物治疗

肌瘤小于2个月妊娠子宫大小，症状轻，近绝经年龄或全身情况不宜手术者或在手术前控制肌瘤的大小以减少手术难度，可给予药物对症治疗。但因为是非根治性治疗，停药后一般肌瘤会重新增大。

1. 雄激素

可对抗雌激素，使子宫内膜萎缩；也可直接作用于子宫，使肌层和血管平滑肌收缩，从而减少子宫出血。近绝经期应用可提前绝经。常用药物：丙酸睾酮 25 mg 肌内注射，每 5 日 1 次，经期 25 mg/d，共 3 次，每月总量不超过 300 mg，可用 3～6 个月；甲睾酮 10 mg/d，舌下含服，连用 3 个月。

2. 促性腺激素释放激素类似物（GnRHa）

采用大剂量连续或长期非脉冲式给药可产生抑制 FSH 和 LH 分泌作用，降低雌二醇到绝经水平，以缓解症状并抑制肌瘤生长使其萎缩。但停药后又逐渐增大到原来大小。一般应用长效制剂，间隔 4 周皮下注射 1 次。常用药物有亮丙瑞林（Leuprorelin）每次 3.75 mg，或戈舍瑞林（Goserelin）每次 3.6 mg。目前临床多用于：①术前辅助治疗 3～6 个月，待控制症状、纠正贫血、肌瘤缩小后手术，降低手术难度，减少术中出血，避免输血。②对近绝经期患者有提前过渡到自然绝经作用。③因子宫肌瘤引起不孕的患者，孕前用药使肌瘤缩小以利自然妊娠。用药 6 个月以上可产生绝经期综合征、骨质疏松等不良反应，故长期用药受限。有学者指出，在 GnRHa 用药 3 个月加用小剂量雌孕激素，即反向添加治疗（Add-back therapy），能有效减少症状且可减少这种不良反应。

3. 其他药物

米非司酮（Mifepristone）为人工合成的 19-去甲基睾酮衍生物，具有强抗孕酮作用，亦可用于子宫肌瘤治疗。一般从月经周期第 2 天开始，10～25 mg/d 口服，连续服用 6 个月，作为术前用药或提前绝经使用。但停药后肌瘤会重新增大，且不宜长期使用，以防其拮抗糖皮质激素的不良反应。目前，有关该药治疗子宫肌瘤的机制、剂量及疗效，尚在探索之中。此外，在子宫肌瘤出血期，若出血量多，还可用子宫收缩剂（缩宫素）和止血药（如妥塞敏、酚磺乙胺、巴曲酶等）。但值得注意的是，子宫肌瘤患者可并发内膜病变，需注意排除。

（三）手术治疗

适应证为：子宫大于 10 周妊娠大小、月经量过多继发贫血、有膀胱、直肠压迫症状或肌瘤生长较快疑有恶变者、保守治疗失败、不孕或反复流产排除其他原因。手术途径可经腹、经阴道或宫腔镜及腹腔镜辅助下手术。术式如下。

1. 肌瘤切除术（Myomectomy）

系将子宫肌瘤摘除而保留子宫的手术。适用于 40 岁以下希望保留生育功能的患者，多剖腹或腹腔镜下切除；黏膜下肌瘤部分可经阴道或宫腔镜摘除。

2. 子宫切除术（Hysterectomy）

肌瘤大、个数多、症状明显、不要求保留生育功能或疑有恶变者，可行剖腹或腹腔镜下全子宫切除术。必要时可于术中行冰冻切片组织学检查。依具体情况决定是否保留双侧附件。术前应宫颈刮片细胞学检查排除宫颈恶性病变。

3. 子宫动脉栓塞术（Uterine Artery Embolization）

自 20 世纪 90 年代起子宫动脉栓塞术用于治疗子宫肌瘤以来，绝大部分患者疗效满意，异常子宫出血减少，症状减轻或消除，月经周期恢复正常，贫血改善，子宫和肌瘤的体积均明显减少。术后 3 个月平均减少 40%～60%，并在随后的时间内体积还会继续缩小。对于症状性子宫肌瘤，尤其是伴有严重的贫血或盆腔疼痛，传统非手术治疗失败者，子宫动脉栓塞术是有效的，尤其是对那些希望保留子宫的患者是可供选择的治疗方案之一。子宫动脉栓塞术的治疗原理为：由于肌瘤组织与正常子宫组织相比生长分裂活跃，耗氧量大，对无氧代谢耐受力差；子宫血供的特殊性导致子宫正常组织有丰富的血管交通网，并且对血栓的溶解能力较肌瘤组织强。通过对子宫肌瘤供血动脉的栓塞，以达到阻断瘤体血供，瘤组织坏死萎缩，使瘤细胞总数减少，从而达到缓解症状的目的。对小于 6 cm 的浆膜下肌瘤、小于 5 cm 的黏膜下肌瘤以及小于 8 cm 肌壁间肌瘤疗效最佳。该手术的绝对禁忌证相对较少，包括妊娠、未明确性质的盆腔肿块或子宫病变、凝血功能障碍等。手术不良反应少，且多轻微。一般术后 7 天内缓解，10～14 天可恢复日常生活工作。常见的并发症有穿刺相关并发症、栓塞后综合征、感染、非靶向栓塞等。

六、子宫肌瘤并发妊娠

子宫肌瘤并发妊娠占肌瘤患者 0.5%～1.0%，占妊娠 0.3%～0.5%，肌瘤小又无症状者常被忽略，故实际发病率高于报道。

肌瘤对妊娠及分娩的影响：与肌瘤大小及生长部位有关，黏膜下肌瘤可影响受精卵着床导致早期流产；肌壁间肌瘤过大因机械压迫，宫腔变形或内膜供血不足可引起流产。妊娠后期及分娩时胎位异常、胎盘低置或前置、产道梗阻等难产应做剖宫产。胎儿娩出后易因胎盘粘连、附着面大或排出困难及子宫收缩不良导致产后出血。

妊娠期及产褥期易发生红色变性：表现为肌瘤迅速长大，剧烈腹痛，发热和白细胞计数升高，通常采用保守治疗能缓解。妊娠并发子宫肌瘤多能自然分娩，但要预防产后出血。若肌瘤阻碍胎儿下降应行剖宫产术，术中是否同时切除肌瘤，需根据肌瘤大小、部位和患者情况决定。

第二节　子宫内膜癌

子宫内膜癌（Endometrial Carcinoma）是发生于子宫内膜的一组上皮性恶性肿瘤，以来源于子宫内膜腺体的腺癌最常见。其为女性生殖道三大恶性肿瘤之一，占女性全身恶性肿瘤 7%，占女性生殖道恶性肿瘤 20%～30%。近年来发病率在世界范围内呈上升趋势。

一、发病相关因素

雌激素长期持续增高：子宫内膜长期受雌激素刺激而无孕激素拮抗，可能导致内膜癌的发生。内源性雌激素：无排卵性功能失调性子宫出血、多囊卵巢综合征、功能性卵巢瘤等合并存在。外源性雌激素：是指使用雌激素替代疗法时使用的雌激素。随着选用雌激素剂量的增加和使用时间的延长，危险性增加。常伴有子宫内膜增生过长。

体质因素：肥胖、高血压、糖尿病、未婚、少产是内膜癌的高危因素，为宫体癌综合征。内膜癌患者绝经年龄平均晚 6 年。

遗传因素：家庭子宫内膜癌、乳癌、结肠癌史。

二、分期

子宫内膜癌的分期采用国际妇产科联盟（FIGO）年制定的手术－病理分期。

子宫内膜癌的手术－病理分期（FIGO）：

Ⅰ　肿瘤局限于子宫体。

Ⅰa　肿瘤浸润深度小于 1/2 肌层；

Ⅰb　肿瘤浸润深度大于等于 1/2 肌层。

Ⅱ　肿瘤侵犯宫颈间质，但无宫体外蔓延△。

Ⅲ　肿瘤局部和（或）区域扩散。

Ⅲa　肿瘤累及浆膜层和（或）附件★；

Ⅲb　阴道和（或）宫旁受累；

Ⅲc　盆腔淋巴结和（或）腹主动脉旁淋巴结转移★；

Ⅲc_1　盆腔淋巴结阳性；

Ⅲc_2　腹主动脉旁淋巴结阳性和（或）盆腔淋巴结阳性；

Ⅳ　肿瘤侵及膀胱和（或）直肠黏膜，和（或）远处转移。

Ⅳa　肿瘤侵及膀胱或直肠黏膜；

Ⅳb　远处转移，包括腹腔内和（或）腹股沟淋巴结转移。

注：G_1、G_2、G_3 任何一种；△仅有宫腔内膜腺体受累应当认为是Ⅰ期而不再认为是Ⅱ期；★细胞学

检查阳性应单独的报告，并没有改变分期。

三、临床表现

（一）症状

极早期无明显症状，以后出现阴道流血、阴道排液、疼痛等。

阴道流血：主要表现为绝经后阴道流血，量一般不多、尚未绝经者表现为月经增多、经期延长或月经紊乱。

阴道排液：多为血性液体或浆液性分泌物，合并感染则有脓血性排液、恶臭。因阴道排液异常就诊者约占25%。

下腹疼痛及其他：若癌肿累及宫颈内口，可引起宫腔积脓，出现下腹胀痛及痉挛样疼痛。晚期浸润周围组织或压迫神经可引起下腹部及腰骶部疼痛。晚期可出现贫血、消瘦及恶病质等症状。

（二）体征

早期子宫内膜癌妇科检查无异常发现。晚期可有子宫明显增大，合并宫腔积脓时可有明显触痛，宫颈管内偶有癌组织脱出，触之出血。癌灶浸润周围组织时，子宫固定或宫旁扪及不规则结节状物。

四、诊断

除根据临床表现和体征外，病理组织学检查是确诊的依据。

（一）病史及临床表现

对于绝经后阴道流血、绝经过渡期月经紊乱均应排除内膜癌后再按良性疾病处理。对于以下情况妇女要密切随诊：①有子宫内膜癌发病高危因素者如肥胖、不育、绝经延迟者。②有长期应用雌激素、他莫昔芬或雌激素增高病史者。③有乳癌、子宫内膜癌家族史者。必要时进行分段诊刮送组织病理学检查。

（二）B超检查

经阴道B超检查可以了解子宫大小、宫腔形状、宫腔内有无赘生物、子宫内膜厚度、肌层有无浸润及深度，为临床诊断及处理提供参考。子宫内膜癌超声图像为子宫增大，宫腔内有实质不均回声区，或宫腔线消失，肌层内有不规则回声紊乱区等表现。彩色多普勒显像可见混杂的斑点或棒状血流信号，流速高、方向不定，频谱分析为低阻抗血流频谱。

（三）分段诊刮

最常用、最有价值的诊断方法、分段诊刮的优点能鉴别子宫内膜癌和宫颈管腺癌；也可明确子宫内膜癌是否累及宫颈管，为制订治疗方案提供依据。

（四）其他辅助诊断方法

宫颈勺搔刮及子宫内膜活检：对绝经后阴道流血，宫颈勺搔刮可协助鉴别有无宫颈癌；若B超检查确定宫腔内有明显病变，做宫腔内膜活检也可明确诊断。

细胞学检查：宫颈刮片、阴道后穹隆涂片及宫颈管吸片取材做细胞学检查，辅助诊断子宫内膜癌的阳性率不高，分别为50%，65%，75%。近年来宫腔冲洗、宫腔刷或宫腔吸引涂片等准确率高，但操作复杂，阳性也不能作为确诊依据，故应用价值不高。

宫腔镜检查：可直接观察宫腔及宫颈管内有无癌灶存在、大小及部位，直视下取材活检，减少对早期子宫内膜癌的漏诊。但可能促进癌细胞扩散。

其他：MRI、CT及CA125测定可协助诊断病变范围，有子宫外癌播散者其血清CA125明显升高。目前认为动态增强MRI是评估子宫肌层和盆腔内局部浸润的最佳方法。

五、鉴别诊断

绝经过渡期功血：以月经紊乱如经量增多、延长或不规则阴道流血为主要表现。妇科检查无阳性体征，应做分段诊刮明确诊断。

老年性阴道炎：血性白带，检查时可见阴道黏膜变薄、充血或有出血点、分泌物增加等表现，治疗后好转，必要时可先抗感染治疗后再做诊刮排除子宫内膜癌。

子宫黏膜下肌瘤或内膜息肉：有月经过多或经期延长症状，可行B超检查、宫腔镜及分段诊刮确定诊断。

宫颈管癌、子宫肉瘤及输卵管癌：均可有阴道排液增多或不规则流血；宫颈管癌因癌灶位于宫颈管内，宫颈管变粗、硬或呈桶状；子宫肉瘤的子宫明显增大、质软、输卵管癌可有间歇性阴道排液、流血、下腹隐痛为主要症状，可有附件包块。

六、治疗

主要治疗方法为手术、放疗及药物（化学药物及激素）治疗。应根据患者全身情况、癌变累及范围及组织学类型选用和制订适宜的治疗方案。早期患者以手术为主，按手术-病理分期的结果及存在的复发高危因素选择辅助治疗；晚期则采用手术、放疗、药物等综合治疗。

（一）手术治疗

手术治疗为首选的治疗方法。手术目的：一是进行手术-病理分期、确定病变的范围及预后相关的重要因素；二是切除癌变的子宫及其他可能存在的转移病灶。术中首先进行全面探查，对可疑病变部位取样做冰冻切片检查；并留腹腔积液或盆腹腔冲洗液进行细胞学检查。剖视切除的子宫标本，判断有无肌层浸润。手术切除的标本应常规进行病理学检查，癌组织还应行雌、孕激素受体检测，作为术后选用辅助治疗的依据。

Ⅰ期患者占75%，根据复发风险和生存时间分为三组。低危组：Ⅰa/b、$G_{1/2}$、内膜样癌；中危组：Ⅰa/b、G_3内膜样癌；高危组：Ⅰa/b、浆液性/透明细胞/小细胞/未分化。

（1）Ⅰ期患者若不能耐受手术者选择肿瘤靶向放疗并进行后续检测；可手术者应行筋膜外全子宫切除及双附件切除术加盆腔及腹主动脉旁淋巴结清扫术。

鉴于子宫内膜乳头状浆液性癌恶性程度高，早期出现淋巴转移及盆腹腔转移，其临床Ⅰ期手术范围应与卵巢癌相同，除分期探查、切除子宫及双附件，清扫腹膜后淋巴结外，并应切除大网膜及阑尾。低危组：术后不需辅助治疗；中危组：辅助性盆腔放疗可显著降低局部复发，大于等于60岁患者中，ⅠC和$G_{1/2}$、Ⅰa/b和G_3、局部复发率大于15%，推荐辅助放疗；高危组：推荐盆腔放疗以增加局部控制率；辅助性铂类为基础的化疗显著改善预后。

（2）Ⅱ期不能耐受手术患者选择肿瘤放射治疗并进行后续检测；可手术者应行广泛子宫切除及双附件切除术，同时行盆腔及腹主动脉旁淋巴结清扫。若宫颈活检或者MRI阳性发现或者肉眼见受侵者可行根治性子宫及双附件切除加盆腔及腹主动脉旁淋巴结清扫。高危患者或仅行全子宫切除术者推荐进行辅助性盆腔放疗加近距离照射。

（3）Ⅲ期和Ⅳ期的晚期患者。

病灶在腹腔内，包括腹腔积液、大网膜、淋巴结、卵巢、腹膜肿瘤细胞阳性者行筋膜外全子宫及双附件切除术加细胞学加最大限度肿瘤减灭或盆腔、腹主动脉旁淋巴结切除。

病灶在子宫外盆腔，包括阴道、膀胱、结肠、直肠、宫旁出现浸润者，行盆腔放疗或手术加近距离放疗或化疗。

腹膜外膜腔/肝脏发现病灶者考虑姑息性子宫双附件切除或放疗或激素治疗或化疗。

腹腔镜手术现在越来越多应用于子宫内膜癌的治疗，尤其是对于肥胖妇女和高危妇女的术前诊断，而且研究表明腹腔镜手术并没有增加手术并发症的发生率。

（二）放疗

放疗是治疗子宫内膜癌有效的方法之一，分腔内照射及体外照射两种。腔内照射多用后装腔内照射，高能放射源为^{60}Co或^{137}Cs；体外照射常用^{60}Co或者直线加速器。

1. 单纯放疗

仅用于有手术禁忌证或无法手术切除的晚期内膜癌患者。腔内总剂量为45～50Gy。体外照射总剂量40～45Gy。对Ⅰ期G_1，不能接受手术治疗者可选用单纯腔内照射外，其他各期均应采用腔内体外照射联合治疗。

2. 术前放疗

可缩小癌灶，创造手术条件。对于Ⅱ、Ⅲ期患者根据病灶大小，可在术前加用腔内照射或体外照射。放疗结束后1～2周进行手术。但自广泛采用FIGO手术-病理分期以来，术前放疗已经很少使用。

3. 术后放疗

这是内膜癌最主要的术后辅助治疗，可明显降低局部复发，提高生存率。对已有深肌层浸润、淋巴结转移、盆腔及阴道残留病灶的患者术后均需加用放疗。根据目前最新的研究发现单纯阴道近距离放疗对控制子宫内膜癌阴道转移非常有效，而且比体外放疗的胃肠道不良反应更小，因此认为单纯阴道近距离放疗应该作为复发高危人群的重要辅助治疗之一。

（三）孕激素治疗

对晚期或复发癌、早期要求保留生育功能患者可考虑孕激素治疗。其机制可能是孕激素作用于癌细胞并与孕激素受体结合形成复合物进入细胞核，延缓DNA和RNA复制。抑制癌细胞生长、孕激素以高效、大剂量、长期应用为宜，至少应用12周以上方可评定疗效。孕激素受体阳性者有效率可达80%。常用药物：口服甲羟孕酮200～400 mg/d；己酸孕酮500 mg，肌内注射每周2次，长期使用可有水钠潴留、水肿或药物性肝炎等不良反应，停药后即可恢复。据文献报道孕激素不但可以逆转子宫内膜不典型增生，成功率高达80%～90%，而且对原发性子宫内膜癌治疗有效率达50%～70%。

（四）抗雌激素制剂治疗

适应证与孕激素相同。他莫昔芬（Tamoxifen，TAM）为非甾体类抗雌激素药物，亦有弱雄激素作用。他莫昔芬与雌激素竞争受体，抑制雌激素对内膜增生作用；并可提高孕激素受体水平；大剂量可抑制癌细胞有丝分裂。常用剂量为20～40 mg/d，可先用他莫昔芬两周，使孕激素受体含量上升后再用孕激素治疗或与孕激素同时应用。不良反应有潮热、急躁等类绝经期综合征表现等。

（五）化疗

为晚期或复发子宫内膜癌综合治疗措施之一，也有用于术后有复发高危因素患者的治疗以减少盆腔外的远处转移。常用化疗药物有顺铂、阿霉素、紫杉醇、环磷酰胺、氟尿嘧啶、丝裂霉素、依托泊苷等，可单独应用或联合应用，也可与孕激素合并使用。临床常用的联合化疗方案是顺铂（50 mg/m^2）、阿霉素（50 mg/m^2）和环磷酰胺（500 mg/m^2），即PAC方案，总的有效率可达31%～81%，大多数为部分缓解，缓解时间4～8个月，但改善5年生存率的效果不明显。子宫乳头状浆液性腺癌术后应给予化疗，方案同卵巢上皮癌。

七、预后

影响预后的因素主要有三方面：癌瘤生物学恶性程度及病变范围包括病理类型、组织学分级、肌层浸润深度、淋巴结转移及子宫外病灶等；患者全身状况及年龄；治疗方案的选择。

第三节 卵巢肿瘤

卵巢癌是妇科常见恶性肿瘤之一，发病率在生殖道恶性肿瘤中列第3位，但死亡率却位居榜首。由于卵巢肿瘤发病隐匿，早期诊断困难，确诊时70%已属临床晚期，加之肿瘤病理类型复杂，化疗及放疗疗效有限。虽经积极综合治疗，晚期卵巢癌患者的5年生存率仍然只有20%～30%，因此，如何提高卵巢癌早期诊断率及改善晚期患者的远期疗效，是临床面临的重点和难点问题。

一、原发性卵巢恶性肿瘤

起源于卵巢上皮-间质细胞、卵巢性索-间质细胞，原始的生殖细胞及卵巢髓质的恶性肿瘤，统称为原发性卵巢恶性肿瘤。

(一)病因

1. 遗传因素

5%～7%卵巢癌具有家族聚集性,其中90%以上有1位一级亲属发病,约有1%有家族性卵巢癌综合征(HOCS),HOCS的易感基因BRCAI定位克隆完成。遗传学分析,BRCAI携带者在50岁时发生乳腺癌和卵巢的风险分别为73%和29%,卵巢癌患者具有癌高发倾向,可与乳腺癌、子宫内膜癌或结肠癌同时或相继出现。这种癌聚集性与遗传因素有关,遗传模式为常染色体显性遗传,家族性卵巢主要发生于上皮性卵巢癌,尤以浆液性囊腺癌多见。

2. 内分泌因素

(1) 月经史:初潮年龄低于12岁,绝经年龄延迟高于52岁,卵巢癌风险发生率等明显增加。

(2) 妊娠次数:妊娠不能降低卵巢癌。但发生1次足月妊娠,可使卵巢癌发生减少2%,流行病学研究发现,不孕症和低产次以长期服用促排卵药是卵巢癌发生的重要高危因素。

(3) 哺乳:根据卵巢癌发生的持续排卵学说,哺乳期不排卵或排卵减少,对卵巢上皮性癌的发生有一定保护作用。

(4) 口服避孕药:可抑制排卵,而使卵巢上皮性癌发病显著减少,停止用药后,这种保护作用可能维持15年之久。

(5) 外源性雌激素:绝经后使用雌激素替代治疗的危险性在子宫内膜癌患者中明显上升,有报道单一使用雌激素制剂发生卵巢癌危险高达5.4%。

3. 环境因素

在发达的工业化国家中,卵巢癌发病率是发展中国家的3～5倍,发展中国家的居民移居到发达国家后,卵巢癌的发病率也相应增加。在高度工业发达城市及社会经济地位较高妇女,卵巢癌发病率亦增高。发病与吸烟、工业粉尘、接触滑石粉等致癌物质相关,滑石粉在"盆腔污染"过程中可能通过细胞胞饮作用进入卵巢上皮细胞中,是导致卵巢上皮,间质功能紊乱致癌危险因素之一。

4. 癌基因与抑癌基因

分子生物学,分子遗传学研究发现肿瘤的发生发展是一个多癌基因激活和(或)抑癌基因失活的多步骤,多因素参与的复杂过程,研究较多的癌基因有K-ras、c-myc和c-erbB-2,抑癌基因有p^{53}和p^{16}。卵巢重复多次的破裂和修复给上皮提供了基因畸变的机会。

(二)发病机制

卵巢恶性肿瘤为卵巢的上皮,性索间质,生殖细胞与髓质致癌因素,癌基因与抑癌基因的协同作用下,由卵巢良性肿瘤、交界性肿瘤直至进展到恶性肿瘤的连续复杂的病理过程。

(三)病理改变

在人体肿瘤中,卵巢肿瘤的病理类型最为繁多且复杂,其中上皮性癌占绝大多数达85%～90%,其次为卵巢生殖细胞肿瘤,占卵巢肿瘤的10%～15%。

1. 上皮性恶性肿瘤

(1) 浆液性囊腺癌:约占卵巢恶性肿瘤的40%,双侧性占30%～50%,为单房或多房,部分囊性部分实性,质脆,常有乳头赘生物位于囊内或融合呈实性结节满布囊内壁。1/3可见砂粒体或钙化,囊液为棕黄色,有时呈血性。囊壁、腺腔、乳头皆衬覆单或复层癌细胞,增生的腺腔可共壁,乳头粗细不等。实性癌巢可侵犯间质,核分裂象大于10/10HPFS,囊壁破溃后易种植腹膜及脏器表面,常伴有腹腔积液,预后较差,5年生存率约25%。

(2) 黏液性囊腺癌:发生率占卵巢恶性肿瘤3%～10%,绝大多数发生于30～60岁。肿瘤体积较大,多房性占多数,双侧发生率3%～10%。囊实性多见,乳头呈簇状,囊内充盈稀薄或黏稠无色或血性液体,囊壁衬覆单层柱状黏液细胞,腺体折叠形成乳头,或衬覆子宫内膜样的肠型上皮,细胞异型明显,囊壁破溃黏液流入腹腔可广泛种植形成假黏膜液瘤,5年生存率为40%～64%。

(3) 子宫内膜样癌:占卵巢恶性肿瘤的20%左右,高发年龄为40～50岁,约50%为双侧性,约20%同时患有子宫内膜癌。肿瘤多呈囊性,仅少数为实性。肿瘤大小各异,囊内可有乳头,囊内充盈黏液，衬覆高柱状癌细胞，呈单层或复层排列，癌细胞不典型明显，10%可见砂粒体，5年生存率达40%~55%。

（4）透明细胞癌：占卵巢恶性肿瘤的5%~11%，发病年龄多在40~70岁，肿瘤体积较大，24%~40%为双侧性，实性或囊实性，并发子宫内膜异位者25%~50%，囊内可有多个息肉突起，囊内充盈水样或黏液状物体，肿瘤主要由嗜酸性细胞、透明细胞和鞋钉细胞组成，细胞排列呈小管小囊型、乳头型、团块型，癌细胞间变轻重不等，钙化灶为10%~30%，预后较子宫内膜样癌差。

2. 生殖细胞肿瘤

（1）无性细胞瘤：好发青少年期，占卵巢恶性肿瘤的3%~5%。绝大多数为单侧性，肿瘤呈圆形或椭圆形，多为实性，质韧或鱼肉样，少数有囊性变，出血坏死。镜下可见3种类型：典型的大瘤细胞型、间变型、伴有合体滋养母细胞型，该肿瘤低度恶性，对化疗及放疗皆敏感，预后较好，5年生存率可达90%。

（2）未成熟畸胎瘤：占卵巢畸胎瘤的2%~5%，多发于青少年期及生育年龄。呈实性或囊实性，瘤体往往较大，几乎为单侧性；质地软硬不均，软处似鱼肉状；硬处常有骨，软骨；囊内或见黏液，浆液或脂样物；有时可见毛发，多数成分为未成熟的神经组织，常有腹膜种植。预后与病理分级密切相关，肿瘤对化疗较敏感，但复发率和转移率较高。对复发瘤如采取积极手术治疗可使肿瘤向成熟方向逆转。

（3）内胚窦瘤：占卵巢恶性肿瘤的1%，占卵巢生殖细胞肿瘤的22%。好发年轻妇女，中位发病年龄为19岁。肿瘤大小差异大，呈圆形或椭圆形，以实性为主，质脆易破裂，常伴有囊内出血坏死。肿瘤破溃出血可出现发热及剧烈腹痛，为一恶性程度极高的卵巢肿瘤，近代应用联合化疗后，预后有很大改善，手术后11~63个月生存率提高至50%以上。

3. 性索-间质细胞瘤

卵巢恶性肿瘤中的5%~10%为性索间质瘤，其中绝大多数为颗粒细胞瘤。90%的颗粒细胞瘤为单侧，好发于生育年龄或绝经后妇女，在青春期发生的仅占5%，约5%患者可合并子宫内膜癌。肿瘤呈分叶状，实性或囊实性，切面灰白略带黄色，常伴有出血坏死，镜下可见典型的Call-Exner小体，属中、低度恶性，但也有少部分恶性程度较高，具有远期复发的倾向。

（四）转移途径

卵巢恶性肿瘤的转移途径有局部浸润、直接播散、腹膜后淋巴转移与血行转移，其中以直接播散和腹膜后淋巴转移为主。

1. 直接播散

卵巢癌最常浸润部位为膀胱、直肠、乙状结肠、回盲部及子宫输卵管等邻近脏器，形成癌灶粘连封闭盆腔。随大网膜及膈肌上下运动，腹腔积液中脱落癌细胞形成膈肌下，肝脏表面及腹膜脏器浆膜面的广泛种植和转移。大网膜转移率为46.3%，膈肌转移率为15.7%~54.5%，小肠转移率为66%，结肠转移率为78%。

2. 腹膜后淋巴转移

卵巢的淋巴引流很复杂，大部分经骨盆漏斗韧带引流至腹主动脉旁淋巴结，部分经卵巢固有韧带，阔韧带引流到髂组，闭孔淋巴结，即使在早期卵巢癌，也有10%~20%出现腹膜后淋巴转移。

3. 血行转移

多发生于Ⅲ~Ⅳ期患者，进入淋巴系统的肿瘤细胞最终可经静脉至动脉，形成全身各部位的转移，其中以肝、肺等处转移较多见。

（五）临床表现

1. 内分泌紊乱

卵巢性索间质肿瘤及部分上皮性肿瘤，由于肿瘤细胞，间质组织能合成并分泌雌激素，使患者表现为内分泌障碍。青春期前出现性早熟，生育年龄妇女月经不调，不规则阴道出血。在绝经后妇女出现阴道出血，在卵泡膜细胞瘤，卵巢支持间质细胞瘤由于雄激素分泌而表现为男性化特征。

2. 腹部包块

良性卵巢肿瘤生长缓慢,早期体积小多无症状,多在妇科检查时发现,当肿瘤增大超出骨盆腔时,可在下腹部触及活动无压痛的肿物;当肿瘤增大迅速,占据整个腹腔时患者才出现腹胀、尿频、便秘、气促及双下肢水肿等症状。

3. 消化道症状

临床以消化道症状就诊者可占 50% 以上,绝经后妇女常可达 80%。多由于肿瘤巨大压迫肠道或因肿瘤侵犯肠道,种植于大网膜膈肌等部位而产生中量以上腹腔积液,可表现为腹胀、食欲减退、便血,严重者可发生肠梗阻,常常被误诊为结核性腹膜炎,肝硬化腹腔积液而延误治疗。

4. 恶病质

为恶性肿瘤发展到晚期引起的非特异性消耗性病变,可表现为消瘦、免疫功能低下、多脏器功能衰竭等。

5. 卵巢癌三联征

40 岁以下妇女,出现胃肠道症状,卵巢功能障碍。

(六) 临床分期

临床分为三期(表 4-1)。

表 4-1 卵巢癌 FIGO 分期

分期		主要特点
Ⅰ期:肿瘤局限于卵巢	Ⅰa	肿瘤局限于一侧卵巢,无腹腔积液,包膜包完整,表面无肿瘤
	Ⅰb	肿瘤局限于两侧卵巢,无腹腔积液或有腹腔积液但未找恶性细胞,包膜完整,表面无肿瘤
	Ⅰc	一侧或两侧卵巢的Ⅰa或Ⅰb有表面肿瘤生长;包膜破裂;腹腔积液或腹腔冲洗液可见恶性细胞
Ⅱ期:肿瘤侵及一侧或两侧卵巢,并向盆腔蔓延或转移至子宫和(或)输卵管	Ⅱa	蔓延和(或)转移至子宫和(或)输卵管
	Ⅱb	蔓延至盆腔其他组织
	Ⅱc	不论一侧或两侧卵巢的Ⅱa和Ⅱb有表面肿瘤生长,包膜破裂、腹腔积液或腹腔冲洗液可见恶性细胞
Ⅲ期:肿瘤侵及一侧或两侧卵巢,且盆腔腹膜种植和(或)后腹膜或腹股沟淋巴结阳性,肝脏表面转移为Ⅰ期;肿瘤局限在真骨盆,但组织学证实侵及小肠或大网膜	Ⅲa	肿瘤一般局限在真骨盆未侵及淋巴结,但腹腔膜表面有镜下种植
	Ⅲb	肿瘤侵及一侧或两侧卵巢,腹腔腹膜表面种植直径不超过2 cm,淋巴结阳性
	Ⅲc	肿瘤腹腔膜种植直径超过2 cm直径和(或)后腹膜、腹股沟淋巴结阳性
Ⅵ期		肿瘤侵及一侧或两侧卵巢并远处转移,如出现胸腔积液经细胞学检查为阳性定为Ⅳ期,肝实质有转移同样定为Ⅳ期

注:为了更准确地估计预后,对Ⅰa和Ⅰb期的病例应注明肿瘤囊壁系自发破裂或在手术中破裂,对阳性细胞学发现也应注明系来自腹腔冲洗或来自腹腔积液。

(七) 实验室检查

1. 细胞学检查

阴道后穹窿细胞涂片及腹腔积液瘤细胞检查阳性或查见核异质细胞。

2. B 超

通过阴道超声判断肿瘤大小,囊性或实性包膜是否完整,囊内回声,有无乳头与子宫关系,有无腹腔积液。阴道超声可显示同步盆腔解剖结构和肿瘤内血管分布是否丰富及血流特点,肿瘤组织中新生血管大量形成,动静脉吻合增加,显示血管截面积增加,血管阻力明显下降,超声对卵巢恶性肿瘤诊断的特异性和敏感性分别达到 100% 和 93.3%。明显高于 MRI 和 CA125 等检查,普遍适用于各级医院。

3. CT 断层扫描

可对卵巢恶性肿瘤定位,确定其与周围组织关系侵犯程度和范围。病情监测和随访上优于 B 超。在确定肿瘤复发，鉴别腹腔内肿瘤与腹膜后肿瘤，判断盆腔或主动脉旁淋巴结大方面具有较大的优势。但对小于 2 cm 瘤灶不易分辨，对早期诊断不满意。

4. 磁共振（MRI）

可准确辨认肿瘤组织内脂质成分，可特异性地诊断畸胎瘤，MRI 可用于卵巢恶性肿瘤的初步分期，准确率达到 78%。对诊断腹膜种植的特异性可达 96%，对盆腔种植的特异性为 87%，大网膜种植特异性 93%，小肠种植为 100%，淋巴转移为 96%。另外还可用于确定手术残存病灶及肿瘤复发，可作为评价疗效的监测指标，但因检查价格昂贵而非必需的检查手段。

5. 肿瘤标志物检测

（1）CA125 是目前应用较多的对诊断卵巢上皮性癌有重要参考价值的指标，特别是浆液性囊腺癌，其阳性检测率在 80% 以上，临床符合率可达 90%。CA125 测定还可作为评估疗效及随访的监测指标。临床上 CA125 测定以大于等于 35 IU/mL 为阳性标准，但 CA125 在子宫内膜异位症、子宫肌瘤、卵巢良性肿瘤、盆腔结核、急性盆腔炎等非恶性妇科疾病中均会出现不同程度升高，故应与 CA19-9 和阴道镜超声联合检测。

（2）甲胎蛋白（AFP）是检测卵巢生殖细胞肿瘤的重要指标，绝大多数内胚窦瘤的 AFP 极度升高，部分未成熟畸胎瘤，混合性无性细胞瘤及胚胎癌也可不同程度升高，阳性界值小于 20 ng/mL，AFP 还可作为生殖细胞瘤治疗后随访的重要指标。

（3）癌胚抗原（CEA），在晚期卵巢恶性肿瘤，特别是黏液性囊腺癌 CEA 常常升高，但并非卵巢肿瘤的特异性抗原。

（4）绒毛膜促性腺激素（HCG），卵巢绒癌含有绒癌成分的生殖细胞肿瘤患者血中 HCG 异常升高。阳性界值血清 B 亚单位值小于 3.1 ng/mL。

（5）乳酸脱氢酶（LDH）是 1 项非卵巢肿瘤的特异性指标，在部分卵巢恶性肿瘤血清中 LDH 升高，特别是无性细胞瘤常升高。

6. 腹腔镜检查

为卵巢癌早期诊断的可靠方法，对性质不明的盆腔包块能通过腹腔镜检查，了解肿块大小与性质，还可对多处组织做活检，吸取腹腔冲洗液或腹腔积液做细胞学检查。观察腹膜、膈下及脏器表面，以做出正确诊断分期及制订治疗方案。腹腔镜检查还可作为判断手术化疗后疗效及有无复发病灶的二探手段。但对多次手术或腹膜有广泛粘连者慎用。

(八) 诊断

成功的治疗依赖于早期诊断，而大约 2/3 的卵巢癌初诊时已属于Ⅲ期或Ⅳ期，故对不同年龄段易发生不同类型的卵巢肿瘤要提高警惕，如生殖细胞肿瘤好发于青春期和育龄的年轻妇女，上皮性肿瘤多见于围绝经期前后的妇女。根据临床表现、实验室检查以及全身检查及妇科治疗时发现附件肿块大小、活动度与周围脏器关系，有无淋巴结大、肝脾大小，有无移动性浊音等，对确诊或判断肿块性质有帮助。

(九) 治疗

卵巢恶性肿瘤的治疗应采取以手术为主的综合治疗，在辅助治疗中化疗是重要的治疗手段，另外还可辅以放射治疗、生物治疗及激素治疗。

1. 治疗原则及方法选择

（1）必须通过手术获得明确的手术分期及组织学分类。

（2）应尽最大努力将肿瘤完全切除达到理想的减瘤术或最小体积的残余肿瘤。

（3）Ⅰa 期高分化（G_1）或交界性瘤术后并非必须辅以化疗，但应定期随访。

（4）各期别中，低分化癌 G_2、G_3 及Ⅰb 期以上者应采用术后化疗。

（5）通常是选择以铂类药物为基础的联合化疗作为一线化疗。

（6）化疗要规范、及时，剂量要足，疗程不少于 6~8 个。

（7）对年轻、要求保留生育功能的生殖细胞肿瘤者可施行单侧附件切除或减瘤术，术后选用 PVB

或PEB联合化疗方案。

（8）无性细胞瘤复发或残余病灶局限者可采用术后放疗。

（9）复发的卵巢恶性肿瘤估计可被切除时，可施行再次肿瘤细胞减灭术，若能达到残余瘤灶小于1 cm，术后配合二线化疗可延长生存期。

（10）复发的卵巢恶性肿瘤对铂类耐药者可选用Taxol、HMM、IFO及TPT作为二线化疗，若为铂类敏感者可继续使用以铂类为主的联合化疗。

2. 手术治疗

对早期卵巢癌，手术是最重要的治疗手段，包括全面开腹分期手术和保留生育功能的手术。

（1）全面开腹分期手术：①手术切口以纵形为宜，切口长度要足够充分暴露肝区及横膈部位以便切除转移病灶。②探查前留取腹腔积液或腹腔冲洗液做细胞学检查。③全面探查及活检，包括可疑病灶、粘连、大网膜、肠系膜和子宫直肠陷凹、结肠沟、肝膈脾胃肠道表面浆膜及盆腹腔壁腹膜。④大网膜大部分切除。⑤全子宫双侧附件切除。⑥盆腔和腹主动脉旁淋巴结清扫术。⑦上皮性卵巢癌应常规切除阑尾。

（2）保留生育功能的手术：即切除患侧附件保留子宫和健侧附件的保守性手术，其余手术范围同分期手术，适合于需要生育的Ⅰa期性索间质肿瘤和各期卵巢恶性生殖细胞肿瘤。待生育功能完成后根据情况二次手术切除子宫及对侧附件，对上皮性卵巢癌应严格慎重掌握，原则是：①患者年轻，有生育要求。②Ⅰa期别早。③细胞分化好，G_1级。④对侧卵巢外观正常，活检阴性。⑤腹腔细胞学检查阴性。⑥高危区如子宫直肠陷凹、大网膜、肠系膜、结肠旁沟、横膈和腹膜后淋巴结探查和活检均阴性。⑦可按时随访。对晚期和复发性卵巢癌的治疗，原则仍是首选手术，辅以化疗、放疗和生物治疗。

（3）初次肿瘤细胞减灭术：为化疗开始前、初次剖腹的手术，为明确肿瘤诊断和分期而进行的肿瘤细胞减灭术。原则是尽最大努力切除原发病灶及一切转移瘤，若残余癌灶小于1 cm，称满意的肿瘤细胞减灭术；残余癌灶大于2 cm，称为不满意的肿瘤细胞减灭术。临床实践证实肿瘤细胞减灭术能明确肿瘤分期，减缩癌灶体积，增加对化疗敏感性，改善患者营养状态及生活质量，提高5年生存率。肿瘤细胞减灭术，只要患者可以耐受，就应坚决切除一切肉眼可见的病灶，包括部分肠切除、部分膀胱切除及淋巴结清扫等。如无法做到满意的肿瘤细胞减灭术，则应最大限度地减少创伤，术后尽早开始化疗，残余癌灶和未切除的子宫，淋巴结可考虑在化疗后施行中间性肿瘤细胞减灭术。

（4）中间性肿瘤细胞减灭术：指某些晚期卵巢癌病灶估计手术难以切净，或已有肺肝等远处转移者，可先用几个疗程化疗，再行细胞减灭术；部分初次手术因病灶无法切除仅能开腹探查活检的病例，在采用化疗2~3个疗程后，再行肿瘤细胞减灭术；部分初次肿瘤细胞减灭术不满意，残余癌灶大于2 cm，待化疗2~4个疗程后，行二次肿瘤减灭术者，均可称为中间性肿瘤细胞减灭术。

（5）再次肿瘤细胞减灭术：首次治疗患者达到完全缓解后又复发，而再次施行手术治疗称为二次肿瘤细胞减灭术。目前临床随机对照研究资料显示，部分患者二次术后生存期延长，而部分结果为二次手术并不改善化疗期间肿瘤进展和处于稳定状态患者的生存，故再次肿瘤减灭术应注意。①对初次辅助化疗效果不满意可短期缓解后又复发者，无论是否继续治疗，预后均差。②化疗中肿瘤进展或稳定，再次手术不延长生存。③对这类患者可单独药物化疗或姑息性放疗，或仅使用支持疗法。④缓解超过1年可考虑二次手术，如可切净则可延长生存。⑤复发后仍对铂类敏感者，仅对铂类化疗与手术加化疗的生存相似。再次减灭术需仔细筛选合适患者，应考虑下列因素：①初次手术时残余癌灶的大小。②既往化疗情况。③临床缓解至复发的时间与间隔。④肿瘤复发部位。⑤肿瘤组织学分级。⑥术后有无敏感化疗药物可继续化疗。⑦全身状况及复发症状对患者的影响。

（6）二次探查术：指经过初次满意的肿瘤细胞减灭术后，至少做过6个疗程的规范化疗，经过临床妇科检查，影像学实验室检查和实验室CA125检测均无肿瘤复发迹象，临床已达到完全缓解而再次施行的剖腹探查术。目的是了解盆腔有无复发和残存微小病灶，是否可以停止化疗或再行少数几个疗程作为巩固化疗；是否需要更换化疗方案，或改用其他治疗方法，可指导临床减少不必要的过度治疗。临床资料显示，二探阴性中约50%病例仍将复发，故认为二探术不延长生存期，交界性肿瘤、早期卵巢癌、恶性生殖细胞肿瘤和性索间质肿瘤可不考虑二探。

3. 化疗

卵巢癌的化疗应建立在手术彻底切除肿瘤的基础之上，如残留癌灶小于 1 cm，化疗可能使癌灶完全消退，达到无瘤生存。化疗可使原来不能手术切除的达到理想的肿瘤细胞减灭。化学治疗应根据肿瘤的临床与手术分期、肿瘤的病理类型、分化程度、初次手术切除的范围、选择不同的药物组合，在术前和术后定期使用。

（1）适应证：①估计手术难以大部分切除的晚期卵巢癌可先行术前化疗 1~2 个疗程后再择期手术。②初次手术肿瘤未能切除，可先行化疗 2~3 个疗程后再手术。③初次手术无精确手术临床分期，未行大网膜切除、淋巴结清扫者。④初次手术腹腔积液或冲洗液中查到瘤细胞者。⑤高危组织类型的浆液性囊腺癌、透明细胞癌，中、低分化腺癌（G_2、G_3）。⑥初次手术肿瘤包膜溃破，肿瘤与周围组织粘连者。⑦初次手术盆腔或主动脉旁淋巴结阳性者。⑧术后 4 周，CA125 下降低于 50% 者。

（2）卵巢上皮性恶性肿瘤化疗方案。

TP 方案：Taxol 135~175 mg/m^2，静脉滴注（3 h），第 1 天；Carboplatin 300 mg/m^2，静脉滴注，第 2 天。每 3 周重复。

TP 方案：Taxol 135~175 mg/m^2，静脉滴注（3 h），第 1 天；DDP 75 mg/m^2，静脉滴注，第 2 天。每 3 周重复。

PAC 方案：CTX 600 mg/m^2，缓慢静脉推注，第 1 天；ADM 50 mg/m^2，缓慢静脉推注，第 1 天；DDP 75 mg/m^2，静脉滴注，第 1 天。每 3~4 周重复。

紫杉醇（泰素）、铂类周疗方案：紫杉醇 60~80 mg/m^2，加入生理盐水 250 mL，静脉滴注（1 h），化疗 6 周为一疗程，休息 2 周。第 1、4 周同时加用 DDP 或卡铂。卡铂 300 mg/m^2，加入 5% 葡萄糖液 500 mL，静脉滴注；DDP 70 mg/m^2，加放 NS 500 mL，静脉滴注；铂尔定 300 mg/m^2，加入 5% 葡萄糖液 500 mL，静脉滴注。

拓扑替康、铂类方案：TPT 1 mg/m^2，静脉滴注，第 1~5 天；DDP 40 mg/m^2，静脉滴注，第 5~6 天。每 4 周重复。

临床药动学的研究表明，紫杉醇的药代效力模型是非线型模型，药物的血浆浓度不一定与投药剂量相关，紫杉醇的抗肿瘤效果主要取决于化疗的计划和方案，低剂量紫杉醇周疗法，可维持有效的血药浓度，发挥抗肿瘤作用，又不会引起太重的骨髓抑制，患者容易接受并坚持。

（3）生殖细胞性肿瘤化疗方案。

VAC 方案：VCR 1.5 mg/m^2，静脉滴注，第 1 天（最大剂量 2.0 mg）；KSM 0.5 mg/d 静脉滴注，第 1~5 天；CTX 500 mg/m^2，缓慢静脉推注，第 1~5 天，每 3~4 周重复。

PVB 方案：BLM 20 mg/m^2，静脉滴注，第 2 天、第 8 天（最大剂量 30 IU）；VCR 1.5 mg/m^2，静脉滴注，第 1 天、第 2 天（最大剂量 2.0 mg）；DDP 2.0 mg/m^2，静脉滴注，第 1~5 天，每 3 周重复。

PEB 方案：BLM 20 mg，静脉滴注，第 2 天、第 9 天、第 16 天（最大剂量 30 mg）；VP 16 100 mg/m^2，静推，第 1~5 天。DDP 20 mg/m^2，缓慢静脉推注，第 1~5 天，每 3~4 周重复，共 3 次。

（4）性索间质细胞瘤化疗方案：可参照以上的化疗方案，较常用的化疗方案有 PAC 方案、VAC 方案及 PVB 方案。

（5）化疗途径及期限：化疗途径应以全身化疗为主（静脉或口服），也可配合腹腔化疗及动脉插管栓塞化疗。关于化疗的期限，上皮性癌往往需要 6~8 个疗程。生殖细胞性肿瘤则为 3~6 个疗程。疗程的多少还与采用的化疗方案及剂量相关。

（6）介入性栓塞化疗：超选择性动脉插管栓塞化疗，是治疗晚期卵巢癌的又一途径。单纯动脉灌注化疗与静脉化疗相比，可使局部组织的抗癌药物浓度提高 2.8 倍，动脉栓塞化疗又比单纯动脉灌注化疗局疗组织 AUC 提高 2.36 倍，且能使局部组织保持较长时间的药物高浓度，提高了临床疗效，通常以 ADM 50 mg/m^2、氮芥（NH_2）5~10 mg/m^2 加入 5% 葡萄糖液或 0.9% 生理盐水 150~200 mL 稀释动脉灌注，适用于初诊冷冻骨盆并大量腹腔积液的晚期卵巢癌患者。

（7）复发或耐药者的二线化疗：应用铂类药物治疗后缓解期超过 6 个月复发者可视为对铂类药物敏感者，可再次使用铂类药物的联合化疗或其他二线化疗。若缓解期少于 6 个月则属对铂类药耐药，这类患者再次化疗则应选择 Taxol、IFO 或 HMM 之一的单药化疗或其他药物的联合化疗。

4. 放射治疗

在卵巢恶性肿瘤中，无性细胞瘤对放疗最敏感，颗粒细胞属中度敏感，而上皮性癌不主张以放疗为主要的辅助治疗手段。但在Ⅰc期，或伴有大量腹腔积液者经手术仅有细小粟粒样转移灶或肉眼看不到的残留病灶，可辅以放射性核素腹腔内注射以提高疗效，减少复发。

（1）体外照射：由于卵巢恶性肿瘤常并腹腔的转移，所以常采用全腹外照射，肝脏及肾脏挡铅板防护。全腹辐照野的剂量为 2 500 ~ 3 000 cGy/4 ~ 5 周，但卵巢肿瘤的主要病变位于盆腔，因此需对盆腔加强照射，剂量应达 4 000 ~ 5 000 cGy，放射源要用钴、铯或直线加速器。

（2）放射性核素：通常要用放射性 ^{32}P，其半衰期为 14 天，最大穿透距离较短，故只能用于细小散在的粟粒样病灶。治疗应在手术后 3 ~ 6 周开始，先行单针穿刺滴注生理盐水 400 mL，接着 1 次注入 ^{32}P 15 mCi，然后再注入生理盐水 600 mL，注射完毕后嘱患者每 15 分钟更换体位 1 次，以使 ^{32}P 在腹腔内均匀分布，对有肠粘连者应禁用放射性核素腹腔注射。

5. 激素治疗

卵巢恶性肿瘤中，上皮性肿瘤组织中 ER、PR 最高，性索间质肿瘤次之。浆液性囊腺癌的 ER、PR 含量低于子宫内膜样癌，但高于其他恶性肿瘤，ER、PR 在黏液性癌较低，在透明细胞癌中更低，卵巢癌的内分泌治疗基础，是测定癌组织中 ER、PR 受体浓度，治疗适用为 ER、PR（+），临床期，高分化，初次手术较彻底，但有复发转移可能者，仅能作为化疗的辅助治疗及复发癌，耐药病例的姑息治疗。

（十）随访

患者在初次手术后，坚持规范化疗 6 ~ 8 个疗程后，如 CA125、AFP 及影像学检查为阴性时，可停止化疗进行缓解期随访，定期检查肿瘤标记物如 CA125、CEA、AFP、B 超、妇科检查。3 ~ 6 个月复查 1 次，直至发现复发病灶需再次行肿瘤细胞减灭术和化学治疗。

二、转移性卵巢肿瘤

一切从其他器官转移至卵巢的肿瘤，统称为转移性卵巢肿瘤，占卵巢恶性肿瘤的 10% ~ 30%，其原发癌以乳腺癌、胃癌、结肠癌和子宫内膜癌最多见。

（一）发病机制

卵巢为一个具有丰富的淋巴和血供，且具有分泌雌、孕激素及睾酮的潜能而成为一个很容易生长转移瘤的器官，转移性肿瘤可通过以下途径波及卵巢。

1. 直接侵犯

位于卵巢附件的盆腔原发性肿瘤，如子宫内膜癌、输卵管癌、回盲部或乙状结肠癌均可通过直接侵犯方式转移至卵巢。

2. 腹腔积液转移

原发于上腹腔的肿瘤，如胃癌，可在肠蠕动和重力作用下，通过腹腔积液将肿瘤细胞运送到卵巢。

3. 淋巴转移

卵巢是一个富有网状淋巴管的器官，输卵管系膜血管与卵巢血管有丰富的交通支，它可沿子宫卵巢的血管到腹主动脉和下腔静淋巴结，故卵巢转移性肿瘤具有如下特征。

（1）卵巢转移瘤绝大多数为双侧性。

（2）因转移而增大的卵巢常保持原来形状，肿瘤局限在包膜内生长。

（3）卵巢转移瘤，外观往往正常，镜下可查见淋巴管内瘤栓。

4. 血行转移

这种概率较低，乳腺癌、消化道癌及子宫内膜癌可通过血供转移至卵巢。

（二）病理改变

1. 大体

（1）乳腺癌或子宫内膜癌行预防性卵巢切除术者卵巢外观正常，仅为镜检发现转移病灶。

（2）胃肠道癌多数转移至双侧卵巢，仍保持卵巢形状，切面常有黏液变区域。

（3）卵巢转移癌伴发腹腔内播散性病灶，约20%并发胸腔积液或腹腔积液。

2. 镜下检查

卵巢转移癌可有多种类型，如原发癌是乳腺者，转移瘤保持了原发癌的组织特点，有的则主要是未分化间质细胞浸润。如原发癌来自胃肠道，转移瘤多类似卵巢分泌黏液的原发腺癌，其突出特征是可见印戒细胞，即大的囊腔内被覆产生黏液的高柱状上皮，当细胞质内黏液多时，胞核被挤向一侧而贴近细胞膜呈半月形。

（三）临床表现

1. 原发性肿瘤史

卵巢转移性肿瘤与早期卵巢癌一样缺乏特异性症状，故术前诊断较困难，在消化道原发癌中约42%在发现卵巢癌前有原发瘤切除史，50%～60%的患者并无原发肿瘤史，在发现卵巢转移瘤后才寻找到原发肿瘤。

2. 盆腔包块

约76.2%患者是以发现盆腔包块而就诊。

3. 阴道异常出血

原发于子宫内膜癌转移至卵巢的患者可出现不规则阴道出血。

4. 腹腔积液

腹腔积液在卵巢转移肿瘤中相当常见，淋巴引流的障碍和转移瘤的渗出是腹腔积液的主要来源，腹腔积液发生率约为62.5%，大多数为草黄色，少数呈血性。

5. 腹痛

可能由于转移瘤增长迅速，腹腔内广泛转移，与原发癌灶进展有关。

（四）诊断

同原发性卵巢恶性肿瘤。

（五）治疗

卵巢转移性肿瘤，常因形成盆腔的广泛种植而手术无法切净，故生存率较低，预后比原发性卵巢癌要差。临床收治的多数转移性卵巢癌均系原发灶已经治疗，而后发现卵巢转移癌，或先发现卵巢转移癌后，追踪发现原发病灶的。如卵巢转移癌体积大，固定于盆腔，大量腹腔积液伴恶病质，无法手术可姑息性对症治疗，化疗有一定疗效。

1. 手术治疗

如患者一般情况尚可，应积极争取手术切除，手术有利于确诊卵巢肿瘤是原发还是继发。如为原发癌，患者能得到及时有效的治疗；如为继发癌，切除盆腔转移性肿瘤，可解除压迫症状，抑制减少腹腔积液产生，通过腹腔和全身化疗延长患者生存期。

（1）手术范围：多数转移癌局限于卵巢或盆腔，需行全子宫双附件和网膜切除术；如盆腹膜转移灶广泛，应争取做肿瘤细胞减灭术，减小肿瘤体积，增加肿瘤组织对化疗的敏感度；患者体质差有恶病质倾向者，术中且腹腔浆膜层已广泛转移，可行单侧或双侧转移灶切除术。

（2）原发瘤的处理：多数卵巢转移癌来自胃肠道，如查明原发灶在结肠，应争取与转移癌一并切除。如原发为胃癌，病期尚属早期，转移灶局限于盆腔，患者情况允许，可考虑同时切除原发癌，来自乳房的卵巢转移癌，绝大多数原发灶在转移出现前，已手术切除。

2. 化疗

转移性卵巢癌常因腹膜内广泛转移，肿瘤体积大，腹膜腔化疗效果不佳，可选择介入动脉灌注化疗有一定临床疗效。

（六）预防

1. 原发瘤的预防与筛查

胃癌、结肠癌和乳腺癌为转移性卵巢癌的主要来源，预防转移癌，应以提高对原发癌的早期诊断和治疗，防止治疗过程中的扩散和治疗后复发。

2. 其他

对40岁以上的消化道癌或乳腺癌者，在切除原发瘤时，应同期将双侧卵巢切除或放射去势。预防性卵巢切除在提高原发癌的治愈率上具有重要意义。

第四节　输卵管肿瘤

胚胎12周时，女性胎儿副中肾管分化完毕：其两侧头段分别发育成两侧的输卵管，两侧中段融合形成子宫、末段形成子宫颈和阴道上段。输卵管壁由浆膜层、肌层及黏膜层组成。

浆膜层：即阔韧带上缘腹膜延伸包绕输卵管而成。

肌层：为平滑肌，分外、中、内3层。外层纵行排列；中层环形，与环绕输卵管的血管平行；内层又称固有层，从间质部向外伸展1 cm后，内层便呈螺旋状。肌层有节奏地收缩可引起输卵管由远端向近端的蠕动。

黏膜层：由单层高柱状上皮组成，黏膜上皮可分纤毛细胞、无纤毛细胞、楔状细胞及未分化细胞。4种细胞具有不同的功能：纤毛细胞的纤毛摆动有助于输送卵子；无纤毛细胞可分泌对碘酸-雪夫反应（PAS）阳性的物质（糖原或中性黏多糖），又称分泌细胞；楔形细胞可能为无纤毛细胞的前身；未分化细胞又称游走细胞，为上皮的储备细胞。

输卵管的血供来自子宫动脉和卵巢动脉。子宫动脉的输卵管支沿子宫角部人阔韧带内与卵巢动脉的输卵管支相吻合。静脉与动脉平行，回流入卵巢静脉。输卵管壁的淋巴管伴随在卵巢静脉的外侧。右侧的淋巴液注入右侧肾静脉及下腔静脉的淋巴结区。左侧淋巴引流至左侧卵巢静脉和左侧肾静脉之间的淋巴结。两侧的淋巴结都引流人骶前及髂总淋巴结。因此，输卵管的恶性肿瘤早期即可以扩散到盆腔以外的区域。输卵管肌肉的收缩和黏膜上皮细胞的形态、分泌及纤毛摆动均受卵巢激素影响，有周期性变化。输卵管肿瘤（Tumours of the Fallopian Tube）少见，输卵管良性肿瘤更少见，可以发生于上皮、间质或其他组织。其种类繁多，但由于缺乏特异性症状及体征，临床上易发生漏诊和误诊。

一、输卵管良性肿瘤

输卵管肿瘤占女性生殖系统肿瘤的0.5%~1.1%，其中良性肿瘤罕见，来源于副中肾管或中肾管。其大致可分为以下几种。上皮细胞肿瘤：腺瘤、乳头瘤；内皮细胞肿瘤：血管瘤、淋巴管瘤；间皮细胞肿瘤：平滑肌瘤、脂肪瘤、软骨瘤、骨瘤；混合性畸胎瘤：囊性畸胎瘤。

（一）输卵管腺瘤样瘤（Adenomatoid Tumor of Fallopian Tube）

它为最常见的一种输卵管良性肿瘤，以生育期年龄妇女为多见。80%以上伴有子宫肌瘤，未见恶变报道。腺瘤样瘤由Golden和Ash于1945年首先报道并命名，它的组织发生一直有争议，近几年的免疫组化和超微结构研究均支持肿瘤起源于多能性间叶细胞。

输卵管良性肿瘤无特异症状，多数患者是以其并发疾病如子宫肌瘤、慢性输卵管炎的症状而就诊，易被其他疾病所蒙蔽，临床极少有确诊病例，常在妇科手术时无意中被发现者居多，造成大体标本检查易忽略而漏诊，导致检出率低。肿瘤体积较小，直径1~3 cm，位于输卵管肌壁或浆膜下。大体形态为实性，灰白色或灰黄色，与周围组织有分界，但无包膜。镜下可见紧密排列的腺体，呈隧道样、微囊样或血管瘤样结构，被覆低柱状上皮，核分裂象罕见。间质由纤维、弹力纤维及平滑肌组成。肿瘤可以浸润性的方式生长到管腔皱襞的支持间质中去。诊断有困难时组织化学和免疫组化可帮助诊断，AB阳性，CK、Vim、SMA、Calretinin阳性即可确诊。治疗为手术切除患侧输卵管。预后良好。

（二）输卵管乳头状瘤（Papilloma of Fallopian Tube）

输卵管乳头状瘤多发生于生育期妇女，与输卵管积水并发率较高，偶尔亦与输卵管结核或淋病并存。

肿瘤直径一般1~2 cm。一般生长在输卵管黏膜，突向管腔，呈疣状或菜花状，剖面见肿瘤自输卵管黏膜长出。镜下典型特点：见乳头结构，大小不等，表面被覆无纤毛细胞或少数纤毛细胞，细胞扁平，立方或柱形，核有中等程度的多形性，但是核分裂象很少见，组织学上需要将这种良性病变与输卵管腺癌进行鉴别。输卵管周围及管壁内可见少量的嗜碱性粒细胞和淋巴细胞为主的炎症细胞浸润。

肿瘤早期无症状，患者常常并发输卵管周围炎，常因不孕、腹痛等原因就诊，随肿瘤发展逐渐出现阴道排液，无臭味，并发感染时呈脓性。管腔内液体经输卵管伞端流向腹腔即形成盆腔积液，当有多量液体向阴道排出时，可出现腹部绞痛。盆腔检查可触及附件形成的肿块，超声检查和腹腔镜可协助诊断，但最后诊断有赖于病理检查。治疗为手术切除患侧输卵管，如有恶变者按输卵管癌处理。

（三）输卵管息肉（Polyp of Fallopian Tube）

输卵管息肉可发生于生育年龄和绝经后，一般无症状，多在不孕患者行检查时发现。输卵管息肉的发生不明，多位于输卵管腔内，与正常黏膜上皮有连续，镜下可无炎症证据。宫腔镜检查和子宫输卵管造影均可发现，但前者优于后者。乳头瘤和息肉的鉴别是前者具有乳头结构。

（四）输卵管平滑肌瘤（Leiomyoma of Fallopian Tube）

较少见，近年国内外文献共报道20例左右。输卵管平滑肌瘤的发生与胃肠道平滑肌瘤相似，而与雌激素无关。同子宫平滑肌瘤，亦可发生退行性病变。临床上常无症状，多在行其他手术时偶尔发现。肿瘤较小、单个、实质、表面光滑，肿瘤较大时可压迫管腔而致不育及输卵管妊娠，亦可引起输卵管扭转而发生腹痛。处理可手术切除患侧输卵管。

（五）输卵管成熟性畸胎瘤（Mature Teratoma of Fallopian Tube）

比恶性畸胎瘤还少见。文献上仅有少数病例报道，大多数为良性，其来源于副中肾管或中肾管，认为可能是胚胎早期，生殖细胞移行至卵巢的过程中，在输卵管区而形成。一般病变多为单侧，双侧少见，常位于输卵管峡部或壶腹部，以囊性为主，少数为实性病变，少数位于输卵管肌层内或缚于浆膜层。肿瘤体积一般较小，1~2cm，也有直径达10~20cm者，镜下同卵巢畸胎瘤所见，可含有三个胚层成熟成分。

患者年龄一般在21~60岁，常见症状为盆腔或下腹部疼痛、痛经、月经不规则及绝经后流血，由于无典型的临床症状或无症状，因此术前很难做出诊断。输卵管畸胎瘤可并发输卵管妊娠，治疗仅行肿瘤切除或输卵管切除。

（六）输卵管血管瘤（Angioma of Fallopian Tube）

罕见。有学者认为女性性激素与血管瘤有关。但一般认为在输卵管内的扩张海绵样血管是由于扭转、损伤或炎症引起。

血管瘤一般较小。肿瘤位于浆膜下肌层内，分界不清，可见很多不规则小血管空隙，上覆扁平内皮细胞。血管被疏松结缔组织及管壁平滑肌纤维分隔。临床通常无症状，常在行其他手术时发现，偶可因血管瘤破裂出血而引起腹痛。处理可做患侧输卵管切除术。

二、输卵管恶性肿瘤

（一）原发性输卵管癌（Primary Carcinoma of Fallopian Tube）

原发性输卵管癌是少见的女性生殖道恶性肿瘤。发病高峰年龄为52~57岁，超过60%的输卵管癌发生于绝经后妇女，占妇科恶性肿瘤的0.1%~1.8%。其发生率排列于子宫颈癌、卵巢癌、宫体癌、外阴癌和阴道癌之后居末位。在临床上常容易与卵巢癌发生混淆，而造成临床和病理诊断上的困难。子宫与输卵管皆起源于副中肾管，原发性输卵管癌由于早期诊断困难，其5年生存率一直较低，过去仅为5%左右。目前随着治疗措施的改进，生存率为50%左右。

肉眼所见的原发性输卵管癌与卵巢癌的比例在1:50左右。最近，上皮性卵巢癌的卵巢外起源学说认为输卵管浆液性癌可能是卵巢高级别浆液性癌的先期病变，所谓的"原发性"上皮性浆液性卵巢癌很可能是原发性输卵管癌的继发性种植病变。很多卵巢高级别浆液性癌病例经严格标准的输卵管病理取材，可见到输卵管上皮内癌或早期癌病变。临床上见到的单纯输卵管癌可能是由于输卵管炎症粘连阻碍了输卵管癌播散形成浆液性卵巢癌。因此，输卵管癌的真正发病率可能远高于传统概念上的数字，预计将来输卵管癌和卵巢癌的诊断及分期病理标准可能会发生变化。

1. 病因

病因不明，慢性输卵管炎通常与输卵管癌并存，多数学者认为慢性炎症刺激可能是原发的诱因。由于慢性输卵管炎患者相当多见，而原发输卵管癌患者却十分罕见，因此，两者是否有病因学联系尚不清楚。另外，患输卵管结核者有时亦与输卵管癌并存，这是否由于在输卵管结核基础上，上皮过度增生而导致恶变，但两者并发率不高。此外，遗传因素可能在输卵管癌的病因中扮演着重要角色，输卵管癌可能是遗传性乳腺癌，卵巢癌综合征的一部分，与BRCA1、BRCA2（乳癌易感基因）变异有关。输卵管癌患者易并发乳腺癌、卵巢癌等其他妇科肿瘤，发病年龄及不孕等一些特点也与卵巢癌、子宫内膜癌相似，常有c-erbB-2、P^{53}基因变异，故认为其病因可能与卵巢癌、子宫内膜癌的一些致病因素相关。

2. 病理

（1）巨检：一般为单侧，双侧占10%～26%。病灶多见于输卵管壶腹部，其次为伞端。早期输卵管外观可正常，多表现为输卵管增粗，直径在5～10 cm，类似输卵管积水、积脓或输卵管卵巢囊肿，局部呈结节状肿大，形状不规则呈腊肠样，病灶可呈局限性结节状向管腔中生长，随病程的进展向输卵管伞端蔓延，管壁变薄，伞端常闭锁。其剖面上可见输卵管腔内有灰白色乳头状或菜花状组织，质脆，可有坏死团块。晚期癌内有肿瘤组织可由伞端突出于管口外。亦可穿出浆膜面。当侵入卵巢时能产生肿块，与输卵管卵巢炎症相似，常并发有继发感染或坏死，腔内容物呈混浊脓性液体。

（2）显微镜检查：90%以上的输卵管癌是乳头状腺癌，其中50%为浆液性癌。其他类型包括透明细胞癌、子宫内膜样癌、鳞癌、腺鳞癌、黏液癌等。其组织病理分级如下。

Gx：组织分级无法评估。

G_1：高分化（乳头状）。

G_2：中分化（乳头状-囊泡状）。

G_3：低分化（囊泡状-髓样）。

（3）组织学分型可分3级。

Ⅰ级（即乳头状癌）：肿瘤分化较好，呈分枝乳头状；乳头覆以单层或多层异型上皮，呈柱状或立方状；细胞大小不等；核浓染，核分裂象少见。通常癌组织从输卵管壁呈乳头状向管腔内生长。乳头轴心为多少不等的血管纤维组织，较少侵犯输卵管肌层，可见到正常黏膜上皮和癌组织过渡形态。因而有学者将其称为原位癌，此型癌为临床预后最好的类型。

Ⅱ级（即乳头状腺癌）：分化程度较乳头状癌低，癌组织形成乳头或腺管状结构。癌细胞异型间变明显，核分裂象增多，常侵犯输卵管壁。

Ⅲ级（即腺泡状髓样癌）：分化程度最差。癌细胞排列成实性条索或片块状，某些区域呈腺泡状结构。癌细胞间变及异型性明显，可出现巨细胞。核分裂象多见，并易见病理性核分裂象。管壁明显浸润，常侵犯淋巴管，临床预后差。

3. 转移途径

原发性输卵管癌的转移方式主要有3种方式，血行转移较少见。

（1）直接扩散：癌细胞可经过输卵管伞端口或直接穿过管壁而蔓延到腹腔、卵巢、肝脏、大网膜等处。经过输卵管子宫口蔓延到子宫腔，甚至到对侧输卵管。穿透输卵管浆膜层扩散到盆腔及邻近器官。

（2）淋巴转移：近年来已注意到淋巴结转移的重要性。输卵管癌可循髂部、腰部淋巴结至腹主动脉旁淋巴结，亦常见转移至大网膜。因子宫及卵巢与输卵管间有密切的淋巴管沟通，故常被累及。偶尔亦可见沿阔韧带及腹股沟淋巴结，淋巴结是复发病灶最常见的部位。癌细胞充塞输卵管的淋巴管后，淋巴回流将癌细胞带到对侧输卵管形成双侧输卵管癌。

（3）血性转移晚期癌症患者可通过血行转移至肺、脑、肝、肾、骨等器官。

4. 分期

FIGO联合国际妇癌协会（IGCS）发布了最新的输卵管癌手术，病理分期系统，强调了组织病理学结果对于修正临床或影像学估计和肿瘤减灭术前的手术所见的重要性。具体病理诊断标准：肿瘤来源于输卵管内膜；组织学类型可以产生输卵管黏膜上皮；可见由良性上皮向恶性上皮转变的移行区；卵巢和子宫内膜可以正常，也可以有肿瘤，但肿瘤体积必须小于输卵管肿瘤。

5. 诊断

（1）病史。

发病年龄：原发性输卵管癌2/3发生于绝经期后，以40～60岁的妇女多见。其发病年龄高于宫颈癌，低于外阴癌而与卵巢上皮癌和子宫内膜癌相近。Peters和Eddy报道的输卵管癌的发病年龄分别为36～84岁和21～85岁。

不育史：原发性输卵管癌患者的不育率比一般妇女要高，1/3～1/2病例有原发或继发不育史。

（2）临床表现：临床上常表现为阴道排液、腹痛、盆腔包块，即所谓输卵管癌"三联症"。在临床上表现为这种典型的"三联症"患者并不多见，约占11%。输卵管癌的症状及体征常不典型或早期无症状，故易被忽视而延误诊断。

阴道排液或阴道流血：阴道排液是输卵管癌最常见且具有特征性的症状。其排泄液为浆液性稀薄黄水，有时呈粉红色血清血液性，排液量多少不一，一般无气味。液体可能由于输卵管上皮在癌组织刺激下所产生的渗液，由于输卵管伞端闭锁或被肿瘤组织阻塞而通过宫腔从阴道排出。当输卵管癌有坏死或浸润血管时，可产生阴道流血。水样阴道分泌物占主诉的第三位，分泌物多时个别患者误认为尿失禁而就医。有时白带色黄类似琥珀色（个别患者在输卵管黏膜内含有较多胆固醇，但胆固醇导致白带色黄的机制不清），有时为血水样或较黏稠。

下腹疼痛：为输卵管癌的常见症状，约有半数患者发生。多发生在患侧，常表现为阵发性、间歇性钝痛或绞痛。阴道排出水样或血样液体，疼痛可缓解。经过一阶段后逐渐加剧而呈痉挛性绞痛。其发生的机制可能是在癌肿发展的过程中，管腔伞端被肿瘤堵塞，输卵管腔内容物潴留增多，内压增加，引起输卵管蠕动增加，克服输卵管部分梗死将积液排出。

下腹部或盆腔肿块：妇科检查时可扪及肿块，亦有患者自己能扪及下腹部肿块，但很少见。肿块可为癌肿本身，也可为并发的输卵管积水或广泛盆腔粘连形成的包块。常位于子宫的一侧或后方，活动受限或固定不动。

外溢性输卵管积液：即患者经阴道大量排液后，疼痛减轻，盆腔包块缩小或消失的临床表现，但不常见。当管腔被肿瘤堵塞，分泌物郁积至一定程度，引起大量的阴道排液，随之管腔内压力减少，腹痛减轻，肿块缩小。由于输卵管积水的病例也可出现此现象，因此该症状的出现对关注输卵管疾病有价值，但并不是输卵管癌的特异症状。

腹腔积液：较少见，约10%的病例伴有腹腔积液。其来源有管腔内积液经输卵管伞端开口流入腹腔；因癌瘤种植于腹膜而产生腹腔积液。

其他：当输卵管癌肿增大或压迫附近器官或癌肿广泛转移时可出现腹胀、尿频、肠功能紊乱及腰骶部疼痛等，晚期可出现腹腔积液及恶液质。

（3）实验室检查。

细胞学检查：若阴道脱落细胞内找到癌细胞，特别是腺癌细胞，而宫颈及子宫内膜检查又排除癌症存在者，则应考虑输卵管癌的诊断。但按文献报道阴道脱落细胞的阳性率都较低，在50%以下。其原因可能是因为腺癌细胞在脱落和排出的过程中易被破坏变形，也可能与取片方式有关。对于有大量阴道排液的患者，癌细胞可能被排出液冲走，导致细胞学阴性，需重复涂片检查。可行阴道后穹隆穿刺和宫腔吸出液的细胞学检查，亦可用子宫帽或月经杯收集排出液，增加阳性率，以提高输卵管恶性肿瘤的诊断。当肿瘤穿破浆膜层或有盆腹腔扩散时可在腹腔积液或腹腔冲洗液中找到恶性细胞。

子宫内膜检查：黏膜下子宫肌瘤、子宫内膜炎、宫体癌、宫颈癌均可出现阴道排液增多的症状，因此宫腔探查及全面的分段诊刮很必要。若宫腔探查未发现异常，颈管及子宫内膜病理检查阴性，则应想到输卵管癌的可能。若内膜检查发现癌灶，虽然首先考虑子宫内膜癌，但亦不能排除输卵管癌向宫腔转移的可能。

宫腔镜及腹腔镜检查：通过宫腔镜检查，可观察子宫内膜情况的同时，还可以看到输卵管开口，并吸取液体做脱落细胞学检查；通过腹腔镜检查可直接观察输卵管及卵巢情况，对可疑的病例，可通过腹腔镜检查以明确诊断，早期输卵管癌可见到输卵管增粗，如癌灶已穿破输卵管管壁或已转移至周围脏器，并伴有粘连，则不易与卵巢癌鉴别。

B超检查及CT扫描：B超检查是常用的辅助诊断方法，B超及CT扫描均可确定肿块的部位、大小、形状和有无腹腔积液，并了解盆腔其他脏器及腹膜后淋巴结有无转移的情况。

血清CA125测定：到目前为止，CA125是输卵管癌仅有的较有意义的肿瘤标志物，CA125可作为诊断和随诊原发性输卵管癌的指标。亦有报道CA125结果阳性的病例术后临床分期均为Ⅲ、Ⅳ期，术后一周检查CA125值明显降低，甚至达正常范围，提示CA125可能对中、晚期输卵管癌术后监测有参考意义，并对预后判断有指导意义。

子宫输卵管碘油造影：对输卵管恶性肿瘤的诊断有一定的价值，但有引起癌细胞扩散的危险，也难以区分输卵管肿瘤、积水、炎症，故一般不宜采用。

（4）鉴别诊断。

继发性输卵管癌：①原发性输卵管癌的病灶，大部分存在于输卵管的黏膜层，继发性输卵管癌的黏膜上皮基本完整而病灶主要在间质内。②原发性输卵管癌大多数都能看出乳头状结构，肌层癌灶多为散在病灶。③原发性输卵管癌的早期癌变处可找到正常上皮到癌变的过渡形态。

附件炎性肿块：输卵管积水或输卵管卵巢囊肿都可表现为活动受限的附件囊性包块，在盆腔检查时很难与原发性输卵管癌区分并且两者均有不孕史，如患者年龄偏大，且有阴道排液，则应要考虑输卵管癌，并进一步做各项实验室检查，以协助诊断。

卵巢肿瘤：无输卵管癌的典型症状，输卵管癌多表现为阴道排液，而卵巢癌常为不规则阴道流血。盆腔检查时，卵巢良性肿瘤一般可活动，而输卵管癌的肿块多固定；卵巢癌表面常有结节感，若伴有腹腔积液者多考虑卵巢癌，还可辅以B超及CT等检查以协助鉴别。

子宫内膜癌：多以不规则阴道流血为主诉，可因有阴道排液而与输卵管恶性肿瘤相混淆。通过诊刮病理以鉴别。

6. 治疗

输卵管癌的治疗原则应与卵巢癌一致，即进行手术分期、肿瘤细胞减灭术、术后辅助治疗等。至于早期患者是否应行淋巴结清扫术，现仍有争议。输卵管瘤的治疗以手术治疗为主，化学治疗等为辅的原则，应强调首次治疗的彻底性。

（1）手术治疗：彻底的手术切除是输卵管癌最根本的治疗方法。手术原则应同于上皮性卵巢癌。早期患者行全面的分期手术，包括全子宫、双侧附件、大网膜切除和腹膜后淋巴结清扫；晚期病例行肿瘤细胞减灭术，手术时应该尽可能切净原发病灶及其转移病灶。由于输卵管癌的播散方式与卵巢癌相同，即盆腹腔的局部蔓延和淋巴结转移。输卵管癌的双侧发生率为17%～26%，子宫及卵巢转移常见，盆腹膜转移率高，故手术应该采用正中切口，进行以下操作：仔细评估整个盆、腹腔，全面了解肿瘤的范围；全子宫切除，两侧输卵管卵巢切除；盆腔、腹主动脉旁淋巴结取样；横结肠下大网膜切除；腹腔冲洗；任何可疑部位活检，包括腹腔和盆腔腹膜。

早期输卵管癌的处理。①原位癌的处理：患者手术治疗如前所述范围切除肿瘤。输卵管原位癌手术切除后不提倡辅助治疗。② FIGO Ⅰ期、FIGO Ⅱ期的处理：此期患者应该进行手术分期。若最终的组织学诊断为腺癌原位癌或Ⅰ期，分化Ⅰ级，手术后不必辅助化疗。其他患者，应该考虑以铂为基础的化疗。偶然发现的输卵管癌（例如，患者术前诊断为良性疾病，术后组织学诊断含有恶性成分）应该再次手术分期，若有残留病灶，要尽可能行细胞减灭术，患者应该接受以铂类为基础的化疗。

晚期输卵管癌的处理。① FIGO Ⅲ期的处理：除非另有论述，所有输卵管癌都指腺癌，和卵巢癌类似，应该采用以铂类为基础的化疗。患者接受减灭术后应该行以铂类为基础的化疗。若患者初次诊断时因为医学禁忌证而未行理想的减灭术，应该接受以铂为基础的化疗，然后重新评估。化疗3个周期以后，再次评估时可以考虑二次探查，如有残留病灶，应该行二次细胞减灭术。然而，这种治疗未经任何前瞻性研究证实。② FIGO Ⅳ期的处理：患者若有远处转移，必须有原发病灶的组织学证据。手术时应尽可能切出肿瘤病灶，如果有胸膜渗出的症状，术前要抽胸水。患者如果情况足够好，像卵巢癌那样，应该接受以铂类为基础的化疗。其他患者情况不能耐受化疗，应该对症治疗。

保留生育功能的手术：少数情况下，患者年轻、希望保留生育功能，只有在分期为原位癌的情况下，经过仔细评估和充分讨论，可以考虑保守性手术。然而，如果双侧输卵管受累的可能性很大，则不提倡保守性手术。确诊的癌症，不考虑保守手术。

（2）化学治疗：化疗应与手术治疗紧密配合，是主要的术后辅助治疗，输卵管癌的化学治疗与卵巢癌相似。紫杉醇和铂类联合化疗在卵巢癌的成功应用现在也用于输卵管癌的化疗。很多回顾性分析提示，对于相同的组织学类型，这个方案的疗效优于烷化剂和铂类的联合。因此，目前紫杉醇和铂类联合的化疗方案是治疗输卵管癌的一线用药。

（3）内分泌治疗：由于输卵管上皮源于副中肾管，对卵巢激素有反应，所以可用激素药物治疗：若输卵管癌肿瘤中含有雌、孕激素受体，可应用抗雌激素药物如他莫昔芬及长期避孕激素如己酸孕酮、甲羟孕酮等治疗。但目前对激素的治疗作用还没得到充分的肯定。

（4）放射治疗：放疗仅作为输卵管癌的综合治疗的一种手段，一般以体外放射为主。对术时腹腔积液内找到癌细胞者，可在腹腔内注入 ^{32}P。对于Ⅱ、Ⅲ期手术无肉眼残留病灶，腹腔积液或腹腔冲洗液细胞学阴性，淋巴结无转移者，术后可辅以全腹加盆腔放疗或腹腔内同位素治疗。对不能切除的肿瘤患者，放疗可使癌块缩小，粘连松动，以便争取获得再次手术机会，但残留病灶者效果不及术后辅助化疗。盆腔照射量不应低于 5 000 ~ 6 000 cGy/4 ~ 6 周；全腹照射剂量不超过 3 000 cGy/5 ~ 6 周。有学者认为在外照射后再应用放射性胶体 ^{32}P 则效果更好。在放疗后可应用化疗维持。

（5）复发的治疗：在综合治疗后的随诊过程中，如出现局部盆腔复发或原有未切除的残留癌灶经化疗后可考虑第二次手术。

7. 预后

原发性输卵管癌预后差，但随着对输卵管癌的认识、诊断及治疗措施的提高和改进，其 5 年生存率明显提高。因此，对晚期的患者术后积极地放、化疗，虽不能根除癌瘤，但能延长生存期。输卵管癌的预后更多地取决于期别，因此分期和区分肿瘤是原发性抑或转移性更为重要。转移性输卵管癌远远多于原发性输卵管癌。

影响预后的因素如下：

（1）临床分期：是重要的影响因素，期别愈晚期预后愈差。随期别的提高生存率逐渐下降。Peter 等研究了 115 例输卵管癌患者，发现管壁浸润越深，预后越差，术后残留病灶大者预后差。

（2）初次术后残存瘤的大小：也是影响预后的重要因素。Eddy 分析了 38 例输卵管癌病理，初次手术后未经顺铂治疗的患者中，肉眼无瘤者的 5 年生存率为 29%，残存瘤大于或等于 2 cm 者仅为 7%。初次手术后用顺铂治疗的病例，肉眼无瘤者的 5 年生存率为 83%，残存瘤大于或等于 2 cm 者的为 29%。

（3）输卵管浸润深度：肿瘤仅侵犯黏膜层者预后好，相反穿透浆膜层则预后差。

（4）辅助治疗：是否接受辅助治疗对其生存率的影响有显著性差别，接受了以顺铂为主的化疗患者其生存时间明显高于没有接受化疗者。

（5）病理分级：关于肿瘤病理分期对预后的影响尚有争议，近年来多数研究报道病理分期与预后无明显关系，其对预后的影响不如临床分期及其他重要。

8. 随访

目前还没有证据表明密切监护对于改善输卵管癌无症状患者的预后、提高生活质量有积极意义。然而，对于治疗后长期无瘤生存患者复发时早期诊断被认为可以提供最好的预后。随访的目的：①观察患者对治疗后的近期反应。②及早认识，妥善处理治疗相关的并发症，包括心理紊乱。③早期发现持续存在的病灶或者疾病的复发。④收集有关治疗效果的资料。⑤对早期患者，提供乳腺癌筛查的机会；保守性手术的患者，提供筛查宫颈癌的机会。

总的来说，随访的第一年，每 3 个月复查一次；随访间隔逐渐延长，到 5 年后每 4 ~ 6 个月复查一次。每次随访内容：详细复习病史，仔细体格检查（包括乳房、盆腔和直肠检查）排除任何复发的征象。虽然文献对 CA125 对预后的影响仍不清楚，但仍应定期检查血 CA125，特别是初次诊断发现 CA125

升高的患者。影像学检查例如盆腔超声检查、CT、MRI 应当只在有临床发现或者肿瘤标记物升高提示肿瘤复发时才进行检查。所有宫颈完整患者要定期行涂片检查。所有 40 岁以上或有强的乳腺癌家族史的年轻患者，每年都要行乳房扫描。

（二）其他输卵管恶性肿瘤

1. **原发性输卵管绒毛膜癌（Primary Choriocarcinoma of Fallopian Tube）**

本病极为罕见，多数发生于妊娠后妇女，和体外受精（IVF）有关，临床表现不典型，故易误诊。输卵管绒毛膜癌大多数来源于输卵管妊娠的滋养叶细胞，少数来源于异位的胚胎残余或具有形成恶性畸胎瘤潜能的未分化胚细胞。来源于前者的绒癌发生于生育期，临床症状同异位妊娠或伴有腹腔内出血，常误诊为输卵管异位妊娠而手术；来源于后者的绒癌，多数在 7～14 岁发病，可出现性早熟症状，由于滋养叶细胞有较强的侵袭性，能迅速破坏输卵管壁，在早期就侵入淋巴及血管而发生广泛转移至肺脏、肝脏、骨及阴道等处。

肿瘤在输卵管表面呈暗红色或紫红色，切面见充血、水肿、管腔扩张，腔内充满坏死组织及血块。镜下见细胞滋养层细胞及合体滋养层细胞大量增生，不形成绒毛。

诊断主要依据临床症状及体征，结合血、尿内绒毛膜促性腺激素（HCG）的测定，X 线胸片等检查，但最终确诊有待病理结果。本病应与以下疾病鉴别。

（1）子宫内膜癌：可出现阴道排液，但主要临床症状为不规则阴道流血，诊刮病理可鉴别。

（2）附件炎性包块：有不孕或盆腔包块史，妇科检查可在附件区触及活动受限囊性包块。

（3）异位妊娠：两者均有子宫正常，子宫外部规则包块，均可发生大出血，但宫外孕患者 HCG 滴度增高程度低于输卵管绒癌，病理有助确诊。

本病可以治愈。先采用手术治疗，然后根据预后因素采用化疗。如果肿瘤范围局限，希望保留生育功能者可以考虑保守性手术；如输卵管绒毛膜癌来源于输卵管妊娠的滋养叶细胞，其生存率约 50%；如来源于生殖细胞，预后很差。

2. **原发性输卵管肉瘤（Primary Salpingosarcoma）**

本病罕见，其与原发性输卵管腺癌之比为 1：25。迄今文献报道不到 50 例，主要为纤维肉瘤和平滑肌肉瘤。肿瘤表面常呈多结节状，可见充满弥散性新生物、质软、大小不等的包块。本病可发生在任何年龄妇女，临床症状同输卵管癌，主要为阴道排液，呈浆液性或血性，继发感染时排出液呈脓性。部分患者亦以腹胀、腹痛或下腹部包块为症状，由于肉瘤生长迅速常伴有全身乏力、消瘦等恶病质症状。此病需与以下疾病相鉴别。

（1）附件炎性包块：均可表现腹痛、白带多及下腹包块，但前者有盆腔炎症病史，抗感染治疗有效。

（2）子宫内膜癌：有阴道排液的患者需要与子宫内膜癌鉴别，分段诊刮病理可确诊。

（3）卵巢肿瘤：多无临床症状，伴有腹腔积液，B 超可协助诊断。

治疗以手术为主，再辅以化疗或放疗，预后差。

3. **输卵管未成熟畸胎瘤（Immature Teratoma of Fallopian Tube）**

本病极少见，却可以发生在有生育要求的年轻女性，虽然治愈率高，但进展较快，因此早期诊断早期治疗十分重要，预后较差。虽然直接决定患者的预后因素是临床分期，但肿瘤组织分化程度、幼稚成分的多少和预后有密切关系。治疗采用手术治疗，然后根据相关预后因素采用化疗。如果要保留生育功能，任何期别的患者均可以行保守性手术。化疗方案采用卵巢生殖细胞肿瘤的化疗方案。

4. **转移性输卵管癌（Metastatic Carcinoma of Fallopian Tube）**

本病较多见，占输卵管恶性肿瘤的 80%～90%，其主要来自卵巢癌、子宫体癌、子宫颈癌，远处如直肠癌、胃癌及乳腺癌亦可转移至输卵管。临床表现因原发癌的不同而有差异。镜下其病理组织形态与原发癌相同。其诊断标准如下。

（1）癌灶主要在输卵管浆膜层，肌层、黏膜层正常或显示慢性炎症。若输卵管黏膜受累，其表面上皮仍完整。

（2）癌组织形态与原发癌相似，最多见为卵巢癌、宫体癌和胃肠癌等。

（3）输卵管肌层和系膜淋巴管内一般有癌组织存在，而输卵管内膜淋巴管很少有癌细胞存在。

治疗按原发癌已转移的原则处理。

5. 临床特殊情况的思考和建议

（1）临床特征：对于输卵管癌的临床表现，应对此病有一定认识并提高警惕，并通过进一步的实验室检查，尽可能在术前做出早期诊断。

因此，有以下情况下者应考虑输卵管癌的可能：有阴道排液、腹痛、腹块三大特征者，持续存在不能解释的不规则子宫出血，尤其在35岁以上，尤其对于细胞学涂片阴性，刮出子宫内膜也阴性的患者；持续存在不能解释的异常阴道排液，排液呈血性，年龄大于35岁；持续存在不能解释的下腹及（或）下背疼痛；在宫颈涂片中出现一种不正常的腺癌细胞；在绝经前后发现附件肿块。

（2）输卵管癌术前的诊断问题：输卵管癌常误诊，过去术前诊断率为2%，近数年来由于提高认识及进一步的辅助诊断，术前诊断率提高到25%~35%。

术前不易做出确诊的原因可能是：由于输卵管癌少见，常被忽视；输卵管位于盆腔内，常不能感觉到；较多患者肥胖，而且由于激素低落而阴道萎缩，所以检查不够正确；肿瘤发展早期症状很不明显，下腹疼痛常伴有其他不同的盆腔疾病，故常误诊为绝经期的功能紊乱。

（3）对于双侧输卵管癌究竟是原发还是继发问题：双侧输卵管均由副中肾管演化而来，在同一致癌因素下，可以同时发生癌。文献报道0~Ⅱ期输卵管癌双侧性占70%，Ⅲ~Ⅳ期占30%。因此，晚期输卵管癌转移是引起双侧累及的主要原因。转移而来的腺癌首先侵犯间质和肌层，而黏膜皱襞上皮常保持完好。但现在也有不少学者认为卵巢癌可能为输卵管癌灶转移而来，尚待进一步证明。

（4）输卵管腺癌并发子宫内膜癌是原发还是继发问题：两者病灶均较早，无转移可能性，应视两者均为原发性；子宫内膜转移病灶是局灶性侵犯间质，并见有正常腺体夹杂其中，对四周组织常有压迫，无过渡形态。

（5）输卵管肿瘤并发妊娠问题：输卵管肿瘤是一种较罕见的女性生殖系统的肿瘤。输卵管良性肿瘤较恶性肿瘤更少见。输卵管肿瘤患者常伴有不孕史，故其并发妊娠仅见个案报道。由于常无临床症状，很少在术前做出诊断。

第五节 绒毛膜癌

一、概述

绒毛膜癌（Choriocarcinoma），简称绒癌，是一种高度恶性的滋养细胞肿瘤。其特点是滋养细胞失去了原来绒毛或葡萄胎的结构，散在地侵入子宫肌层，不仅造成局部严重破坏，并可转移至身体其他部位。绝大多数绒癌继发于正常或不正常的妊娠之后，称为"妊娠性绒癌"，主要发生于育龄妇女，是由妊娠滋养细胞恶变所致。

二、诊断

（一）临床表现

前次妊娠史：绒癌可继发于正常或不正常妊娠之后，故前次妊娠史可认为葡萄胎，也可认为流产、足月产或异位妊娠，前次妊娠后至发病，其间隔时间不定，有的妊娠开始即可发生绒癌。中间无间隔期，也有报道间隔可长达18年者。

临床症状和体征：常见症状为葡萄胎、流产或足月产后出现阴道持续不规则出血，有时也可出现一段时间正常月经之后再闭经，然后发生阴道出血。绒癌出现远处转移后，则因转移部位不同而发生不同的症状，如阴道转移瘤破裂可发生阴道大出血；发生肺转移者，可出现咯血、胸痛及憋气等症状；发生脑转移后可表现出头痛、呕吐、抽搐、偏瘫甚至昏迷等。长期阴道出血者可发生严重贫血，肿瘤在体内破坏及大量消耗，也可使患者极度衰弱，出现恶病质。妇科检查时可发现阴道有暗红色分泌物，子宫增大、柔软、形状不规则，有时可发现宫旁两侧子宫动脉有明显搏动，并可触到像猫喘样的血流漩涡感觉，这一征象是因为宫旁组织内有转移瘤或动静脉瘘的形成。

（二）辅助检查

血 HCG 测定：一般足月产或流产后血 HCG 在 1 个月内转为阴性，葡萄胎完全排出后 3 个月血 HCG 亦应转阴。如超过上述时间，血 HCG 仍未正常，或一度正常后又转为阳性，在除外胎盘残留、不全流产或残余葡萄胎的情况下，应考虑是否有绒癌的可能。

上述临床病史的情况下，胸部 X 线检查发现肺部转移阴影或出现其他脏器转移。

盆腔动脉造影常见的表现有：①子宫动脉扩张、扭曲，子宫肌壁血管丰富，病灶部位出现多血管区。②子宫肌层动静脉瘘出现。③造影剂大量溢出血管外，形成边缘整齐均匀的"肿瘤湖"征象。④造影剂滞留，呈头发团样充盈，又称肿瘤着色。

彩色多普勒超声显像：由于滋养细胞肿瘤具有极强的亲血管特点，一旦病灶侵蚀子宫肌层，彩超检查常可发现广泛的肌层内肿瘤血管浸润及低阻性血流频谱。该技术不仅对早期确定滋养细胞疾病的性质，而且对判断化疗效果及预测病变转归均有十分重要的意义。

（三）绒癌的病理诊断标准

在子宫肌层或其他切除的器官可见有大片坏死和出血，在其周围可见大片生长活跃的滋养细胞，并且肉眼及镜下均找不到绒毛结构，并以此作为鉴别绒癌与侵蚀性葡萄胎的标准。

（四）鉴别诊断

在得不到子宫或其他转移器官的标本供病理检查时，临床上可根据以下两点初步鉴别绒癌和侵蚀性葡萄胎。

根据末次妊娠性质：凡是继发于流产或足月产后发生恶变的，临床诊断为绒癌；根据葡萄胎排出的时间：凡葡萄胎排出后在 1 年之内者诊断为侵蚀性葡萄胎，超过 1 年者，均诊断为绒癌。

三、临床分期及预后评分标准

根据该肿瘤的发展过程，1962 年宋鸿钊教授提出的滋养细胞肿瘤临床分期法（表 4-2），并于 1985 年由世界卫生组织（WHO）推荐给国际妇产科联盟（FIGO），经修改后于 1992 年正式采用为国际统一临床分期标准。FIGO 于 2000 年审定并通过的新的分期及预后评分标准（表 4-3 与表 4-4）中，其基本框架仍分为Ⅰ、Ⅱ、Ⅲ、Ⅳ期，删除了原有的 a、b、e 亚期，但以修改后的 FIGO 评分替代。临床诊断时应结合解剖分期与预后记分，如一患者为绒癌脑转移，预后评分为 16 分，则诊断时应标注为绒癌Ⅳ：16。该分期与评分系统更加客观地反映了滋养细胞肿瘤患者的实际情况，在疾病诊断的同时更加简明地指出了患者除分期之外的病情轻重及预后危险因素。一些期别较早的患者可能存在较高的高危因素，而一些期别较晚的患者可能仍属于低危组。诊断时新的分期与评分系统的结合，更有利于患者治疗方案的选择及对预后的评估。

表 4-2 宋鸿钊教授提出的滋养细胞肿瘤临床分期法

期别	定义
Ⅰ	病变局限于子宫
Ⅱ	病变超出子宫但局限于生殖器官 Ⅱa 转移至宫旁组织或附件 Ⅱb 转移至阴道
Ⅲ	病变转移至肺伴或不伴生殖道转移 Ⅲa 转移瘤直径小于 3cm 或片状阴影不超过一侧肺之半 Ⅲb 转移灶超过上述范围
Ⅳ	病变转移至脑肝肠肾等其他器官

表 4-3 滋养细胞肿瘤 FIGO 解剖分期标准

期别	定义
Ⅰ	病变局限于子宫
Ⅱ	病变超出子宫但局限于生殖器官（宫旁、附件及阴道）
Ⅲ	病变转移至肺伴或不伴有生殖道转移
Ⅳ	病变转移至脑肝肠肾等其他器官

表 4-4 滋养细胞肿瘤 FIGO 预后评分标准

预后因素	计分			
	0	1	2	3
年龄（岁）	<39	>39		
末次妊娠	葡萄胎	流产	足月产	
妊娠终止至化疗开始的间隔（月）	<4	4~6	7~12	>12
HCG（mIU/mL）	$<10^3$	10^3~10^4	10^4~10^5	$>10^5$
肿瘤最大直径（cm）	3~4	>5		
转移部位	脾、肾	胃肠道	脑、肝	
转移瘤数目	1~4	4~8	>8	
曾否化疗			单药化疗	多药化疗

四、治疗

在发现有效化疗药物之前，一旦诊断为绒癌均采用子宫切除的方法治疗，但疗效极差，除少数病变局限于子宫的患者能存活外，凡有转移者几乎全部难以治愈。自 20 世纪 50 年代首先证实大剂量甲氨蝶呤能有效治疗恶性滋养细胞肿瘤以及随后发现了一系列有效化疗药物后，其治愈率得到明显提高。并开创了以化疗为主，手术及放疗为辅治疗绒癌的新纪元。

（一）化学药物治疗

1. 常用化疗药物

自 50 年代后期，找到几种有效的化疗药物后，绒癌的治疗效果才有了明显的提高。国外最早试用成功的是甲氨蝶呤（Methotrexate，MTX），我国最早试用成功的是 6-巯基嘌呤（6-mercaptopurine，6-MP）。为解决药物过量的不良反应及耐药问题，又随后找到了 5-氟尿嘧啶（5-flu-orouracil，5-FU）、更生霉素（Kengsengmycin，KSM）、硝卡芥（Nitrocaphane，AT1258）等一系列化疗药物。单药或联合应用均可取得明显疗效。用于治疗恶性滋养细胞肿瘤常用化疗药物的作用机制及主要不良反应如表 4-5 所示。

2. 单药化疗

主要用于病灶局限于子宫及低危转移性滋养细胞肿瘤患者。①5-氟尿嘧啶：按每天每千克体重 28~30 mg，溶于 5% 葡萄糖 500 mL，均速静脉点滴 8 小时，8~10 天为 1 疗程，疗程间隔为 2 周。②更生霉素：按每天每千克体重 10~13 μg，溶于 5% 葡萄糖 500 mL，静脉滴注，5 天为 1 疗程，疗程间隔为 12~14 天。③甲氨蝶呤-四氢叶酸方案：按每天每千克体重 1.0~2.0 mg，深部肌内注射，第 1，3，5，7 天隔日用药 1 次。在 MTX 给药后 24 小时，第 2，4，6，8 天按每天每千克体重 0.1~0.2 mg 肌内注射四氢叶酸，8 天为 1 个疗程，疗程间隔为 12~14 天。

3. 联合化疗

对肿瘤出现多处转移或 FIGO 预后评分为高危患者，应采用两种或两种以上的药物联合化疗。以 5-

氟尿嘧啶或氟尿苷为主的联合化疗方案或者以甲氨蝶呤为主的 EMA/CO 方案（鬼臼乙叉甙、甲氨蝶呤、放线菌素 D、环磷酰胺及长春新碱）可作为首选联合方案。如果患者对以 5-FU 为主的联合化疗或 EMA/CO 发生耐药，亦可采用以顺铂等联合化疗方案治疗，以提高缓解率。近年来临床医师也在不断寻找一些新的化疗药物及方案治疗耐药性滋养细胞肿瘤患者，Van Besien 等报道采用超大剂量联合化疗方案（异环磷酰胺、卡铂、足叶乙甙）及自体造血干细胞移植治疗耐药患者取得满意效果。紫杉醇作为新一代植物碱类抗肿瘤药，对耐药患者的治疗也有成功的报道，但多为个案或少数病例，其确切疗效尚有待进一步临床验证。

表 4-5 常用化疗药物及主要不良反应

类型	药名	作用机制		主要不良反应
烷化剂	环磷酰胺	（CTX）	通过与细胞内大分子呈共价结合而发挥作用，属于细胞周期非特异性药物（CCNSA）	骨髓抑制 出血性膀胱炎
抗代谢药物	硝卡芥 异环磷酰胺 6-巯基嘌呤 5-氟尿嘧啶 甲氨蝶呤	（AT1 258） （IFO） （6-MP） （5-FU） （MTX）	为生理代谢物（嘌呤、嘧啶、叶酸等）的结构类似物，其作用是通过干扰正常代谢物的功能，影响核酸合成，作用机制是抑制与正常代谢物合成有关的酶类，属于细制与正常代谢物合成有关的酶类，属于细胞周期特异性药物（CCSA）	骨髓抑制 出血性膀胱炎 骨髓抑制 骨髓抑制 胃肠道反应 骨髓抑制 肝肾毒性
抗癌抗生素	更生霉素	（KSM）	外渗会导致局部组织坏死	心肌毒性
植物碱类	博来霉素 长春新碱 鬼臼乙叉甙	（BLM） （VCR） （VP16）	作用于 DNA-RNA-蛋白质合成过程的不同环节而起作用，为 CCNSA 作用于微管蛋白，破坏纺锤体的形成，干扰核分裂，为 CCSA	骨髓抑制尤以血小板为甚 肺纤维化 神经毒性 骨髓抑制
铂类化合物	顺铂	（DDP）	与 DNA 产生链间交联与链内交联，破坏 DNA 的模板信息复制，抑制 DNA 合成，大剂量时也可抑制 RNA 及蛋白质的合成，为 CCNSA	肾及神经系统毒性 骨髓抑制
紫杉醇		（Paclitaxel）	与细胞微管蛋白结合，促进微管聚合，抑制解聚，阻断有丝分裂，抑制肿瘤生长	骨髓抑制 过敏反应 心血管反应

（二）手术治疗

在进行有效化疗之前，恶性滋养细胞肿瘤的治疗主要为手术切除子宫，但效果极差。自证明大剂量化疗能有效地治疗该肿瘤后，手术就逐步居于治疗的次要地位。然而，在某些情况下，手术治疗仍有十分重要的价值。主要适应证如下。

（1）当原发病灶或转移瘤大出血（如子宫穿孔、肝脾转移瘤破裂出血等），如其他措施无效，常需立即手术切除出血器官，以挽救患者生命。

（2）对年龄较大且无生育要求的患者，为缩短治疗时间，经几个疗程化疗，病情稳定后，可考虑进行子宫切除术。

（3）对于子宫或肺部病灶较大，经多疗程化疗后，血 HCG 已正常，而病变消退不满意者，亦可考虑手术切除。

（4）对于一些耐药病灶，如果病灶局限（如局限于子宫或局限于一叶肺内），亦可考虑在化疗的同时辅以手术切除。

（三）放射治疗

在应用有效化疗药物之前，放射治疗也常用来治疗绒癌的肺或阴道转移。然而随着化疗药物治疗的长足进展，放射治疗对该肿瘤的应用价值已日渐局限。但在某些情况下，放射治疗仍有一定的作用，特别是对顽固性耐药病灶的治疗、预防转移灶出血及减轻疼痛等方面效果尚可。有文献报道，对脑转移及肝转移患者，采用全脑或全肝照射，约有50%的患者可获痊愈。

（四）选择性动脉插管介入治疗

随着介入性放射技术的不断发展，选择性动脉插管灌注化疗或动脉栓塞治疗已开始应用于滋养细胞肿瘤的治疗。

由动脉内注入化疗药物，药物直接进入肿瘤供血动脉，肿瘤内药物浓度比一般周围静脉给药高得多，从而可明显提高疗效。其尤其是对于肿瘤细胞增殖周期较快的滋养细胞肿瘤，采用保留动脉插管持续灌注的方法，能有效提高时间依从性抗代谢药物的疗效，特别是对于需要保留生育功能的患者疗效显著。

选择性动脉栓塞术可用于治疗滋养细胞肿瘤导致的腹腔内出血或子宫出血。动脉造影能很快明确出血部位，选择性动脉栓塞术可准确地阻断出血部位血供，达到止血目的。该手术操作时间短、创伤小，对绒癌子宫出血患者在保守疗法无效时，可考虑进行子宫动脉栓塞术而达到保留生育功能的目的。对肝脾转移瘤破裂大出血患者也是一种有效的应急措施，使某些无法承受手术的患者可能获得治疗机会。

五、预后

自有效化学药物治疗开始后，绒癌的预后发生了根本性改变，其死亡率由过去的90%以上逐步下降到低于10%，从而使其最早成为可治愈的癌瘤之一。虽然绒癌的治疗效果得到了极大的改善，但以下因素仍对其预后起到十分重要的影响。

患者年龄：年龄对预后有一定的影响，年龄大于40岁者，其预后比小于40岁的患者差。

末次妊娠性质：来自葡萄胎者，其预后好于来自流产及足月产的患者。

发病至诊断明确的间隔时间：诊断越早，治疗越及时，其预后越好；反之则预后较差。

血绒毛膜促性腺激素水平：该激素水平越高，说明肿瘤细胞增殖分裂越活跃、侵蚀能力越强、恶性程度越高。

肿瘤病灶大小：无论原发灶还是转移灶，直径越大，预后越差。

转移瘤部位及数目：发生脑肝转移者预后最差，其次是胃肠道及脾、肾的转移者，预后也较差。转移瘤数目越多，治疗效果越不令人满意。

是否曾经进行过化疗：接受过化疗者，发生耐药的可能性较大，对患者的预后也将产生不良影响。

总之，为进一步提高恶性滋养细胞肿瘤的治疗效果，改善患者预后，就应做到对该疾病的早期诊断与及时正规的化疗。

第五章　妊娠期症状

第一节　恶心与呕吐

恶心是一种可以引起呕吐冲动的胃内不适、紧迫欲吐的感觉，常伴有迷走神经兴奋症状，如皮肤苍白、头晕、流涎、血压降低及心动过缓等。呕吐是通过胃的强有力收缩迫使胃内容物或一部分小肠内容物经口排出的病理生理反射。恶心常为呕吐的前驱感觉，但两者可伴随或单独出现。

恶心与呕吐是早孕期妇女常见症状之一，病因可能是由于体内高浓度孕激素、HCG 的作用使胃肠平滑肌张力降低，贲门括约肌松弛，胃内容物逆流至食管下部导致恶心、呕吐。此外，也可与神经系统功能障碍、自主神经功能失调有关。

一、病史要点

（1）询问月经周期、末次月经时间，明确有无停经。
（2）恶心、呕吐、的发生、终止时间与停经月份有无相关性。
（3）食欲不振、恶心、呕吐的发生是否与进食、饮酒、药物使用、精神刺激等因素有关。
（4）是否有阴道出血及阴道出血的时间、量、颜色；有无腹痛，如有腹痛应注意询问腹痛的部位、性质、持续时间及有无诱因；有无腹泻、便秘等症状。
（5）是否伴有发热、头痛、头晕、耳鸣、眩晕。
（6）发病的缓急，呕吐是否为喷射状，呕吐物的性状和量，既往有无肝炎、胃肠疾病，不良妊娠史。

二、体检及妇科检查重点

（1）体格检查：应注意患者的一般情况，有无脱水征，皮肤、巩膜是否黄染，浅表淋巴结有无肿大，瞳孔是否等大、等网，视盘有无水肿，有无颈强直，腹部有无压痛、反跳痛、肌紧张、包块，有无病理反射。
（2）妇科检查：注意子宫大小是否与停经月份相符，有无压痛；两侧有无包块及压痛。

三、重要辅助检查

（1）血 HCG 定量检测。
（2）血液生化检查：血常规、肝肾功能、电解质检查，必要时行血气分析等。
（3）尿液检查：行尿常规检查，注意有无酮体及其含量。
（4）B 超检查：子宫大小与停经月份是否相符；宫腔内有无胚囊、胚芽、胎心搏动；附件区有无包块。
（5）其他特殊检查：根据诊断需要决定检查项目。如患者有黄疸表现，应做肝炎病毒标志物检查，排除并发病毒性肝炎的可能；怀疑胃癌，应做大便常规、大便隐血、纤维胃镜检查取活检；如怀疑与脑部炎症有关，可行脑脊液检查；怀疑并发颅内占位性病变，应做头颅 CT 检查。

四、鉴别诊断

（一）早孕反应

孕妇在早孕时出现头晕、倦怠、择食、食欲不振、轻度恶心呕吐等症状，称为早孕反应。早孕反应与体内孕激素及 HCG 增多、胃酸分泌减少以及胃排空时间延长可能有关。

（1）约半数妇女于停经 6 周左右出现早孕反应。

（2）早孕反应一般对工作和生活影响不大，不需特殊治疗，多在妊娠 12 周前后自然消失。

（3）反应稍重者呕吐不限于晨间，并有食欲减退、疲乏无力、体重下降，但营养状况尚好，无代谢障碍，经休息、对症治疗及饮食调整多可缓解。

（4）尿妊娠实验阳性；尿酮体阴性。

（二）妊娠剧吐

妊娠剧吐是早孕反应严重，恶心、呕吐频繁，不能进食，影响工作、生活及身体健康，甚至威胁孕妇生命的一种病态。

妊娠剧吐与血中 HCG 水平增高关系密切，还可能与大脑皮质及皮质下中枢功能失调，致使下丘脑自主神经系统功能紊乱有关。

（1）停经 6 周左右 B 超显示宫内妊娠以排除葡萄胎。

（2）妊娠剧吐多见于年轻初产妇，一般在停经 6 周左右出现，初为早孕反应，尔后逐渐加重，直至呕吐频繁，不能进食。

（3）患者不能进食进饮，且不论摄食与否，常频发剧烈呕吐，每日呕吐次数在 10 次以上，难以用药物或其他方法控制。

（4）患者出现严重脱水及营养不良，明显消瘦，极度疲乏，精神萎靡，皮肤、黏膜苍白、干燥，眼球下陷，甚至出现血压下降。

（5）妊娠剧吐持续 4～8 周，经过积极治疗，大部分患者在孕 12 周后可好转。重症妊娠呕吐患者，病程可长达数周以上，以致严重营养缺乏。维生素 C 缺乏可致血管脆性增加，有出血倾向，严重者可有视网膜出血。

（6）持续脱水、饥饿与酸中毒可导致肝功能受损，出现黄疸，血胆红素、转氨酶升高，甚至出现黄色肝萎缩、昏睡状态。

（7）血液浓缩及尿量减少，尿中含有蛋白质及酮体，脉搏细速，可达每分钟 100～120 次，呼吸急促，体温持续 38℃以上。

（8）尿酮体强阳性。

（9）脉搏、呼吸、体温以及血生化检测有明显异常，治疗无效者在终止妊娠后症状可自行消退。

（10）个别妊娠剧吐严重而罕见者可因 B 族维生素摄入不足发生 Wernicke 脑病，引起神经精神症状，如精神障碍、眼球运动异常、共济失调三联征，表现为眼球震颤、视力障碍、步态和站姿受影响，木僵昏迷，有少数经治疗后仍死于肺水肿、呼吸肌麻痹等。

（三）葡萄胎

葡萄胎是指妊娠后胎盘绒毛滋养细胞异常增生，形成大小不一水泡，水泡间相连成串，形如葡萄而得名。葡萄胎分为完全性和部分性两类，其中大多数是完全性葡萄胎，且具有较高的恶变率；少数为部分性葡萄胎，恶变罕见。葡萄胎的发生可能与营养因素、病毒感染、卵巢功能不健全或已衰退、孕卵缺陷、细胞遗传异常、种族因素、原癌基因的过度表达及抑癌基因变异失活有关。

（1）妊娠呕吐较正常妊娠出现早，持续时间长，且症状严重。

（2）常在停经 2～4 个月后（平均为孕 12 周）发生不规则阴道流血，开始量少，以后逐渐增多，且常反复大量流血，有时可自然排出水泡状组织，此时往往出血较多。

（3）子宫异常增大、变软。由于绒毛水肿及宫腔积血，约 2/3 葡萄胎患者的子宫大于相应正常妊娠月份的子宫。

（4）由于大量 HCG 的刺激，患者双侧或一侧卵巢往往形成卵巢黄素化囊肿。

（5）葡萄胎在妊娠中期即可出现高血压、水肿、蛋白尿等妊娠期高血压疾病。

（6）可出现轻度甲状腺功能亢进症，T_3、T_4 增高或出现甲亢体征。

（7）血 HCG 异常升高，大于 100 KU/L，甚至高达 1 500～2 000 KU/L，且持续不降。孕期超过 12

周时血 HCG 水平仍极高。

（8）超声多普勒不能探及胎心。B超显示子宫多数明显大于停经月份，子宫腔内充满弥漫分布的光点和小囊样无回声区，无妊娠胚囊、胎儿结构及胎心搏动。

（四）神经症性呕吐

神经症性呕吐包括胃神经症、癔症。

（1）临床表现为食后即吐，量不多，呕吐声音大而吐出物多为唾液。

（2）患者可伴有精神、神经或躯体等方面的许多症状，但无相应的病理体征。

（3）呕吐可发生在任何时期，与妊娠月份无关，与进食及精神因素有关。

（4）此类患者多有不健康的个性特征，如性格内向、敏感多疑、主观急躁和自制力差。

（五）妊娠并发胃癌

早期胃癌常无典型的症状，有恶心、呕吐、嗳气、反酸、腹胀、隐痛、食欲不振及消瘦等症状，若上述症状在妊娠早期出现，常被误认为是早孕反应。

（1）呕吐症状不明显，在整个妊娠期持续食欲不振，孕妇呈进行性消瘦，可伴有中上腹痛。

（2）胃癌晚期可发生幽门梗阻、胃潴留，此时呕吐大量隔宿食物。

（3）大便隐血实验持续阳性。

（4）纤维胃镜检查及活检可确诊。

（六）妊娠并发病毒性肝炎

妊娠期新陈代谢明显增加，营养消耗加速，肝内糖原储备降低，不利于肝炎恢复；妊娠期增加的雌激素需在肝内灭活，妨碍了肝对脂肪的转运和胆汁的排泄；胎儿代谢产物在母体肝内解毒。这些均加重了肝脏负担，故孕期易感染病毒性肝炎。

（1）有与病毒性肝炎患者接触史或不洁饮食史、不洁注射或不洁输液史等。

（2）有恶心、呕吐症状；可伴有低热、头昏、乏力、食欲不振、厌油、腹胀、右上腹痛、腹泻。以上症状的发生与妊娠时间早晚无相关性。

（3）查体可发现皮肤、巩膜黄染，肝大，肝区叩击痛。

（4）辅助检查：主要是肝功能异常，血清肝炎病毒标志物检查阳性。

（七）妊娠并发脑膜炎、脑炎、脑水肿、颅内占位性病变

均可引起颅内压增高而发生呕吐。呕吐呈喷射性。呕吐前多无恶心，但有剧烈头痛，可伴有不同程度的意识障碍。体格检查可有神经系统阳性体征，脑脊液检查有助于对妊娠并发脑炎的诊断。头颅 CT 或 MRI 检查可用于妊娠并发颅内占位性病变的诊断。

第二节　早期妊娠腹痛

疼痛是由痛觉神经束梢传入的神经冲动，经脊髓丘脑束投射到皮质感觉分析区而产生的一种主观感觉症状。腹痛是妊娠期最常见的症状，其病因复杂，多数为器质性，也可为功能性；多由腹腔内器官病变引起，也可由腹腔外器官病变所致。因此，在诊断时要全面考虑，详细分析病史、临床表现及各项检查结果才能得出正确的诊断。临床上按起病急骤与病程长短可分为急性腹痛和慢性腹痛两大类。妊娠早期急性腹痛主要是由妊娠并发症或并发症，如异位妊娠，流产，妊娠并发卵巢肿瘤蒂扭转，妊娠并发阑尾炎、胰腺炎、胆囊炎、胆石症所引起。

一、病史要点

（1）月经史：包括末次月经时间、月经周期，以确定有无停经史。

（2）有无不良妊娠史及生育史，既往史；有无子宫肌瘤、卵巢肿瘤、胃溃疡、胆囊炎。

（3）应了解腹痛开始时间及持续时间、腹痛部位，腹痛最早出现的部位或最显著的部位常提示为病变部位，但必须注意妊娠期增大的子宫会使腹腔脏器移位，故应注意病变部位与子宫的关系。还应注意

腹痛的性质与程度，间歇性或痉挛性疼痛多见于子宫收缩；持续性疼痛一般为腹腔内脏器炎症，如阑尾炎、胆囊炎等；持续性疼痛阵发性加重或撕裂样剧烈疼痛多见于异位妊娠、卵巢肿瘤蒂扭转。

（4）注意腹痛诱因与伴随症状：如体位突然改变可诱发卵巢肿瘤蒂扭转；用力不当的妇科检查可诱发卵巢肿瘤破裂；暴饮暴食是急性胰腺炎的诱因。还应注意腹痛的伴随症状，有无发热、白带增多、阴道流血、恶心、呕吐，有无晕厥、肛门坠胀、放射性疼痛和休克。若腹痛伴发热、恶心、呕吐，多见于腹腔脏器炎症；腹痛伴晕厥、肛门坠胀、放射性疼痛和休克多见于腹腔内出血。

（5）其他：如既往有无相似的发作史等。

二、体检及妇科检查重点

（1）一般检查：测量体温、脉搏、呼吸、血压，注意有无贫血貌和休克体征。

（2）检查腹部有无压痛、肌紧张及反跳痛；疼痛的部位、范围、程度；腹部有无包块及包块的大小、形状和活动度；肠鸣音亢进或减弱；腹部有无移动性浊音。

（3）阴道壁是否充血、出血、有无赘生物及分泌物性状，若有异常，需取白带检查。

（4）宫颈有无着色、宫口是否开大、宫颈有无举痛，宫颈口有无出血或被组织物堵住，注意鉴别血液是来自宫腔还是宫颈。

（5）宫体大小是否与停经月份相符，质地，有无压痛。

（6）两侧有无增厚、压痛、有无包块及其质地、大小、形状、活动度，表面是否光滑、周围有无粘连。

三、重要辅助检查

（1）血 HCG 可进行定量检测。

（2）血液检查：注意血红蛋白含量、红细胞计数、白细胞总数和分类，有无电解质紊乱、肝酶是否升高等。

（3）阴道后穹穿刺：抽出不凝固血液提示腹腔内出血，考虑异位妊娠；抽出脓液提示盆腔脓肿；抽出混浊液体检查为渗出液则为炎症。

（4）B超检查：盆腔B超检查注意子宫大小与停经月份是否相符；宫腔内有无胚囊、胚芽、胎心搏动；附件区有无包块；盆腔有无积液；考虑并发有胆囊和胰腺疾病时做上腹部B超检查，注意观察胆囊大小、有无结石和胰腺的形态。

（5）其他检查：根据诊断需要决定检查项目。如患者有黄疸表现，应做肝炎病毒标志物检查，排除并发病毒性肝炎的可能；怀疑有胰腺炎应检查血、尿淀粉酶。

四、鉴别诊断

（一）异位妊娠

异位妊娠是指受精卵着床于子宫腔以外的妊娠，最常见的是输卵管妊娠。

（1）患者有停经、阴道流血、腹痛三大症状：停经时间多不超过 6～8 周，20%～30% 的患者可无明显的停经史。阴道流血不规则，量少，淋漓不净。

（2）腹痛特点：腹痛往往是输卵管妊娠患者就诊的主要症状。输卵管妊娠发生流产或破裂之前，腹痛常表现为一侧下腹部隐痛或酸胀感。当发生输卵管妊娠流产或破裂时，表现为一侧下腹部撕裂样疼痛。

（3）伴随症状：输卵管妊娠流产或破裂时可伴有恶心、呕吐，当腹腔内出血较多时，可出现晕厥、肛门坠胀，甚至肩胛部放射性疼痛。失血过多时可出现休克。

（4）体检及妇科检查：在腹腔有内出血时，可有贫血貌及休克体征；腹部检查下腹部有压痛、反跳痛，尤以病侧为甚，但肌紧张不明显。若出血量＞500 mL 者移动性浊音可为阳性。妇科检查可发现阴道有少量血液，宫颈举痛，阴道后穹饱满、有触痛，子宫正常或略大，较软。内出血较多时子宫可有漂浮感，一侧附件区可触及包块，压痛明显，包块大小、形状、质地不一，边界多不清楚。

（5）辅助检查：①血 HCG 阳性，但滴度远低于同期正常妊娠。②在腹腔有内出血时，阴道后穹穿刺可抽到暗红色的陈旧性不凝血。③B超检查宫腔内无孕囊，腹腔内出现异常液性暗区，或附件包块内见有妊娠囊及胚芽、原始胎心搏动。④必要时宫腔诊刮可协助排除宫内孕。腹腔镜检查可确诊。

（二）流产

凡妊娠不足 28 周、胎儿体重不足 1 000 g 而终止妊娠者称为流产。妊娠 12 周内流产系早期流产。流产的主要症状是腹痛和阴道流血。

1. 腹痛性质

流产引起的腹痛为阵发性宫缩痛。

2. 腹痛与阴道流血的关系

早期流产往往是先有阴道流血，后出现腹痛。晚期流产则多为先有腹痛，后有流血。

（三）妊娠并发急性阑尾炎

妊娠并发阑尾炎是妊娠较常见的外科并发症，但妊娠本身并不诱发阑尾炎。由于妊娠期子宫增大，阑尾位置发生改变，使得妊娠中晚期阑尾炎症状、体征不典型，给诊断增加了困难。同时由于妊娠期盆腔器官充血，阑尾也充血，加之大网膜被增大的子宫推移，不能及时包裹和局限发炎的阑尾，从而加速妊娠期阑尾炎的病程发展，容易引起阑尾穿孔及弥漫性腹膜炎，流产和早产发生率亦明显增加。

（1）早期妊娠并发急性阑尾炎，临床可表现为转移性右下腹痛，伴恶心、呕吐、发热，体温一般在 38℃ 左右。

（2）检查发现右下腹麦氏点压痛、反跳痛和肌紧张。早期妊娠并发急性阑尾炎其症状、体征与非妊娠时急性阑尾炎相似。妊娠中晚期急性阑尾炎的压痛和肌紧张较不明显，且位置上移。

（3）血常规检查：白细胞升高。

（四）妊娠并发卵巢肿瘤蒂扭转

妊娠并发卵巢肿瘤蒂扭转是常见的产科急腹症，由于妊娠期或产褥期子宫位置改变，约 10% 的卵巢肿瘤可并发蒂扭转。

1. 腹痛

本病典型症状是突然发生一侧下腹剧痛，常伴恶心、呕吐，一般无发热。

2. 病史及诱因

患者妊娠前多有下腹部包块史。突然改变体位或向同一方向连续地转动，常为卵巢肿瘤蒂扭转的诱因。

3. 腹部检查

早期妊娠并发卵巢肿瘤蒂扭转，有时可扪及下腹包块，有压痛。

4. 妇科检查

早期妊娠可触及附件区包块，边界清晰，张力较大，触痛明显。

5. B超检查

可发现肿块的部位、大小、形态及性质。

（五）妊娠并发急性胆囊炎、胆石症

急性胆囊炎、胆石症可发生于妊娠期任何阶段，尽管其发病率不高，但由于妊娠期孕激素水平增高，胆囊及胆管平滑肌松弛，胆囊排空缓慢，胆汁淤积，加之雌激素水平增高，胆汁中胆固醇成分增多，胆盐分泌减少，故妊娠是胆囊炎和胆结石的重要诱因。

（1）常在进食高脂餐后发病。

（2）主要临床表现为突然发生的右上腹剧烈绞痛，阵发性加重，疼痛常向右肩或右背部放射，伴恶心、呕吐、发热。

（3）检查右上腹有压痛和肌紧张，Murphy 征阳性，并常在右上腹扪及肿大而有触痛的胆囊，感染严重时可出现黄疸。

（4）辅助检查可见血白细胞计数升高；腹部 B 超显示胆囊增大，囊壁增厚，大部分患者还可见到胆囊结石影像。

（六）妊娠并发急性胰腺炎

妊娠并发急性胰腺炎较少见，但急性胰腺炎并发胰腺坏死，预后不良，孕妇病死率高达37%，应予重视。急性胰腺炎可分为急性水肿型和出血坏死型，发病与胆管疾病、四环素、氯噻嗪类利尿药使用等有关。

（1）常在饮酒和高脂肪、高蛋白质饮食后突然发作上腹部疼痛，疼痛先从上腹中部或偏左开始，后扩散至整个左上腹及中上腹；疼痛呈持续性剧烈的刀割样或刺痛，阵发性加重，并放射至左肩部或腰部；常伴恶心、呕吐、发热或黄疸，并发感染者出现寒战和高热；严重者出现低血压、休克，甚至死亡。

（2）检查左上腹可有明显压痛、反跳痛和肌紧张，肠鸣音减弱或消失；腹部移动性浊音阳性；严重者腹部穿刺可抽出血性液体。

（3）辅助检查：包括血清淀粉酶在起病后6～12 h开始升高，48 h开始下降，持续3～5 d，血清淀粉酶超过正常值5倍即可诊断为本病；尿淀粉酶升高较晚，在发病后12～14 h开始升高，下降较慢，持续1～2周，定时测定尿淀粉酶含量对急性胰腺炎亦很有价值。血清脂肪酶常在病后24～72 h开始上升，升高超过1.5 IU，持续7～10 d，对病后就诊较晚的急性胰腺炎患者有诊断价值，且特异性也较高；腹部超声对胰腺肿大、脓肿及假囊肿有诊断意义，并可除外胆囊炎、胆结石所致的腹痛。

（七）妊娠并发急性胃肠炎

急性胃肠炎多因摄入细菌与毒素而引起。

（1）暴饮暴食或食入不洁食物后发病。

（2）上腹或全腹部持续性钝痛、阵发性痉挛性疼痛，疼痛常阵发性加剧，用解痉药后疼痛可缓解。

（3）一般先出现恶心、呕吐，随之出现腹泻，呕吐、腹泻严重者可诱发宫缩。

（4）上腹部或脐周有轻度压痛，无反跳痛及肌紧张；肠鸣音亢进。

（5）实验室检查：呕吐物及粪便可查到致病菌。

第三节 早期妊娠阴道出血

阴道出血是妇产科疾病中最常见的症状。妊娠期阴道出血多由妊娠本身异常或并发外阴、阴道、宫颈、子宫等部位病变引起，也可发生于生殖道创伤。妊娠早期阴道出血的常见病因有流产、葡萄胎、异位妊娠、生殖道创伤、宫颈和阴道病变。

一、病史要点

1. 月经史

既往月经周期情况、经量、经期、末次月经时间、阴道出血量多少，有无血凝块，并且与平时月经量比较以确定有无停经史。

2. 出血情况

出血时间、量及颜色，有无组织物排出。还应该注意出血持续时间。生育年龄的妇女在停经一段时间后出现阴道流血，则应考虑与妊娠有关的疾病，如流产、异位妊娠、葡萄胎、绒癌等。性生活后即出现阴道鲜血，应想到阴道损伤、早期宫颈癌、宫颈息肉或黏膜下子宫肌瘤的可能。

3. 伴随症状

早孕反应及其程度；有无疼痛或腹痛，如有腹痛，注意询问腹痛的部位、性质、持续时间。

4. 其他

性生活史，外伤史。

二、体检及妇科检查要点

1. 体检

注意检查患者的一般情况，体温，脉搏，呼吸，血压，有无贫血貌及贫血程度，有无休克体征，腹部有无压痛，肌紧张、反跳痛及包块。

2. 妇科检查

应该在消毒条件下进行，注意出血来源，检查外阴、阴道有无裂伤、赘生物，宫颈有无着色、举痛、糜烂、溃疡，宫颈口有无血液流出，宫口是否扩张，子宫大小、质地、活动度，附件有无包块及压痛。

三、重要辅助检查

（1）血常规、凝血象。

（2）为鉴别异位妊娠、葡萄胎、绒癌时应做血 HCG 定量检测。

（3）B 超检查：子宫大小与停经月份是否相符；宫腔内有无胚囊、胚芽、胎心搏动；附件区有无包块；盆腔有无积液。

四、鉴别诊断

（一）与妊娠有关的出血

1. 流产

妊娠不足 28 周、胎儿体重不足 1 000 g 终止妊娠者，称为流产。流产是早期妊娠最常见的并发症。育龄妇女出现停经后阴道流血首先考虑有无流产。流产发生于 12 周以前者为早期流产，发生在妊娠 12 周至不足 28 周称晚期流产。流产转归过程有先兆流产、难免流产、不全流产或完全流产，特殊类型如稽留流产。其相互之间的鉴别如下。

（1）先兆流产：是流产的最初阶段。包括：①患者有停经及早孕反应史。②有少量阴道流血。③可伴轻微腹胀或腰酸。④妇科检查见宫颈口未开，子宫大小与停经周数相符。⑤血、尿妊娠实验阳性。⑥B 超示宫腔内有胚囊及胎心搏动。

（2）难免流产：由先兆流产发展而来，指流产已不可避免。①阴道流血量增多。②阵发性下腹痛加重。③妇科检查见宫颈口已扩张，有时可见胚胎组织或胚囊堵塞于宫颈口，子宫大小与停经周数相符或略小。④B 超示宫腔内有异常回声。

（3）不全流产：指妊娠物已部分排出体外，尚有部分残留于宫腔内。①阴道流血多，可因流血过多而发生失血性休克。②有阵发性下腹痛。③妇科检查见宫颈口已扩张，有血液自宫颈口流出，有时可见胎盘组织堵塞于宫颈口或部分妊娠产物已排出于阴道内，而部分仍留在宫腔内，子宫小于停经周数。④B 超示宫腔内有异常回声。

（4）完全流产：指妊娠产物已全部排出。①患者有停经及早孕反应史。②阴道流血少，逐渐停止。③腹痛逐渐消失。④妇科检查见宫颈口闭，子宫接近正常大小。⑤B 超示宫腔内无异常。

（5）稽留流产：指胚胎或胎儿已死亡，滞留在宫腔内尚未自然排出。①胚胎或胎儿死亡后子宫不再增大，反而缩小，早孕反应消失。②不出血或反复阴道流血，量时多时少。③无明显腹痛。④妇科检查见子宫小于停经周数。⑤B 超可见子宫、胚胎均小于停经月份，无胎心搏动。

以上各种类型流产的鉴别诊断，如表 5-1 所示。

2. 异位妊娠

异位妊娠是指受精卵在宫腔以外着床发育。异位妊娠以输卵管妊娠最为常见，由于输卵管管腔狭小，管壁薄且缺乏黏膜下组织，其肌层远不如子宫肌壁厚，妊娠时又不能形成完好的蜕膜，不能适应胚胎的生长发育，因此输卵管妊娠发展到一定时期，将导致流产或破裂，胚胎常在早期死亡，血 HCG 水平降低，子宫蜕膜随之剥脱而出现不规则阴道流血，一般出血量少，淋漓不净。但应警惕异位妊娠伴有宫内孕流产引起的出血。

3. 葡萄胎

（1）停经后阴道流血是最常见的症状，多数患者在停经 2~4 个月后（平均为孕 12 周）发生不规则阴道流血，呈暗红色，多少不定，时断时续或连绵不断，开始时量少，以后逐渐增多，且随时可有反复大量流血，有时可自然排出水泡状组织，此时往往出血较多。如在排出物中见到水泡状物即可诊断。

（2）妊娠呕吐较正常妊娠出现早，持续时间长，且症状严重。

（3）检查可见子宫异常增大、变软，明显超出妊娠月份。

（4）一侧或双侧卵巢囊性包块。

（5）血HCG异常升高，明显超过正常妊娠水平。

（6）B超检查显示子宫明显增大，宫腔内回声丰富，充满闪亮密集光点如雪花纷飞状。无妊娠胚囊、胎儿结构及胎心搏动。超声多普勒不能探及胎心。

表5-1 各种类型流产的鉴别诊断

项目	先兆流产	难免流产	不全流产	完全流产	稽留流产
阴道流血	量少	逐渐增多	持续性大量流血	逐渐停止	不出血或出血量少
腹痛	轻或无	阵发性下腹痛，较重	较轻	逐渐消失	不明显
宫颈口	闭	已扩张，可见组织物堵塞于宫颈口	有血液自宫颈口流出，也可见组织物堵塞于宫颈口	关闭	未开
子宫大小	与停经周数相符	与停经周数相符或略小	小于停经周数	接近正常大小	较停经周数小
妊娠转归	可继续妊娠或发展为难免流产	发展为不全流产	妊娠停止	妊娠停止	妊娠停止
B超检查	发展为难免流产	宫腔内有异常回声	宫腔内有异常回声	无异常	子宫、胚胎均小于停经月份，无胎心搏动

（二）妊娠并发子宫黏膜下肌瘤、宫颈息肉、蜕膜息肉

子宫肌瘤是女性生殖器官最常见的良性肿瘤，子宫肌瘤并发妊娠占肌瘤患者的0.5%~1%，占妊娠的0.3%~0.5%。尽管发病率较低，但妊娠并发子宫肌瘤对妊娠、分娩均有影响。带蒂的黏膜下肌瘤可突出子宫颈外口。宫颈息肉是由于慢性炎症刺激，宫颈管黏膜局部增生，逐渐向宫颈外口突出而形成的赘生物。蜕膜息肉是由于妊娠后蜕膜在高浓度雌-孕激素作用下局部增生形成，增生严重者可逐渐向宫颈外口突出而形成赘生物。黏膜下肌瘤、宫颈息肉、蜕膜息肉均可出现接触性阴道流血，伴感染时还可出现不规则阴道流血，鉴别要点如下：

（1）宫颈息肉为鲜红色，一般无触血；蜕膜息肉源自宫腔，呈暗红色，质软、脆，出血明显。

（2）黏膜下肌瘤一般呈红色，伴感染时可呈暗灰色，质中偏硬。

（三）妊娠并发宫颈癌

宫颈癌是女性生殖系统最常见的恶性肿瘤，宫颈癌并发妊娠较少见。宫颈癌在妊娠前已存在，早期宫颈癌并发妊娠可无症状，尔后逐渐出现症状。

（1）性交出血是妊娠并发宫颈癌最早出现的症状。

（2）随着宫颈癌细胞对血管的侵蚀，逐渐出现不规则少量阴道出血，肿瘤继续发展，阴道出血增多

（3）晚期癌组织坏死、脱落，继发感染，有大量脓液或米汤样恶臭的白带。

（4）妇科检查：早期宫颈癌外观与宫颈糜烂不易区别。晚期宫颈癌呈菜花状或溃疡型。

（5）宫颈刮片细胞学或TCT检查，必要时阴道镜检查及镜下宫颈活检确诊。

（四）与创伤有关的阴道出血

妊娠期阴道壁结缔组织疏松变软，阴道黏膜充血水肿，血供丰富，呈紫蓝色。由于妊娠子宫增大，压迫盆腔静脉及下腔静脉，部分孕妇可以有阴道壁静脉曲张。孕期大阴唇内血管增多，血供丰富，结缔组织疏松变软，部分孕妇可出现外阴静脉曲张。

（1）外伤或性交时动作粗暴导致阴道壁或阴道后穹裂伤时，可立即出现阴道流血、血肿。

（2）妇科检查发现裂伤部位有鲜红色渗血，或活动性出血即可明确诊断。

第四节 中、晚期妊娠腹痛

腹痛由腹部或腹外器官疾病所引起,可分为急性与慢性,病变性质可分为器质性或功能性。妊娠中、晚期腹痛的原因复杂,主要与妊娠相关疾病有关,并常以急性腹痛的形式表现出来。此外,许多内科、外科的疾病亦可导致腹痛,易引起混淆。

一、病史要点

1. 孕龄

如卵巢肿瘤蒂扭转多见于妊娠早、中期。胎盘早剥发生于妊娠20周以后,子宫破裂常发生于妊娠晚期,急性阑尾炎则在妊娠中期多见。

2. 诱因及影响因素

胎盘早剥常有妊娠期高血压疾病、高血压或外伤史。子宫破裂可能有子宫手术史所致的瘢痕子宫或引产时导致的过强子宫收缩。妊娠并发急性胆囊炎、胰腺炎常由于高脂饮食所致。

3. 腹痛的部位

妊娠相关疾病常表现为下腹及腰骶部疼痛。胎盘早剥时腹痛部位与胎盘附着位置密切相关,当后壁胎盘剥离时可表现为腰骶部疼痛。卵巢肿瘤蒂扭转引起的腹痛常始于一侧季肋部。胃及十二指肠、胰腺病变的疼痛常位于上腹部或剑突下。由于妊娠期子宫增大,使腹部脏器位置发生改变,妊娠并发阑尾炎在不同孕龄的腹痛位置不同。

4. 腹痛的性质

早产或临产的腹痛由规律性的宫缩引起,表现为下腹及腰骶部阵发性、节律性胀痛。重型胎盘早剥时腹痛常为持续性,宫缩无明显间歇。

5. 腹痛的伴随症状

是否伴有阴道流血、排液,有无发热,消化道症状如恶心、呕吐、腹泻等。

应重点询问妊娠期引起腹痛的常见妇产科疾病如胎盘早剥、子宫破裂、妊娠并发子宫肌瘤及卵巢肿瘤蒂扭转、肌瘤红色变性的相关病史和症状,排除上述疾病,才考虑外科急腹症及其他疾病。

二、体检及产科检查重点

1. 一般项目

首先检查患者脉搏、血压、呼吸、体温等生命体征,注意有无内出血、休克等表现。如病情危急,应立即抢救。

2. 腹部检查

腹部是检查的重点。Alder试验有助于鉴别腹部压痛来自子宫本身或子宫外病变。其方法为检查者将手指放于最大压痛点上,令患者取左侧卧位,因子宫亦倒向左侧,如压痛消失或减轻,说明疼痛来自子宫;如仍有压痛,提示疼痛来自子宫以外病变的可能性大。

3. 其他部位检查

有牙龈出血、鼻出血等凝血功能障碍的体征,提示凶险的内出血存在,如重型胎盘早剥。有皮肤、黏膜黄染,有助于肝、胆、胰腺疾病等的诊断。

4. 通过触诊

了解胎儿大小与孕龄是否相符,子宫张力,宫底高度,有无局部压痛、阵发性宫缩或子宫激惹状态。胎盘早剥时胎盘附着于子宫的部位有明显压痛,随血肿增大,宫底随之升高。观察阴道分泌物性状,是否为脓性、血性分泌物或为羊水。

5. 胎儿监护

早产或临产的腹痛由规律性的宫缩引起。电子胎儿监护可监测宫缩情况,协助早产或临产的诊断。

同时评估胎儿在宫内的状态,有助于判断疾病轻重并选择处理方式。

三、辅助检查

1. B超

B超是最重要的辅助检查,有助于胎盘早剥、子宫破裂的诊断,也可以鉴别卵巢肿瘤蒂扭转、肌瘤红色变性。

2. 血、尿常规,凝血功能试验

血常规检查见白细胞总数及中性粒细胞升高提示有感染存在。红细胞及血红蛋白减少提示出血量较多,有失血性贫血或休克存在。有凝血功能异常,提示已进入DIC阶段。血、尿淀粉酶升高应考虑急性胰腺炎。

四、鉴别诊断

（一）功能性腹痛的诊断

妊娠中、晚期常见的功能性腹痛因不规则的间歇性子宫收缩引起,又叫子宫"Braxton-Hick"征。宫缩抑制剂（如硫酸沙丁胺醇）可以抑制。另一种是由增大的子宫牵拉圆韧带引起的疼痛。因子宫右旋,故腹痛常在左侧,体查发现沿圆韧带走向有压痛存在。局部热敷或体位改变可以减轻疼痛。此外,孕中期子宫可致急性尿潴留,表现为耻骨联合上区胀痛。功能性腹痛无器质性改变,孕妇一般情况好。

（二）DIC、凝血功能障碍的诊断

胎盘早剥是发生凝血功能障碍最常见的原因。临床上常表现有皮下、牙龈、黏膜下或注射部位出血,阴道出血不凝,甚至出现血尿、咯血、呕血。一旦怀疑DIC存在,应立即做DIC筛选试验,包括血小板计数、凝血酶原时间（PT）、部分凝血活酶时间（APTT）、纤维蛋白原测定和血浆鱼精蛋白副凝试验（3P试验）。无实验室条件时,可行全血凝块观察及溶解试验。取2～5 mL血液置一试管内,倾斜固定,若血液在6 min内不凝固,或凝血块在1 h内又溶解,提示血凝异常。

（三）腹痛的病因诊断

1. 胎盘早剥

妊娠20周后或分娩期,正常位置的胎盘在胎儿娩出前,部分或全部从子宫壁剥离,称为胎盘早剥。发生率为0.46%～2.10%。

（1）病史：可有妊娠期高血压疾病、慢性高血压、慢性肾炎、糖尿病史,外伤史,羊水过多,胎膜早破。轻型胎盘早剥有少量阴道出血,腹痛轻微,血压正常。重型胎盘早剥则起病急,腹痛明显,有恶心、呕吐、面色苍白、脉搏细速等休克表现,阴道出血量与贫血程度不成正比。

（2）体检：重型胎盘早剥时子宫坚硬如板状,腹肌紧张,压痛明显,子宫收缩无间歇,胎心消失,胎位不清,破膜后可见血性羊水,可有休克、凝血功能障碍等表现。

（3）辅助检查：B超检查可见胎盘附着于正常位置,胎盘后血肿、胎盘增厚；产后胎盘检查,胎盘母体面凝血块压迹。重型胎盘早剥应做凝血功能检查。

2. 子宫破裂

妊娠期子宫破裂较临产时少见,多在妊娠晚期,常见于下列情况：子宫瘢痕破裂、子宫壁有病理改变、外伤以及中、晚期妊娠引产发生强烈宫缩导致的子宫破裂等。而残角子宫妊娠破裂可见于孕中期。

（1）病史：突然发作的下腹剧烈疼痛,烦躁不安,阴道出血,可随即出现休克及失血症状,胎动消失。

（2）体检：完全型子宫破裂,则全腹压痛、反跳痛,腹壁可清楚扪及胎儿肢体；不完全型子宫破裂,局部压痛明显,如破裂发生在子宫侧壁阔韧带之间,可在宫体一侧触及有压痛包块,胎心不规则或消失。

（3）辅助检查：主要根据临床表现确诊,必要时进行B超检查,协助诊断。

3. 早产或临产

早产或临产的腹痛由规律性的宫缩引起。

（1）病史：阵发性的子宫收缩且渐强渐频繁,可有少量阴道出血,即"见红",无其他严重不适。

（2）体检：子宫收缩时可扪及发硬的子宫壁，随即松弛，无压痛，伴宫颈容受或扩张，脉搏及血压正常。

（3）辅助检查：胎儿电子监护可以准确监测宫缩情况，协助早产或临产的诊断。

4. 子宫肌瘤红色变性

妊娠期子宫肌瘤迅速生长而发生血管破裂，出血弥漫于组织内，肌瘤剖面呈暗红色，称为肌瘤红色变性。

（1）病史：孕前或早孕期发现有肌瘤者，突发阵发性下腹疼痛，伴恶心、呕吐，若瘤蒂较长，疼痛可见于上腹部。痛点固定，无转移。可致早产。

（2）体检：有腹膜刺激征，但胎位、胎心正常。如为肌瘤，子宫大于妊娠月份，病变局部压痛明显，拒按，有反跳痛。腹部检查或肛查时可扪及肿胀的瘤体。

（3）辅助检查：血常规检查白细胞升高，B超检查可见子宫肌瘤。剖腹探查并行肿瘤病理检查可确诊。

5. 妊娠并发子宫肌瘤或卵巢肿瘤蒂扭转

妊娠期以中等大小、瘤蒂较长、活动度大、重心偏一侧的瘤块易发生蒂扭转。如子宫带蒂的浆膜下肌瘤或卵巢畸胎瘤、黄素囊肿等。

（1）病史：既往有附件包块、子宫肌瘤或有一侧下腹痛或孕前月经过多史。突发下腹绞痛，可伴恶心、呕吐。

（2）体检：子宫本身无压痛，或有牵扯痛。一侧下腹压痛及反跳痛，但常局限于附件包块上及其周围。有时肿块位于子宫后，其局部体征可被增大的子宫掩盖，给诊断带来困难。

（3）辅助检查：血常规白细胞总数轻度升高。B超可确定肿瘤来自子宫或附件，并判断其性质。

6. 妊娠并发急性阑尾炎

发病率为0.1%～2.9%，多在孕中期发病。由于妊娠期随子宫增大，阑尾位置向上、向外移位。孕3个月末，阑尾位于髂嵴下2横指；孕5个月末在髂嵴水平；孕8个月在髂嵴上2横指；足月时可达胆囊区。由于阑尾移位且妊娠期肾上腺皮质激素水平较高，使组织对炎症反应迟钝，不易早期发现阑尾炎。因此易造成误诊、诊断延误，加之大网膜、小网膜上移，使炎症不易局限，病情发展较快，阑尾穿孔和腹膜炎发生率较高。

（1）病史：转移性右下腹痛伴恶心、呕吐等消化道症状，疼痛常为持续性钝痛或胀痛；当阑尾化脓或坏死时为剧痛；由蛔虫或粪石所致的梗阻，疼痛多为阵发性。孕晚期因阑尾移位于子宫右后方，不易与肾结石或卵巢肿瘤蒂扭转区别。部分患者有慢性阑尾炎病史。

（2）体检：腹痛部位和压痛点常较高。有时子宫可位于阑尾前方，掩盖压痛、反跳痛和肌紧张等腹膜刺激征。肛查时直肠右前壁有触痛。Bryan试验：右侧卧位时子宫右移致疼痛，提示为阑尾炎；腰大肌试验：左侧卧位，将右下肢向后过伸，致右下腹疼痛者，也提示阑尾炎。

（3）辅助检查：血白细胞计数 $> 15 \times 10^9/L$ 有诊断价值，B超、腹腔镜检查可帮助确诊。

7. 妊娠并发肠梗阻

妊娠并发肠梗阻发病率0.018%～0.160%，高发时期在孕中期子宫进入腹腔时和近足月胎头入盆时。60%～70%由肠粘连引起，其次为肠套叠、恶性肿瘤。

（1）病史：可有腹部手术史。大部分患者的腹痛呈持续性或阵发性脐周绞痛，可波及全腹。常伴腹胀、呕吐，无排气和排便。但乙状结肠扭转或肠套叠者可见血便。

（2）体检：可见肠型及肠蠕动波。听诊时可闻及高亢的肠鸣音或气过水声。叩诊可发现移动性浊音阳性。

（3）辅助检查：X线腹透或摄片可见积气和液平面。B超可发现病变部位近端有屈曲扩张的数个蜂窝状的无回声区，当发生绞窄时可见腹腔积液。当怀疑结肠梗阻时可行钡剂灌肠检查以助诊断。

8. 妊娠并发肾、输尿管结石

（1）病史：上尿路结石主要表现为与活动有关的血尿和疼痛，结石越小症状越严重。从无明显临床症状，到上腹部或腰部钝痛，到典型的肾绞痛即疼痛剧烈、呈阵发性，患者辗转反侧，可伴恶心、呕吐。疼痛可沿输尿管放射到同侧阴唇、大腿内侧。

（2）体检：腹肌紧张、肾区叩痛、输尿管结石部位深压痛。

（3）辅助检查：尿常规可有镜下血尿，当并发感染时有脓尿，细菌培养阳性。泌尿系统X线平片、B超常可确诊。

9. 妊娠并发肾盂肾炎

肾盂肾炎是妊娠晚期常见并发症之一。其原因有：①输尿管、肾盂、肾盏扩张，致使残余尿量增加。②膀胱、输尿管反流增加，细菌可逆行性感染。③增大的子宫及胎头的压迫，导致排尿不畅。④妊娠期尿液中碳水化合物增加，有利于细菌繁殖。⑤受妊娠期激素变化的影响，输尿管蠕动减慢。⑥由于子宫右旋致右输尿管受压，因此右肾常发病。

（1）病史：急性肾盂肾炎起病急，高热、寒战、腰部疼痛和膀胱刺激征，伴上腹部、腰部持续性钝痛或胀痛，程度不等，可沿输尿管向下腹及会阴部放射。

（2）体检：肾区有压痛，脊肋角处有叩击痛。

（3）辅助检查：尿常规见成团的脓细胞，细菌培养阳性，血白细胞计数升高。

10. 上腹部疼痛

（1）子痫前期肝被膜下出血：妊娠期高血压疾病发展到子痫前期时，患者除感头痛、眼花、恶心、呕吐外，有时伴有上腹部疼痛。而子痫前期可引起肝细胞坏死，表现为右上腹疼痛，肝区有压痛和反跳痛。严重时致肝被膜下出血或被膜破裂出血，可引起疼痛并向右肩放射及内出血表现。查体：右上腹压痛，巩膜黄染，腹腔积液征。辅助检查：肝酶升高、血小板减少、血红蛋白降低、异形红细胞或有溶血表现，腹部B超检查，结合妊娠期高血压疾病病史常可确诊。

（2）急性胰腺炎：妊娠中晚期多见，病死率高达5%～37%。有胆管疾病和肥胖史，表现为突发性上腹部持续性剧痛，阵发性加重，向后背或肋下放射，伴恶心、呕吐、发热，严重时有意识障碍甚至休克。查体：上腹部可有明显压痛、反跳痛、肌紧张，但有时腹部体征不典型。辅助检查：血、尿淀粉酶水平升高，分别大于500 IU/L和300 IU/L，血清钙下降。腹腔穿刺液淀粉酶＞1 200 IU/L。CT和MRI可辅助诊断，B超检查示胰胆管结石可提示胆源性胰腺炎。

（3）胆结石、胆囊炎：妊娠期发病率为0.8%，由于孕期胆汁中胆固醇增高，胆盐分泌相对减少，有利于胆结石形成，诱发胆囊炎，因此70%的胆囊炎并发胆石症。患者多有高脂餐或疲劳史，常夜间发作。表现为右季肋部疼痛，可放射到右肩、背部，伴消化道症状，常反复发作。胆结石的疼痛为特征性的"胆绞痛"，即剧痛和缓解交替。当发展为胆囊炎时疼痛呈持续性，阵发性加重。伴恶心、呕吐、寒战、发热。体检发现胆囊区压痛、肌紧张，Murphy征可阳性、Robson点有压痛。B超对胆囊有阳性发现。

（4）胃、十二指肠溃疡：由于胃酸分泌减少，胃蠕动减慢，孕期该病较少见。发病者多有胃炎、胃溃疡既往史。表现为上腹部或剑突下刀割样或烧灼样疼痛，伴恶心、呕吐、反酸、嗳气。胃溃疡疼痛多于餐后0.5～2 h发作；十二指肠溃疡疼痛见于餐后3～4 h或饥饿时，进食可缓解。查体：上腹部局限性压痛。当发生穿孔时，腹痛剧烈，有化学性腹膜炎的严重腹膜刺激征。辅助检查：大便隐血阳性，胃镜检查可确诊。穿孔时，X线透视可发现膈下游离气体。

（5）急性胃肠炎：有暴饮暴食或不洁饮食史。表现为上腹部或脐周钝痛，阵发性加剧，伴呕吐、腹泻。解痉药物可缓解疼痛。体温升高，腹部有压痛，但无反跳痛和肌紧张，肠鸣音活跃。大便检查有白细胞甚至红细胞，培养可找到病原体。

（6）病毒性肝炎：食欲减退、乏力、恶心、腹胀等妊娠不能解释的消化道症状。有肝区痛及压痛伴黄疸。肝炎病毒标志物检查阳性。

（7）急性羊水过多：多见于孕中期。短期内子宫急剧增大推移腹部脏器，因腹壁皮肤张力过大而疼痛，检查腹壁有触痛。伴呼吸困难、下肢及外阴部水肿。严重时有少尿、无尿。B超检查可确诊。

11. 其他

妊娠期腹痛较少见的有子宫壁静脉曲张破裂，表现为上腹部突发撕裂样疼痛并随体位改变，有肛门坠胀感，查体见上腹部压痛、反跳痛，子宫持续收缩，有腹腔内出血体征。铅中毒、急性血卟啉病、糖尿病酮症酸中毒引起的疼痛剧烈，无明确定位，但腹部体征不明显。

第五节　中、晚期妊娠阴道出血

阴道出血阴道出血（vaginal bleeding）是除正常月经外，妇女生殖道任何部位，包括子宫、宫颈、阴道和外阴发生的出血，经阴道流出，统称为"阴道出血"。妊娠期大多数孕妇凝血因子增多，而纤溶系统的活性下降，血液处于高凝状态，容易引起弥散性血管内凝血（DIC）。引起阴道出血的原因甚多，大多数出血来自子宫腔。出血量多少不一，反复多次的阴道出血可致贫血，出血严重者可发生休克，胎儿有缺氧、宫内窘迫，甚至死亡。

一、病史要点

1. 孕龄

妊娠28周以前阴道出血，多为流产，妊娠晚期出血除先兆临产外，多为病理性的。

2. 出血的部位

区别是阴道出血、尿血还是便血。

3. 血液的颜色及混杂物

鲜红、暗红还是淡红色混有羊水。

4. 出血次数及出血量的估计

少量、多次出血可导致严重的贫血，短时间大量出血可以出现休克。准确估计出血量对治疗有很大的帮助。

5. 诱因及伴随症状

如剧烈运动或腹部、外阴部外伤史，性生活史。出血时有无腹痛及外阴部疼痛，全身出血倾向如鼻出血、牙龈出血，有无黄疸。

应重点询问孕中、晚期阴道出血的常见妊娠并发症的相关病史和症状，如前置胎盘、胎盘早剥、羊水栓塞等。还应考虑到内科出血性疾病，如再生障碍性贫血、严重的肝肾功能损害及局部原因引起的出血，如创伤、生殖系统的炎症甚至肿瘤等。

对于出血量大的患者，应在短时间内做出判断，立即进行止血、输血、纠正凝血功能障碍等抢救，以挽救母儿的生命。

二、体检及产科检查重点

检查患者血压、脉搏、呼吸、体温，注意有无失血性休克的表现，如反应迟钝、面色苍白、脉搏快弱、呼吸增快、血压下降或检测不到等。应除外皮肤、黏膜黄染和鼻出血、牙龈出血等凝血功能障碍的表现。

1. 产科检查

通过触诊、测量宫高及腹围，了解胎儿大小与孕龄是否相符；检查子宫肌张力，宫底高度，有无局部压痛、阵发性宫缩及子宫激惹状况。胎盘早剥时胎盘附着于子宫的部位有明显压痛，随血肿增大，宫底随之升高。

2. 阴道检查或肛门检查

了解阴道出血量、颜色，是否混有羊水或宫颈黏液。窥阴器检查可以发现阴道、宫颈局部的病变和损伤；如阴道检查时破膜发现血性羊水，提示胎盘早剥；肛门检查可以了解宫口扩张及胎先露情况。当疑为前置胎盘时，应慎行阴道检查，禁做肛门检查。

3. 胎儿监护

早产或临产的腹痛由规律性的宫缩引起。胎儿电子监护可以监测宫缩情况，协助早产或临产的诊断。同时评估胎儿在宫内的状态，有助于判断疾病轻重并选择处理方式。

三、重要辅助检查

1. B超

B超诊断前置胎盘的准确率可达95%以上,也有助于鉴别胎盘早剥、子宫破裂。

2. 血常规、凝血功能试验、骨髓穿刺、病理检查

检查见红细胞及血红蛋白减少提示出血量较多,有失血性贫血或休克存在。有凝血功能异常,提示已进入DIC阶段。阴道、宫颈局部活组织病理检查可明确病变性质。阴道分泌物检查有助于鉴别感染的病原体。

四、鉴别诊断

(一)贫血的诊断

贫血是指外周血液在单位体积中的血红蛋白浓度(Hb)、红细胞计数(RBC)和(或)血细胞比容低于正常最低值,其中以血红蛋白浓度较重要。妊娠期Hb < 100 g/L可诊断贫血。贫血的分类与病因学诊断通过血常规、骨髓穿刺检查可基本确立诊断。特殊检查包括血清铁、铁蛋白及骨髓铁染色等,有助于缺铁性贫血的诊断;血清胆红素检查有助于溶血性贫血的诊断。

(二)失血性休克的诊断

急性、大量出血,失血量超过全身总血量20%时出现失血性休克,常见于前置胎盘出血、胎盘早剥出血。患者可表现为兴奋、烦躁不安、出冷汗、尿量减少等。如出现神志淡漠、反应迟钝、面色苍白、脉搏快弱、呼吸浅快、血压进行性下降(收缩压 < 11.97 kPa)、尿少,则已进入休克抑制期。

(三)凝血功能障碍的诊断

见中、晚期妊娠腹痛章节。

(四)出血部位的诊断

阴道出血需确定生殖道出血的部位,如宫腔(胎盘、脐带、子宫蜕膜)、宫颈、阴道、外阴等。此外,尚需与便血、肉眼血尿相鉴别,便血是消化道出血从肛门排出,可为鲜红色、暗红色或柏油样黑便,或粪便带血。其中直肠、肛管疾病(如非特异性直肠炎、痔、肛裂或肛瘘)引起的便血常与阴道出血相混淆。前者便血量较少,往往排出鲜红色的血便,或于便后滴下或射出鲜红色血液。而血尿与小便有关,常有外伤史或伴有尿路刺激症状。肛指检查、尿常规、大便常规及隐血试验可与之鉴别。

(五)病因诊断

1. 早产或临产

早产或临产是导致阴道出血的常见原因,由于子宫收缩,宫颈在容受及扩张过程中,可造成宫颈内口附近的胎膜与子宫壁分离,毛细血管破裂,少量血液经阴道流出,即"见红"。

(1)病史:孕妇有规律的下腹部阵痛,腰酸、下坠感,伴少量阴道流血或血性分泌物。

(2)体征:子宫规律性收缩并逐渐增强,间隔5~6 min,持续30 s以上。肛门检查示宫颈管容受,宫口逐渐扩张。阴道出血量少,混有黏稠的宫颈黏液。

(3)辅助检查:B超检查除外胎盘因素。

2. 前置胎盘

正常胎盘附着于子宫体部的后壁、前壁或侧壁。孕28周后胎盘附着于子宫下段,甚至其下缘达到或覆盖宫颈内口处,低于胎儿先露部,称前置胎盘。当不足28周时称胎盘前置状态。它是妊娠中、晚期阴道出血的主要原因之一,发病率在0.24%~1.51%,其发生与子宫内膜病变和损伤史如人工流产、引产、刮宫、剖宫产等,胎盘面积过大如双胎妊娠、胎盘形态异常与副胎盘等有关。部分前置胎盘可并发胎盘植入。

(1)病史:表现为妊娠中、晚期或临产时无诱因、无痛性的反复阴道流血。既往多有内膜损伤或宫腔病变史。出血有时发生于睡梦中。出血量多少、出血的早晚及次数与前置胎盘的类型有关。完全性前置胎盘初次出血时间早,次数频繁,量较多;边缘性前置胎盘初次出血发生较晚,量较少;部分性前置

胎盘介于两者之间。

(2) 体征：子宫大小与孕周相符。胎先露高浮或跨耻征阳性，可有胎位异常。子宫无明显压痛。宫缩为阵发性，间歇期可完全放松。有时在耻骨联合上方可闻及胎盘杂音。反复流血可引起贫血，贫血程度与阴道出血量成正比；大量出血可导致休克如脉搏细弱、血压下降或测不到。

(3) 辅助检查：B超诊断前置胎盘的准确性可达95%以上，并可区别其类型；窥阴器检查可除外宫颈、阴道病变；产后检查胎盘形状及胎膜时发现胎盘边缘有陈旧性血块附着，提示为胎盘的前置部分，胎膜破口距胎盘边缘 < 7 cm 则为边缘性前置胎盘。

3. 胎盘早剥

详见中、晚期妊娠腹痛章节。

4. 子宫破裂

详见中、晚期妊娠腹痛章节。

5. 脐带帆状附着

脐带呈帆状附着于胎膜上，脐带血管通过羊膜与绒毛膜之间进入胎盘。当胎盘血管越过子宫下段或胎膜跨过宫颈内口时，成为前置血管。当胎膜破裂时造成血管破裂出血，胎儿的病死率极高。

(1) 病史：破膜时，出现无痛性阴道出血，随即胎动、胎心消失。

(2) 体征：阴道出血与宫缩无关。出血量较多，伴胎心率不规则甚至消失，胎儿死亡。

(3) 辅助检查：B超检查示胎盘附着于正常位置，取阴道血涂片检查，如找到有核红细胞或幼红细胞，则可确诊。

6. 轮廓状胎盘

指胎盘的胎儿面边缘部分或全部围了一圈，呈黄白色环状，脐血管终止于环的内缘。由于轮廓状胎盘发育异常，胎盘边缘血窦易破裂导致出血。出血多发生在妊娠晚期，为无痛性、反复发作的阴道出血。与前置胎盘相比，其出血量少，不随孕周的增加而增加。这种胎盘结构异常可致该处的胎膜早破，诱发临产。

7. 妊娠并发出血性疾病

妊娠常见的出血性疾病有再生障碍性贫血、白血病、严重肝功能损害、脾功能亢进等。某些药物如阿司匹林、双嘧达莫、肝素、吲哚美辛等亦可致血管、血小板或凝血功能障碍。

(1) 病史：孕前病史如月经量较多，外伤后常引起瘀斑、血肿；孕期表现为阴道出血，量可多可少，无下腹疼痛。

(2) 体检：皮肤黏膜出血，有瘀点、瘀斑，阴道出血不易凝固成血块等。

(3) 辅助检查：B超检查示胎盘正常，血常规、凝血功能及骨髓穿刺检查有助于诊断。

8. 生殖道损伤

(1) 病史：外伤或粗暴性交史。

(2) 体检：生殖道裂伤，窥阴器检查可见阴道壁、宫颈裂伤和出血表现。

(3) 辅助检查：B超检查示胎盘正常，阴道检查可确诊。

9. 阴道、宫颈病变

如宫颈炎、子宫颈息肉、子宫颈癌及阴道癌等。蜕膜息肉也可出血，它是因子宫峡部蜕膜组织局部过度生长、肥厚，突出宫颈外口形成。

(1) 病史：既往有阴道、宫颈的炎症、溃疡、糜烂史，阴道静脉曲张，宫颈息肉，黏膜下肌瘤，宫颈癌等病史。

(2) 体检：窥阴器检查可见阴道、宫颈病变，阴道出血部位来自阴道或宫颈病变部位。宫颈炎常表现为宫颈糜烂、宫颈肥大、宫颈息肉、腺囊肿等。子宫颈息肉常为单发性，表面光滑，红色，直径在2 cm以下。蜕膜息肉呈长条形，色暗红，质软而脆，有接触性出血。

(3) 辅助检查：阴道壁或宫颈分泌物涂片找到细菌、真菌、滴虫等可提示炎症；宫颈刮片做细胞学检查或病变部位活组织病理检查可确诊肿瘤；B超检查可排除胎盘病变。

第六章 妊娠期并发症

第一节 妊娠并发糖尿病

妊娠期间的糖尿病包括两种情况：一种妊娠前已有糖尿病的患者妊娠，称为糖尿病并发妊娠；另一种为妊娠后首次发现或发病的糖尿病，又称妊娠期糖尿病（Gestational Diabetes Mellitus，GDM）。糖尿病孕妇中80%以上为GDM。GDM的发生率因种族和地区差异较大，近年有发病率增高趋势，我国1997年报道为2.9%。大多数GDM患者产后糖代谢异常能恢复正常，但将来患糖尿病的机会增加。妊娠期糖尿病的临床经过复杂，对母儿均有较大危害，应引起重视。GDM的研究已经有40余年的历史，其间各国学者对GDM的诊断方法和标准、应对哪些人群进行干预、对何种程度的糖代谢异常进行管理等问题争议不断。为此，美国国立卫生研究院（National Institutes of Health，NIH）组织进行了全球多中心、前瞻性关于高血糖与妊娠不良结局的关系的研究（The Hyperglycemia and Add Adverse Pregnancy Outcome study，HAPOS），已解决GDM诊疗标准中长期以来的争议，并探讨孕妇不同血糖水平对妊娠结局的影响。2010年国际妊娠并发糖尿病研究组织（International Association of Diabetic Pregnancy Study Group，IADPSG）推荐的75g糖耐量试验（Oral Glucose Tolerance Test，OGTT）成为最新的研究成果，2011年美国糖尿病协会（American Diabetes Association，ADA）修改了GDM的诊治指南。

一、妊娠对糖尿病的影响

妊娠后，母体糖代谢的主要变化是葡萄糖需要量增加、胰岛素抵抗和分泌相对不足。妊娠期糖代谢的复杂变化使无糖尿病者发生GDM、隐性糖尿病呈显性或原有糖尿病的患者病情加重。

葡萄糖需要量增加：胎儿能量的主要来源是通过胎盘从母体获取葡萄糖；妊娠时母体适应性改变，如雌、孕激素增加母体对葡萄糖的利用、肾血流量及肾小球滤过率增加，而肾小管对糖的再吸收率不能相应增加，都可使孕妇空腹血糖比非孕时偏低。在妊娠早期，由于妊娠反应、进食减少，严重者甚至导致饥饿性酮症酸中毒或低血糖昏迷等。

胰岛素抵抗和分泌相对不足：胎盘合成的胎盘生乳素、雌激素、孕激素、胎盘胰岛素酶及母体肾上腺皮质激素都具有拮抗胰岛素的功能，使孕妇体内组织对胰岛素的敏感性下降。妊娠期胰腺功能亢进，特别表现为胰腺β细胞功能亢进，增加胰岛素分泌，维持体内糖代谢。这种作用随孕期进展而增加。应用胰岛素治疗的孕妇如果未及时调整胰岛素用量，部分患者可能会出现血糖异常。产后随胎盘排出体外，胎盘所分泌的抗胰岛素物质迅速消失，胰岛素用量应立即减少。

二、糖尿病对妊娠的影响

其取决于血糖量、血糖控制情况、糖尿病的严重程度及有无并发症。

（一）对孕妇的影响

1. 孕早期自然流产发生率增加

达15%～30%。多见于血糖未及时控制的患者。高血糖可使胚胎发育异常甚至死亡，所以糖尿病妇女宜在血糖控制正常后再怀孕。

2. 易并发妊娠期高血压综合征

为正常妇女的3～5倍。糖尿病患者可导致血管广泛病变，使小血管内皮细胞增厚及管腔变窄，组织供血不足。尤其糖尿病并发肾病变时，妊娠期高血压病的发生率高达50%以上。糖尿病一旦并发妊娠期高血压，病情极复杂，临床较难控制，对母儿极为不利。

3. 糖尿病患者抵抗力下降

易并发感染，以泌尿系统感染最常见。

4. 羊水过多

发生率较非糖尿病孕妇多10倍，其发生与胎儿畸形无关，原因不明，可能与胎儿高血糖、高渗性利尿致胎尿排出增多有关。

5. 巨大儿

因巨大儿发生率明显增高，难产、产道损伤、手术产的概率高。产程长易发生产后出血。

6. 易发生糖尿病酮症酸中毒

由于妊娠期复杂的代谢变化，加之高血糖及胰岛素相对或绝对不足，代谢紊乱进一步发展到脂肪分解加速，血清酮体急剧升高。在孕早期血糖下降，胰岛素未及时减量也可引起饥饿性酮症。酮酸堆积导致代谢性酸中毒。糖尿病酮症酸中毒对母儿危害较大，不仅是糖尿病孕产妇死亡的主要原因，酮症酸中毒发生在孕早期还有致畸作用，发生在妊娠中、晚期易导致胎儿窘迫及胎死宫内。

（二）对胎儿的影响

1. 巨大胎儿发生率高达25%～40%

由于孕妇血糖高，通过胎盘转运，而胰岛素不能通过胎盘，使胎儿长期处于高血糖状态，刺激胎儿胰岛β细胞增生，产生大量胰岛素，活化氨基酸转移系统，促进蛋白、脂肪合成和抑制脂解作用，使胎儿巨大。

2. 胎儿宫内生长受限发生率为21%

见于严重糖尿病伴有血管病变时，如肾脏、视网膜血管病变。

3. 早产发生率为10%～25%

早产的原因有羊水过多、妊娠期高血压、胎儿窘迫及其他严重并发症，常需提前终止妊娠。

4. 胎儿畸形率为6%～8%

其发生率高于非糖尿病孕妇，主要原因是孕妇代谢紊乱，尤其是高血糖与胎儿畸形有关。其他因素有酮症、低血糖、缺氧及糖尿病治疗药物等。

（三）对新生儿的影响

1. 新生儿呼吸窘迫综合征发生率增加

孕妇高血糖持续经胎盘到达胎儿体内，刺激胎儿胰岛素分泌增加，形成高胰岛素血症。后者具有拮抗糖皮质激素促进肺泡Ⅱ型细胞表面活性物质合成及释放的作用，使胎儿肺表面活性物质产生及分泌减少，胎儿肺成熟延迟。

2. 新生儿低血糖

新生儿脱离母体高血糖环境后，高胰岛素血症仍存在，若不及时补充糖，易发生低血糖，严重时危及新生儿生命。

3. 低钙血症和低镁血症

正常新生儿血钙为2.0～2.5 mmol/L，生后72小时血钙小于1.75 mmol/L为低钙血症。出生后24～72 h血钙水平最低。糖尿病母亲的新生儿低钙血症的发生率为10%～15%。一部分新生儿还同时并发低镁血症（正常新生儿血镁为0.6～0.8 mmol/L，生后72小时血镁 < 0.48 mmol/L为低镁血症）。

4. 其他

高胆红素血症、红细胞增多症等的发生率均较正常妊娠的新生儿高。

三、诊断

孕前糖尿病已经确诊或有典型的糖尿病"三多一少"症状的孕妇，于孕期较易确诊。但GDM孕妇常无明显症状，有时空腹血糖可能正常，容易漏诊、延误治疗。

GDM 的诊断：根据 2011 年 ADA 的 GDM 诊断指南，妊娠 24～28 周直接进行 75 g OGTT，不需要先进行 50 g 葡萄糖筛查试验（Glucose Challenge Test，GCT）。判断标准为空腹血糖 5.1 mmol/L，餐后 1 h 为 10.0 mmol/L，餐后 2 小时为 8.5 mmol/L。三项中任何一项升高诊断为 GDM。

糖尿病并发妊娠的诊断：具有 DM 高危因素者，需在确诊妊娠后的第一次孕期保健时进行孕前糖尿病的筛查。高危因素包括：肥胖（尤其高度肥胖）；一级亲属患 2 型糖尿病；GDM 史或大于胎龄儿分娩史；PCOS 反复尿糖阳性。

符合下列条件之一者诊断为妊娠并发糖尿病。① GHbAlc ≥ 6.5%（采用 NGSP DCCT 标化的方法）；② FPG ≥ 7.0 mmol/L（126 mg/dL）；③ OGTT 2 h 血糖或随机血糖 ≥ 11.1 mmol/L（200 mg/dL）；④伴有典型的高血糖或高血糖危象症状，同时任意血糖 ≥ 11.1 mmol/L（200 mg/dL）。

如果没有明确的高血糖症状，第①～③项需要在另一天进行复测核实。

四、妊娠并发糖尿病的分期

目前，国内外学者比较认同的是修正的 White 分级法，影响母婴安全的主要因素是糖尿病的发病年龄及血管并发症，有助于估计病情的严重程度及预后。

A 级：妊娠期出现或发现的糖尿病。

A_1 级：经饮食控制，空腹血糖 < 5.8 mmol/L，餐后 2 小时血糖 < 6.7 mmol/L。

A_2 级：经饮食控制，空腹血糖 ≥ 5.8 mmol/L，餐后 2 小时血糖 ≥ 6.7 mmol/L。

B 级：显性糖尿病，20 岁以后发病，病程 < 10 年。

C 级：发病年龄在 10～19 岁，或病程达 10～19 年。

D 级：10 岁以前发病，或病程 ≥ 20 年，或并发单纯性视网膜病。

F 级：糖尿病性肾病。

R 级：眼底有增生性视网膜病变或玻璃体积血。

H 级：冠状动脉粥样硬化性心脏病。

T 级：有肾移植史。

五、处理

维持血糖正常范围，减少母儿并发症，降低围生儿死亡率。

（一）妊娠期处理

包括血糖控制及母儿安危监护。

1. 血糖控制

妊娠期血糖控制目标为：① GDM：餐前血糖 5.3 mmol/L；餐后 1 小时血糖 7.8 mmol/L；餐后 2 小时血糖 6.7 mmol/L。②糖尿病并发妊娠患者：餐前、睡前及夜间血糖 3.3～5.6 mmol/L；餐后血糖峰值 5.4～7.8 mmol/L；糖化血红蛋白 6.0%。

（1）饮食治疗。

GDM：75%～80% 的 GDM 患者仅需要控制饮食量与种类即能维持血糖在正常范围。根据体重计算每日需要的热量：体重为标准体重 80%～120% 患者需 30 kcal/（kg·d），120%～150% 标准体重的为 24 kcal/（kg·d），> 150% 的为 12～15 kcal/（kg·d）。热量分配：①糖类占 50%～60%，蛋白质 15%～20%，脂肪 25%～30%。②早餐摄入 10% 的热量，午餐和晚餐各 30%，点心（3 次）为 30%。

糖尿病并发妊娠：体重 ≤ 标准体重 10% 者需 36～40 kcal/（kg·d），标准体重者 30 kcal/（kg·d），120%～150% 标准体重者 24 kcal/（kg·d），> 150% 标准体重者 12～18 kcal/（kg·d）。热量分配：①糖类 40%～50%，蛋白质 20%，脂肪 30%～40%。②早餐摄入 10% 的热量，午餐和晚餐各 30%，点心（3 次）为 30%。

（2）胰岛素治疗：一般饮食调整 1～2 周后，在孕妇不感到饥饿的情况下，测定孕妇 24 小时的血糖及相应的尿酮体。如果夜间血糖 > 6.7 mmol/L，餐前血糖 ≥ 5.1 mmol/L 或者餐后 2 小时血糖

＞6.7 mmol/L 应及时加用胰岛素治疗；以超过正常的血糖值计算，每 4 g 葡萄糖需 1 单位胰岛素估计，力求控制血糖达到上述水平。

孕早期由于早孕反应可产生低血糖，胰岛素有时需减量。随孕周增加，体内抗胰岛素物质产生增加，胰岛素用量应不断增加，可比非孕期增加 50% ~ 100% 甚至更高。胰岛素用量高峰时间在孕 32 ~ 33 周，一部分患者孕晚期胰岛素用量减少。产程中孕妇血糖波动很大，由于体力消耗大，进食少，易发生低血糖；同时由于疼痛及精神紧张可导致血糖过高，从而引起胎儿耗氧增加、宫内窘迫及出生后低血糖等。因此产程中停用所有皮下注射胰岛素，每 1 ~ 2 小时监测一次血糖，依据血糖水平维持小剂量胰岛素静脉滴注。产褥期随着胎盘排出，体内抗胰岛素物质急骤减少，胰岛素所需量明显下降。胰岛素用量应减少至产前的 1/3 ~ 1/2，并根据产后空腹血糖调整用量。多在产后 1 ~ 2 周胰岛素用量逐渐恢复至孕前水平。

糖尿病并发酮症酸中毒时，主张小剂量胰岛素持续静脉滴注，血糖浓度 ＞ 13.9 mmol/L 应将胰岛素加入生理盐水，每小时 5 IU 静脉滴注；血糖浓度 ≤ 13.9 mmol/L，开始用 5% 葡萄糖盐水加入胰岛素，酮体转阴后可改为皮下注射。

2004 年，美国妇产科医师学会（ACOG）关于 GDM 和糖尿病并发妊娠的胰岛素治疗指南较为具体，可供参考：① GDM 经饮食治疗后，若间隔 2 周 ≥ 2 次空腹血糖 ≥ 5 mmol/L，餐后 1 小时血糖 ≥ 6.67 mmol/L，可启动胰岛素治疗。常采用速效胰岛素，如低精蛋白（NPH）胰岛素，睡前注射。常用剂量：初次剂量 0.15 IU/kg；仅餐后血糖高者：早餐前 1.5 IU/10 g 糖类，中餐和晚餐前 1 IU/10 g 糖类；餐前和餐后血糖都高者：孕 6 ~ 18 周者 0.7 IU/（kg·d）分 4 次注射，孕 19 ~ 26 周者 0.8 IU/（kg·d）分 4 次注射，孕 27 ~ 36 周者 0.9 IU/（kg·d）分 4 次注射，孕 ≥ 37 周者 1.0 IU/（kg·d）分 4 次注射。可联合应用不同胰岛素制剂，如 NPH 胰岛素（45%，其中 30% 早餐前、15% 睡前）和普通胰岛素（55%，其中 22% 早餐前、16.5% 午餐前、16.5% 晚餐前）合用。② 糖尿病并发妊娠。1 型糖尿病：孕早期 0.7 IU/（kg·d）；孕 12 ~ 26 周 0.8 IU/（kg·d）；孕 27 ~ 36 周 0.9 IU/（kg·d）；≥ 37 周 1.0 IU/（kg·d）。2 型糖尿病：孕早中期同 1 型，孕晚期需要量增加。联合应用不同胰岛素制剂：NPH 胰岛素（45%，早餐前）和普通胰岛素（用法同 GDM）。

2. 孕妇监护

除注意一般情况外，一些辅助检查有利于孕妇安危的判断，如血、尿糖及酮体测定，眼底检查，肾功能检查，糖化血红蛋白等测定。

3. 胎儿监护

孕早、中期采用 B 超或血清甲胎蛋白测定了解胎儿是否畸形。孕 32 周起可采用 NST（2 次 / 周）、脐动脉血流测定及胎动计数等判断胎儿宫内安危。

（二）产时处理

包括分娩时机选择及分娩方式的决定。

1. 分娩时机

原则上在加强母儿监护、控制血糖的同时，尽量在 38 周后分娩。有下列情况应提前终止妊娠：糖尿病血糖控制不满意，伴血管病变，并发重度子痫前期，严重感染，胎儿宫内生长受限，胎儿窘迫等。胎肺尚未成熟者静脉应用地塞米松促胎肺成熟需慎重，因后者可干扰糖代谢。可行羊膜腔穿刺，了解胎肺成熟情况并同时注入地塞米松 10 mg 促进胎儿肺成熟，必要时每 3 ~ 5 天可重复一次。

2. 分娩方式

妊娠并发糖尿病本身不是剖宫产指征。有巨大儿、胎盘功能不良、胎位异常或其他产科指征者，应行剖宫产。糖尿病并发血管病变等，多需提前终止妊娠，并常需剖宫产术前 3 小时停用胰岛素。连续硬膜外麻醉和局部浸润麻醉对糖代谢影响小。乙醚麻醉可加重高血糖，应慎用。

阴道分娩时，产程中应密切监测宫缩、胎心变化，避免产程延长，应在 12 小时内结束分娩，产程 ＞ 16 小时易发生酮症酸中毒。产程中血糖浓度不低于 5.6 mmol/L（100 mg/dL）以防发生低血糖，也可按每 4 g 糖加 1 IU 胰岛素比例给予补液。

（三）新生儿处理

新生儿出生时应留脐血检查血糖。无论体重大小均按早产儿处理。注意保温、吸氧，提早喂糖水，早开奶。新生儿娩出后 30 分钟开始定时滴服 25% 葡萄糖液。注意防止低血糖、低血钙、高胆红素血症及 NRDS 发生。

六、预后

妊娠期糖尿病患者在分娩后一定时期血糖可能恢复正常。但 GDM 患者中一半以上将在未来的 20 年内最终成为 2 型糖尿病患者，而且有越来越多的证据表明其子代有发生肥胖与糖尿病的可能。

第二节 妊娠并发贫血

一、概述

外周血血红蛋白（Hb）浓度因性别、居住地区、怀孕与非孕或怀孕时服用与未服用铁剂的不同而有差异，因此，妊娠期贫血的定义很难简单地加以界定。

在孕妇可观察到血红蛋白略有下降，妊娠的早期及接近足月时，血红蛋白浓度通常为 110 g/L 或更高，而妊娠中期血容量增加更快，故血红蛋白浓度较低。但没有铁和叶酸的下降，这是因为自妊娠第 6 周起，由于胎盘分泌催乳素，促使醛固酮增加，加之胎盘组织类似动静脉瘘，使血容量逐步增加，到妊娠 32~34 周血容量扩充达高峰，可增加 40%~50%，为 1 200~1 800 mL，而红细胞容量仅增加 18%~20%，两者不相平衡，形成血液相对稀释。此种红细胞与血浆在血液循环中增加量不成比例，特别是妊娠中期使血液稀释以及血容量的增加，可降低周围循环的阻力，改善微循环，增加子宫胎盘的灌注，无疑有利于妊娠和胎儿的发育。但此生理过程常与病理性贫血的诊断容易混淆。由于妊娠期间血液被稀释，单位体积内的红细胞、血色素下降，实际上绝对值不但不减，反而增加，所以对铁剂和叶酸治疗也无明显反应，尤其妊娠末期血浆容量的增加停止而血红蛋白量继续增加，产后血红蛋白可迅速回升。因此，根据世界卫生组织的标准，妊娠期贫血的标准定为 Hb 低于 110 g/L 或血细胞比容 < 30%。美国疾病控制中心定的贫血标准为妊娠早期或晚期 Hb 低于 110 g/L，中期 Hb 低于 105 g/L。国内一般主张以 Hb 低于 110 g/L 或血细胞比容低于 30% 为妊娠贫血。

正常情况下，产后血红蛋白浓度与分娩前比较没有明显下降。分娩后血红蛋白浓度可适度地波动几天，然后恢复到未孕时浓度。产后血红蛋白浓度主要是由怀孕时血红蛋白增加量、分娩时血液丢失量和分娩后血浆容量下降情况来决定。

（一）发生率及分度

贫血是妊娠期常见的并发症，多见于贫困地区的妊娠妇女。妊娠期贫血发生率差异相当大，主要取决于妊娠期是否补充铁剂。世界卫生组织 20 世纪 90 年代公布的资料表明，妊娠妇女贫血发生率为 60%。我国统计妊娠并发贫血的发生率为 10%~20%。根据贫血不同程度划分轻、中、重度和极重度。

（二）病因

在生育期妇女的贫血性疾病均可使妊娠复杂性，构成高危妊娠。贫血主要依据病因学分类。

1. 后天性（获得性）

（1）缺铁性贫血。

（2）急性失血性贫血。

（3）感染或恶性肿瘤引起贫血。

（4）巨幼红细胞贫血。

（5）获得性溶血性贫血。

（6）再生障碍性贫血。

2. 遗传性

（1）海洋性贫血。

（2）镰状细胞血红蛋白病。

（3）其他血红蛋白病。

（4）遗传性溶血性贫血。

（三）对妊娠的影响

轻度贫血对妊娠和分娩的影响不大。重度贫血对孕妇及胎婴儿均有明显的影响，妊娠期孕妇患有贫血，可使早产的危险性增加。妊娠中、晚期出现的一些轻度的贫血，反映了母体血容量预期的（和必要的）扩增，通常不伴有早产危险性。但是，妊娠晚期血红蛋白浓度、血细胞比容和血清铁蛋白水平的增加反映了母体血容量没有足量地增加，因而对胎盘的血液供应减少，反而可致胎儿发育受限、供氧不足或早产等。根据 WHO 统计在发展中国家因贫血所致的孕产妇死亡可达到 40%。孕产妇在分娩或产褥早期 Hb 低于 60 g/L 时，死亡率为 12.8%，而 Hb 升至 60～80 g/L 时，死亡率降至 2.9%。

1. 对孕妇的影响

（1）贫血孕妇发生妊娠高血压疾病的比例较高。据报道妊娠高血压疾病发生于贫血者较正常孕产妇高 2 倍；另有报道，给予贫血妇女铁剂及维生素治疗后，妊高征发生率显著下降（由 14.6% 降至 4.8%），贫血与妊娠高血压疾病的关系尚不清楚。但妊娠高血压疾病的发病机制中子宫缺血起重要作用，而贫血病员引起子宫缺血的机会较正常孕产妇多。也有作者认为两者可能同时存在，或同时由某一病因引起，如营养不良，我们也发现，妊娠高血压疾病患者并发重度贫血往往与低蛋白血症有关。

（2）重度贫血使心肌供氧不足而导致心力衰竭。当血红蛋白下降时，为了维持周围组织的氧供应，机体产生一系列代偿性改变，当超过一定的时限与程度时，则机体可失去代偿而引起心力衰竭，当 Hb 降至 40～50 g/L 时常可并发贫血性心脏病，也有可能出现心力衰竭；如同时并发感染、产时过度劳累等因素，则导致心力衰竭机会更多。目前，据 WHO 统计，在世界上某些地区贫血仍是引起孕产妇死亡的主要原因之一。

（3）贫血患者对出血的耐受性差。贫血者血液的氧合能力本已降低，如再失去一部分血液，则更减少了对周围组织氧的供应而使休克发生率较正常孕妇升高。在临床上常见到贫血产妇，在失血量尚未达到产后出血标准时却已出现休克症状，甚至导致心力衰竭、死亡。

（4）贫血与感染。贫血患者的抵抗力低下，容易发生产褥感染。有研究发现，Hb 低于 90 g/L 者较 Hb 高于 10^6 g/L 者的感染发生率要高 5～6 倍，Hb 低于 80 g/L 者则发生感染的概率更高，轻度贫血孕妇与正常孕妇的感染发生率相比差别不大。

（5）贫血对孕产妇生活工作能力的影响。严重贫血和缺铁的孕妇不仅影响红细胞生成，且影响淋巴细胞内锌的含量，进而降低机体免疫功能。此外，贫血本身的症状可明显影响孕产妇的工作能力和生活能力。

2. 对胎、婴儿的影响

过去研究认为，孕妇的铁营养状况不影响胎儿按其自身需要从母体摄取铁，但近年的研究有较大不同。在对胎盘转铁蛋白的研究显示，无论是足月妊娠胎盘还是孕中期胎盘，其转铁蛋白受体在轻度缺铁性贫血时均明显增高，重度贫血时则降至正常水平。对胎盘铁蛋白受体的研究也有相似的改变。表明母胎间的铁转运在孕妇严重缺铁性贫血时会受到影响，使供给胎儿的铁减少。但在隐性缺铁及轻度缺铁性贫血时，由于胎盘转铁蛋白受体、铁蛋白受体数量明显的优势，可保证胎儿铁代谢不受母体铁状况的影响。国外研究发现，贫血孕妇足月分娩时其脐带血中血红蛋白、血清铁、转铁蛋白饱和度、铁蛋白均低于正常，提示胎儿铁供应下降，并且胎儿铁吸收与母体可利用铁成正比。

大量贫血病例对妊娠的影响分析表明，妊娠期中、重度贫血孕妇导致的子宫缺血缺氧，胎盘灌注及氧供应不足引起死胎、死产、早产、低出生体重儿及新生儿病率均明显增加。如及时纠正贫血，则胎婴儿的预后会有明显改善。

妊娠期贫血中以缺铁性贫血最常见，巨幼红细胞性贫血较少见，再生障碍性贫血更少见。

二、妊娠并发缺铁性贫血

缺铁性贫血（Iron Deficiency Anemia，IDA）占妊娠期贫血的95%，发展中国家更为多见。妊娠期对铁的需要量增加、胎儿的生长发育也需要铁，因此在摄取不足或患慢性疾病、妊娠期高血压疾病、肝肾等疾病导致吸收不良时出现贫血。一般在妊娠20周前发生率不高，在妊娠中后期发生率明显增加。

（一）妊娠期缺铁的发生机制

由于妊娠期对铁的需求增加而摄入不足或妊娠期疾病致吸收障碍时可导致贫血。妊娠期因血容量增加而需要的铁为650～700 mg，胎儿的生长发育需要铁250～350 mg，妊娠期总需求铁约1 000 mg。食物中铁的吸收有限，仅为5%～10%，在妊娠末期对铁的需求达高峰，虽然吸收率增加至40%，但仍不能满足需求，在孕期如不及时补充可以出现缺铁性贫血。

（二）缺铁性贫血对妊娠的影响

1. 对孕妇的影响

贫血对孕妇的影响取决于贫血的严重程度、孕妇的基础状况，轻度贫血影响不大，重度贫血（红细胞计数小于1.5×10^{12}/L、血红蛋白低于60 g/L、血细胞比容小于0.13）因心肌缺氧导致贫血性心脏病；胎盘缺氧导致妊娠期高血压疾病，产时、产后出现失血性休克、产褥期感染等，危及母婴安全。

2. 对胎儿的影响

由于胎儿具有自我调节和通过胎盘单向从母体主动摄取铁的能力，一般情况下，胎儿缺铁程度不会严重，但可以因为严重贫血使胎盘的氧分和营养物质不足以补充胎儿生长所需，造成胎儿宫内生长受限、胎儿窘迫、早产或死胎。

（三）诊断

1. 病史

既往有月经过多等慢性失血性疾病史或长期偏食、妊娠呕吐、胃肠功能紊乱导致的营养不良等病史。

2. 临床表现

轻者无明显症状，可有皮肤、口唇、睑结膜苍白。重者可有乏力、头晕、心悸、气短、食欲缺乏、腹胀腹泻。

3. 实验室检查

（1）外周血常规：为小细胞低血红蛋白性贫血：血红蛋白低于100 g/L；红细胞计数小于3.5×10^{12}/L；血细胞比容小于0.30；红细胞平均体积（MCV）小于80 fl，红细胞平均血红蛋白浓度（MCHC）小于0.32。白细胞计数及血小板计数均在正常范围。

（2）铁代谢检查：血清铁小于5.37 μmol/L，总铁结合力大于64.44 μmol/L，转铁蛋白饱和度小于15%。血清铁下降在血红蛋白下降之前出现，是缺铁性贫血的早期表现。

（3）骨髓检查：诊断困难时通过骨髓穿刺，骨髓象为红细胞系统增生活跃，中、晚期幼红细胞增多。

（四）治疗

1. 补充铁剂

血红蛋白高于60 g/L以上者，可以口服给药，硫酸亚铁0.3 g，每日3次，服后口服维生素C 0.3 g，以保护铁不被氧化，胃酸缺乏的孕妇可同时口服10%稀盐酸0.5～2.0 mL，使铁稳定在亚铁状态，促进铁的吸收。力蜚能不良反应少，150 mg，每日1～2次口服。对于妊娠后期重度贫血或因严重胃肠道反应不能口服铁剂者，可用右旋糖酐铁或山梨醇铁，深部肌内注射，使用后吸收较好，但注射部位疼痛，首次肌内注射50 mg，如无反应增加至100 mg，每日一次，15～20天为一疗程，至血红蛋白恢复正常，每注射300 mg后，血红蛋白可提高10 g/L。为预防复发，需补足储备铁，继续服用铁剂治疗3～6个月。如血红蛋白无明显提高时，应考虑以下因素：药量不足、吸收不良、继续有铁的丢失等。

2. 输血

当血红蛋白低于60 g/L、接近预产期或短期内需行剖宫产者，应少量多次输血，警惕发现左心力衰竭，有条件者输浓缩红细胞。

3. 预防产时并发症

（1）临产后备血，酌情给予维生素 K_1、卡巴克络、维生素 C 等。

（2）严密监护产程，防止产程过长，阴道助产以缩短第二产程。

（3）当胎儿前肩娩出后，肌内注射或静脉滴注缩宫素或当胎儿娩出后阴道或肛门置入卡前列甲酯栓 1 mg，以防产后出血。

（4）产程中严格无菌操作，产后给予广谱抗生素预防感染。

（五）预防

（1）妊娠前积极治疗失血性疾病如月经过多等，增加铁的储备。

（2）孕期加强营养，鼓励进食含铁丰富的食物，如猪肝、鸡血、豆类等。

（3）妊娠 4 个月起常规补充铁剂，每日口服硫酸亚铁 0.3 g。

（4）加强产前检查，适时检查血常规。

三、妊娠并发急性失血性贫血

妊娠期的急性失血性贫血多由产科出血性因素引起，出现明显贫血。

（一）病因

（1）胎盘早期剥离及前置胎盘引起产前产后大出血。

（2）妊娠早期急性失血所造成的贫血通常由不完全流产、输卵管妊娠、葡萄胎引起。

（3）羊水栓塞、重度妊娠期高血压疾病、死胎、感染性流产及羊水感染综合征等可并发 DIC 和纤溶活力亢进，造成急性大出血而引起贫血。

（4）因产后子宫收缩乏力、软产道裂伤、胎盘胎膜残留及子宫内翻后凝血功能障碍可引起急性失血性贫血。

（二）治疗

严重的急性失血需要明确病因对症处理，及时娩出妊娠组织、胎盘组织、纠正 DIC、抗感染等，并立即补充血液，以恢复并维持主要器官的灌注，之后的贫血需要以铁剂来纠正。

四、妊娠并发巨幼红细胞性贫血

巨幼红细胞性贫血（Megaloblastic Anemia）又称为营养性巨幼红细胞性贫血，较为少见，占所有贫血的 7%~8%，是由于叶酸或维生素 B_{12} 缺乏引起 DNA 合成障碍所致的贫血，可累及神经、消化、循环、免疫及内分泌系统，表现为全身性疾病。其外周血呈大细胞高血红蛋白性贫血，发病率国外为 0.5%~2.6%，国内报道为 0.7%。

（一）病因

妊娠期本病 95% 是由于叶酸缺乏引起，维生素 B_{12} 缺乏较为少见。

1. 摄入不足或吸收不良

人体不能合成叶酸，必须从食物中供给，叶酸和维生素 B_{12} 存在于植物或动物性食物中，绿叶蔬菜中含量较多，此外，肝脏、肉类、酵母、豆类、花生中含量也较多。长期偏食、营养不良等可发病。孕妇有慢性消化道疾病可影响吸收加重贫血。

2. 妊娠期需要量增加

正常成年妇女每日需叶酸 50~100 μg，而孕妇每日需要食物叶酸 500~600 μg 以供给胎儿需求和保持母体正常的叶酸储存，双胎的需求量更多。但胎儿和胎盘可以从母体获取较多叶酸，即使母亲缺乏叶酸有严重贫血时，其胎儿却不贫血。有报道新生儿的血红蛋白 18 g/L 后更高，而母亲的血红蛋白却低于 36 g/L。

3. 排泄增加

孕妇肾脏血流量增加，加快了叶酸的代谢，重吸收减少。

（二）对孕妇及胎儿的影响

轻度贫血影响不大，严重贫血时可出现贫血性心脏病、妊娠期高血压性疾病、胎盘早剥、早产、产褥感染。叶酸缺乏可导致胎儿神经管缺陷、胎儿生长受限、死胎。

（三）临床表现与诊断

该病多发生于妊娠中、晚期，以产前4周及产褥感染最为多见。发生于妊娠30周前的贫血，多与双胎、感染、摄入不足或应用影响叶酸吸收的药物造成叶酸缺乏有关。叶酸和（或）维生素B_{12}缺乏的临床症状、骨髓象及血常规的改变均相似，但维生素B_{12}缺乏常有神经系统症状，而叶酸缺乏无神经系统症状。

1. 血液系统表现

贫血起病较急，多为中重度贫血。其表现有乏力、头晕心悸、气短、皮肤黏膜苍白等。部分患者因同时有白细胞及血小板的减少，出现感染或明显的出血倾向。

2. 消化系统表现

食欲缺乏、恶心、呕吐、腹泻腹胀、舌炎、舌乳头萎缩等。

3. 神经系统表现

末梢神经炎常见，出现手足麻木、针刺、冰冷等感觉异常，少数病例可出现锥体束征、共济失调及行走困难等。

4. 其他

低热、水肿、脾大等，严重者出现腹腔积液或多浆膜腔积液。

5. 实验室检查

（1）外周血常规：大细胞性贫血，血细胞比容下降，MCV大于100 fl，MCH大于32 pg，大卵圆形红细胞增多，中性粒细胞核分叶过多，网织红细胞大多减少，约20%的患者同时伴有白细胞和血小板的减少。

（2）骨髓象：红细胞系统呈巨幼细胞增多，巨幼细胞系列占骨髓总数的30%~50%，核染色质疏松，可见核分裂。

（3）叶酸和维生素B_{12}的测定：血清叶酸值小于6.8 mmol/L，红细胞叶酸值小于227 nmo/L提示叶酸缺乏；若叶酸值正常，应测孕妇血清维生素B_{12}如小于74 pmol/L提示维生素B_{12}缺乏。

（四）治疗

叶酸10~20 mg口服，每日3次，吸收不良者每日肌内注射叶酸10~30 mg，至症状消失，血常规恢复正常，改用预防性治疗量维持疗效。如治疗效果不显著，应检查有无缺铁，并同时补给铁剂。有神经系统症状者，单独用叶酸有可能使神经系统症状加重，应及时补充维生素B_{12}。

维生素B_{12} 100μg每日一次肌内注射，连用14天，以后每周2次。

血红蛋白小于60 g/L时，可间断输血或浓缩红细胞。

分娩时避免产程延长，预防产后出血，预防感染。

（五）预防

加强孕期指导：改变不良饮食习惯，多食用新鲜蔬菜、水果、瓜豆类、肉类、动物肝肾等。

对有高危因素的孕妇，从妊娠3个月起每日口服叶酸5~10 mg，连续8~12周。

预防性叶酸治疗：妊娠20周每日起给予叶酸5 mg，如为双胎等消耗增加者，给予5 mg/d。

第三节 妊娠并发特发性血小板减少性紫癜

一、概述

特发性血小板减少性紫癜（ITP）是一种常见的免疫性血小板减少症，妊娠期发病率为1‰~3‰，由于存在血小板相关免疫球蛋白（PAIg）与血小板表面结合，引起血小板在网状内皮系统内破坏减少。ITP可导致母婴出血而危及生命。成人多为慢性ITP，部分可治愈但可能在孕期复发。抗体可通过胎盘导致胎儿、新生儿血小板减少。

二、诊断

（一）病史
有血小板减少的病史，或有月经过多、牙龈出血等出血倾向的病史。

（二）临床表现
出血倾向：表现为皮肤瘀点瘀斑、齿龈出血、鼻出血、血尿、血便、手术出血等，通常仅当血小板低于 $50\times10^9/L$ 时才会有手术出血，血小板低于 $20\times10^9/L$ 时才会有自发出血。

其他。脾脏可有增大。

（三）辅助检查
血常规：血小板低于 $100\times10^9/L$，红细胞和血红蛋白可轻微下降。

骨髓象：巨核细胞正常或增多。

血小板抗体：60%～80%患者可有血小板抗体（+）。

三、鉴别诊断

妊娠期血小板减少症：在妊娠晚期约1%的妇女血小板 $<100\times10^9/L$，与妊娠相关，无导致血小板减少的其他原因，多为轻中度血小板减少（$>50\times10^9/L$），无出血倾向，对妊娠及新生儿无不良影响。

血栓性血小板减少性紫癜（TTP）：以血栓形成、血小板减少、微血管病性溶血为主要特征，并涉及多系统（包括肾脏、神经系统等）的严重疾病。

系统性疾病导致的血小板减少：如重度子痫前期、HELLP综合征、DIC、SLE、抗磷脂抗体综合征等。

四、治疗

应与血液科共同管理患者，监测血小板变化及出血倾向，适时治疗。

（一）孕期治疗

1. 期待观察

血小板 $>(20～50)\times10^9/L$，无明显出血倾向时，可观察。

2. 药物治疗

当血小板 $<20\times10^9/L$，或有出血倾向时，需要提高血小板水平。

（1）糖皮质激素：有效率约70%，用药两天后起效，高峰在10～14天。可先静脉再改口服（起效较快），也可直接口服。静脉甲强龙1～1.5 mg/kg，效果满意后改口服泼尼松。直接口服泼尼松1～2 mg/（kg·d），待病情明显缓解后逐渐减量，每周减10%～20%，维持量为10～20 mg/d，直至分娩。用药2～3周后患者有肾上腺抑制，分娩期需要增加剂量。

（2）丙种球蛋白：用于激素治疗无效或需要快速提高血小板计数的患者，可在计划分娩前5～8天开始用药，0.4～1 g/（kg·d），共2～5天，多数患者在2～5天血小板出现上升，5天达高峰，并可维持10～14天。

（3）输血小板：尽量不用，只有在血小板 $<(10～20)\times10^9/L$ 或有明显出血倾向时，为了防止重要脏器出血或在手术中病情需要时，方可应用。

3. 脾切除

药物治疗无效，有严重出血倾向，在孕6个月之前可考虑脾切除。

4. 其他

密切监护母儿情况。

（二）分娩期

除非有产科指征，以阴道分娩为宜，适当放宽剖宫产指征。

做好计划分娩，阴道分娩时血小板不宜低于 $20\times10^9/L$，剖宫产时血小板不宜低于 $50\times10^9/L$，但硬膜外麻醉需要的血小板计数应不低于 80×10^9/L。

分娩或手术时备血小板和红细胞。

剖宫产术前如需输血小板，由于血小板破坏，其半衰期极短，可在切皮时开始输血小板以起到止血作用。

防止产程过长，缩短第二产程，避免吸引器助产，并避免组织损伤和切开。

积极防治产后出血。

由于严重的新生儿血小板减少症的发生率及患病率低，且与病情不平行，目前也没有很好的检测手段，因此不建议常规行剖宫产或产前检测胎儿血小板。

（三）产褥期

孕期应用糖皮质激素者产后继续使用，待血小板上升后减量。

抗生素预防感染。

新生儿出生后动态监测血小板。

ITP 不是母乳喂养的禁忌证。

第四节 妊娠并发阑尾炎

阑尾炎，尤其急性阑尾炎（Acute Appendicitis）是妊娠期最常见的外科并发症，可发生于妊娠的各个时期。文献报道，妊娠期急性阑尾炎的发病率为 0.05%～0.10%，但 80% 以上发病于妊娠中、晚期。由于孕妇的特殊生理和解剖改变，使妊娠中、晚期阑尾炎的诊断增加了困难，故这个时期阑尾炎并发穿孔率较非孕期高 1.5～3.5 倍，炎症的发展易导致流产或早产，误诊率较高，孕妇死亡率亦高达 4.3%。因此妊娠并发急性阑尾炎是一种较严重的并发症，应早期诊断和及时处理以改善母儿预后。

一、妊娠期阑尾炎的特点

妊娠期阑尾位置的变化：妊娠初期阑尾的位置与非孕期相似。妊娠中期子宫增大较快，盲肠和阑尾被增大的子宫推挤而向上、向外、向后移位。妊娠 3 个月末时其基底部位于髂嵴下 2 横指处，5 个月末达髂嵴水平，8 个月末则上升到髂嵴上 2 横指处，妊娠接近足月时可达右肾上腺或胆囊处，分娩 10～12 天后可恢复到原来的正常位置。随着盲肠的向上移位，阑尾呈逆时针旋转被子宫推到外、上、后方而被增大的子宫覆盖。

妊娠期阑尾炎体征常不典型：由于阑尾位置的升高，妊娠子宫覆盖病变，腹壁被抬高，炎症阑尾刺激不到壁腹膜，腹痛部位和压痛点不在传统的麦氏点而相应地移到右上腹或后腰部，有时甚至达右肋下胆囊区，所以使压痛、肌紧张及反跳痛都不明显，查体时常无肌紧张和反跳痛。文献报道仅有 50%～60% 的患者有典型的转移性腹痛。

妊娠期阑尾炎炎症易扩散：由于妊娠期盆腔血液和淋巴循环较旺盛，毛细血管通透性也增强，组织蛋白溶解能力增加，易发生阑尾坏死和穿孔；增大的子宫将腹壁与阑尾分开，使壁腹膜防卫功能减退；增大的子宫将大网膜推移向上，使之不能到达感染部位包围感染灶，炎症不易局限而易在上腹部扩散，常导致弥漫性腹膜炎，患者预后不良。

妊娠期阑尾炎后果较严重：妊娠期阑尾炎易波及子宫浆膜层甚至通过血液侵入子宫、胎盘，常引起子宫收缩，诱发流产或早产；细菌毒素可导致胎儿缺氧、死亡。另外产后子宫的迅速恢复，可使已经局限的阑尾脓肿破溃发生急性弥漫性腹膜炎，病情加重危及产妇生命。

二、临床病理分型

根据急性阑尾炎的临床过程和病理改变将其分为四种病理类型。

急性单纯性阑尾炎：病变只局限于阑尾的黏膜和黏膜下层，阑尾轻度充血肿胀，表面有少许纤维素样渗出物。本型为轻型阑尾炎或病变早期，临床症状和体征都较轻。

急性化脓性阑尾炎：病变累及阑尾的全层，阑尾明显肿胀充血，表面覆盖脓性分泌物，阑尾腔可见溃疡及黏膜坏死。此时阑尾周围的腹腔内已有稀薄脓液，形成了局限性腹膜炎。本型常由单纯性阑尾炎发展而来，临床症状和体征都较重。

坏疽性和穿孔性阑尾炎：阑尾管壁全层或部分坏死，呈暗红色或黑色。阑尾管腔内积脓，压力较高，发生穿孔的部位多在阑尾近端的对侧系膜缘或阑尾根部。若穿孔的过程较快，穿孔口未被包裹，则积脓可进入腹腔，导致急性弥漫性腹膜炎。本型属重型阑尾炎。

阑尾周围脓肿：急性阑尾炎坏疽或穿孔时如果过程较慢，穿孔的阑尾可被大网膜和周围的肠管包裹，形成炎性肿块及阑尾周围脓肿。由于阑尾位置的改变，脓肿可发生在盆腔、肝下或膈下。

三、临床表现

（一）症状

早期妊娠阑尾炎症状与非孕期相似，大多数孕妇都有转移性腹痛，起病时腹痛先从剑突下开始，后延及脐周，渐渐地转移至右下腹。但妊娠中晚期由于子宫的增大，阑尾位置发生改变，疼痛部位可达右肋下肝区。当阑尾位于子宫背面时，可表现为右侧腰痛。孕妇可有恶心、呕吐、腹泻、发热或全身无力等症状。急性阑尾炎早期大多数孕妇体温正常或低于38℃，阑尾穿孔、坏死或出现腹膜炎时，体温明显升高。

（二）体征

妊娠各期表现不同。妊娠早期阑尾炎时，右下腹麦氏点处有压痛、反跳痛及肌紧张。当阑尾发生坏疽或穿孔，形成阑尾周围脓肿或弥漫性化脓性腹膜炎时，即出现相应体征。妊娠中、晚期因子宫的增大阑尾不断向上、向外移位，压痛点常偏高。但因增大的子宫将腹壁腹膜顶起，炎症阑尾刺激不到壁腹膜，所以腹部压痛、反跳痛及肌紧张常不明显。下列方法有助于诊断：

1. Bryan试验

嘱患者采取右侧卧位，使妊娠子宫移向右侧，如出现疼痛可提示妊娠期阑尾炎。

2. Alder试验

先嘱患者平卧，检查者将手指放在阑尾区最明显的压痛点上，再嘱患者左侧卧位，使子宫倾向左侧，如压痛减轻或消失，说明疼痛来自子宫；如压痛较仰卧位时更明显，提示阑尾病变可能性大。

四、诊断和鉴别诊断

（一）详细询问病史

文献报道妊娠期急性阑尾炎患者中，20%~40%有慢性阑尾炎病史。结合妊娠期阑尾炎的临床症状和体征，参考辅助检查指标，做到早确诊、早治疗，以改善母儿预后。

（二）实验室和其他检查

1. 血白细胞计数

正常妊娠期白细胞计数呈生理性增加，至孕晚期可达（12~15）×10^9/L，分娩应激时可达（20~30）×10^9/L，因此单次白细胞计数对诊断帮助不大。如白细胞计数短期内升高>18×10^9/L，或分类有核左移，中性粒细胞超过80%则有临床意义。

2. 影像学检查

B超是安全简单的检查方法。急性阑尾炎时，可见阑尾呈低回声管状结构，僵硬，压之不变形，横切面呈同心圆似的靶向图像，直径≥7 mm，但晚期妊娠时肠管的移位和增大的子宫会影响阑尾炎的超声诊断。Rao等对100例怀疑阑尾炎的非孕期妇女进行了CT检查，发现诊断正确率98%。但CT在孕妇中的应用有待于观察。

（三）本病与其他疾病鉴别

1. 妇产科疾病

主要包括异位妊娠破裂、卵巢肿瘤蒂扭转、急性输卵管炎和盆腔炎及胎盘早剥等疾病。

（1）异位妊娠破裂：异位妊娠破裂的患者停经后多有少量阴道流血，腹痛从下腹开始，有急性失血和腹腔内出血的症状和体征。妇科检查宫颈举痛明显，阴道后穹隆饱满、触痛。若发生于右侧附件区，可触及包块。B超检查显示盆腹腔有液性暗区，行后穹隆穿刺抽出不凝血即可确诊。

（2）卵巢肿瘤蒂扭转：多发生于妊娠早中期及产后，常有附件区包块史。临床表现为突发性、持续性下腹痛。若肿瘤坏死，则有局限性腹膜炎表现。妇科检查可触及触痛性囊性或囊实性包块。B超可确诊。

（3）急性输卵管炎和盆腔炎：患者多有脓性白带，查体盆腔双侧对称性压痛，行阴道后穹隆穿刺可抽出脓液，涂片检查可查见G^-球菌。B超有助于鉴别诊断。

（4）胎盘早剥：应与妊娠中晚期急性阑尾炎鉴别。胎盘早剥患者常有妊娠期高血压疾病史和外伤史，腹痛剧烈。查体子宫僵硬，呈强直性收缩，胎心听诊变慢或消失，产妇可有急性失血及休克症状。腹部B超提示胎盘后血肿，可明确诊断。

2. 胃十二指肠溃疡穿孔

患者常有消化性溃疡史，查体时除右下腹压痛外，上腹也有压痛和疼痛，板状腹和肠鸣音消失，腹膜刺激症状明显。立位腹部平片膈下有游离气体可帮助鉴别诊断。

3. 右侧急性肾盂肾炎和右侧输尿管结石

急性肾盂肾炎起病急，患者寒战、高热，疼痛始于腰肋部，沿着输尿管向膀胱部位放射，伴有尿急、尿频、尿痛等膀胱刺激症状。查体时右侧肾区叩击痛明显，上输尿管点和肋腰点有压痛，但无腹膜刺激症状。尿常规检查可见大量白细胞和脓细胞。输尿管结石患者绞痛剧烈，疼痛部位自腰肋部向大腿内侧和外生殖器放射。尿常规检查可见红细胞，X线或B超显示尿路结石。

4. 胆绞痛

常见于急性胆囊炎和胆石症。患者阵发性绞痛，夜间多发，疼痛开始于右上腹肋缘下，向右肩部、右肩胛下角或右腰部放射。大多数患者有寒战、发热、恶心、呕吐，亦可有阻塞性黄疸。B超、X线或胆囊造影可明确诊断。

5. 其他

妊娠期急性阑尾炎尚需与急性胰腺炎、右侧肺炎、胸膜炎、HELLP综合征、产褥感染等疾病鉴别。

五、治疗

（一）治疗原则

妊娠期急性阑尾炎的治疗原则是早期诊断和及时手术治疗。一旦高度怀疑急性阑尾炎，无论妊娠时期，均应及时手术。因早期手术既简单又安全，还可降低近期或远期并发症的发生风险。

（二）手术注意事项

1. 麻醉选择

应以连续硬膜外麻醉或腰-硬联合麻醉为宜；若患者病情危重并发休克时，宜选用全身麻醉。

2. 手术切口

早期妊娠时可采取麦氏切口；妊娠中、晚期应选择高于麦氏点的右侧腹直肌旁切口为宜（相当于宫体上1/3部位）。同时应将右侧臀部垫高30°～45°或将手术床向左倾斜30°，使子宫左移，便于暴露阑尾。

3. 操作要点

基本术式是切除阑尾。手术操作要轻柔，保护好切口，尽量避免刺激子宫。阑尾切除后应尽量吸净腹腔内脓液，不放置引流，以免诱发宫缩导致流产和早产。但阑尾坏死形成脓肿时，局部清除阑尾病灶后应放置腹腔引流。

4. 术后处理

术后继续应用广谱抗生素。因阑尾炎中75%～90%为厌氧菌感染，需继续妊娠者，应选择对胎儿影响较小的青霉素类或头孢类抗生素，并联合应用甲硝唑。同时，术后3～4日内应给予保胎治疗。

5. 终止妊娠的时机

原则上处理阑尾不必同时行剖宫取胎术，除非有产科指征。当出现下列情况时可考虑先行剖宫产术，再切除阑尾：①阑尾炎穿孔并发弥漫性腹膜炎，盆腹腔感染严重或子宫胎盘已有感染征象者。②胎儿基本成熟，具备体外生存能力或妊娠已近预产期。③术中阑尾暴露困难。以上情况建议先施行腹膜外剖宫产后，再打开腹腔进行阑尾手术。如患者妊娠已近足月且临产，阑尾炎症状较轻，无剖宫产指征时，可先经阴分娩，再行阑尾切除术。

六、预后

妊娠期急性阑尾炎的预后与妊娠时期和阑尾的病变程度有关。早期妊娠诊断容易，手术及时方便，预后较好。中晚期妊娠诊断较困难，易延误病情，阑尾发生坏死、穿孔，甚至导致弥漫性腹膜炎，故流产率和早产率均增加。总之，妊娠期急性阑尾炎的临床表现不典型，病情多较重，早期诊断、及时治疗可改善预后。

第七章 异常分娩

第一节 胎位异常

分娩时枕前位（正常胎位）约占90%，胎位异常仅占10%左右，其中胎头位置异常占6%～7%，是造成难产的常见因素之一。

一、持续性枕后位、枕横位

在分娩过程中，胎头以枕后位或枕横位衔接，在下降过程中，胎头枕部因强有力的宫缩绝大多数向前转135°或90°，转为枕前位而自然分娩。仅有5%～10%胎头枕骨持续不能转向前方，直至分娩后期仍然位于母体骨盆的后方或侧方，致使分娩发生困难者，称为持续性枕后位（persistent occiput posterior position）或持续性枕横位（persistent occiput transverse position）（图7-1）。发生原因与骨盆异常、胎头俯屈不良、子宫收缩乏力、头盆不称等有关。

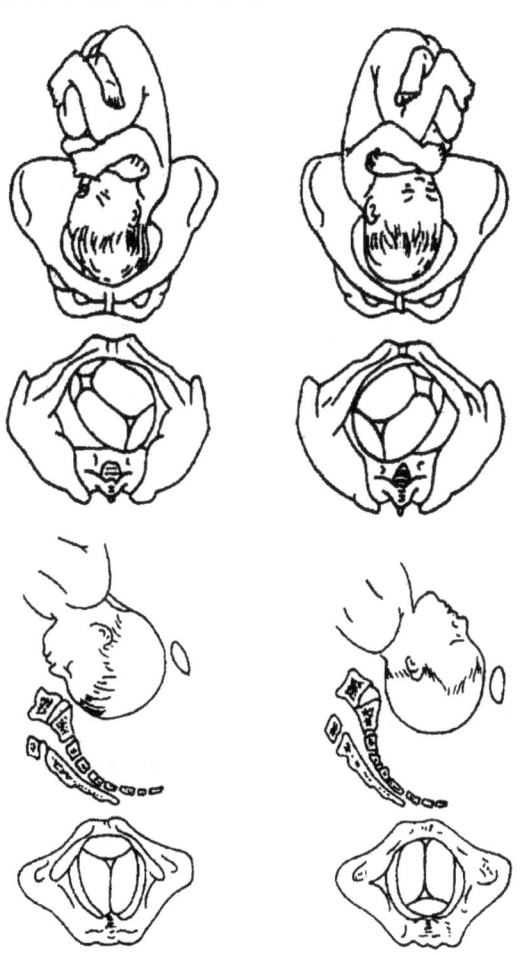

图7-1 持续性枕后位、枕横位

(一)诊断

1. 临床表现

临产后胎头衔接较晚，因胎先露部不能紧贴子宫下段及宫颈，常出现协调性子宫收缩乏力及宫颈扩张缓慢。枕后位时，因枕部压迫直肠，产妇自觉肛门坠胀及排便感，过早使用腹压导致宫颈前唇水肿和产妇疲劳，影响产程进展。持续性枕后位或持续性枕横位常出现活跃期延缓或第二产程延长。

2. 腹部检查

胎背偏向母体后方或侧方，对侧可明显触及胎儿肢体，胎心在脐下一侧偏外方。

3. 肛门检查或阴道检查

若为枕后位，检查时感到盆腔后部空虚，矢状缝位于骨盆斜径上；若为枕横位，则矢状缝位于骨盆横径上；根据前囟、后囟的方向和位置可判断胎方位。当胎头水肿、颅骨重叠、囟门触不清时，需行阴道检查胎儿耳郭和耳屏位置及方向确定胎位。如耳郭朝向骨盆后方则为枕后位；耳郭朝向骨盆侧方则为枕横位。阴道检查是确诊胎位异常必要的手段，其确定胎方位的准确率达80%~90%。

4. 超声显像检查

根据胎头颜面及枕部位置，能准确探清胎头位置以明确诊断。

(二)治疗

持续性枕后位或持续性枕横位如无头盆不称时可以试产，但要密切观察胎头下降、宫口开张及胎心变化。

1. 第一产程

（1）潜伏期：保证产妇足够的营养和休息，如精神紧张、休息不好可肌内注射哌替啶100 mg或地西泮10 mg，对纠正不协调宫缩有良好效果。嘱产妇向胎腹方向侧卧，有利于胎头枕部转向前方。若宫缩欠佳，宜尽早静滴缩宫素。

（2）活跃期：宫口开大3~4 cm产程停滞，排除头盆不称可行人工破膜，使胎头下降压迫宫颈，一起增强宫缩、促进胎头内旋转作用。若宫缩乏力，可静滴缩宫素。经以上处理产程有进展则继续试产；若进展不理想（每小时宫口开大<1 cm）或无进展时，应行剖宫产术。在试产中如出现胎儿宫内窘迫征象也应行剖宫产分娩。

2. 第二产程

产程进展缓慢，初产妇宫口开全近2小时、经产妇已近1小时，应行阴道检查了解骨盆及胎头情况。若胎头双顶径已达坐骨棘水平或更低时，可徒手转胎头至枕前位，从阴道自然分娩或阴道助产；如转枕前位困难可转为正枕后位，以产钳助产，此时需做较大的会阴切口，以免发生严重裂伤；若胎头位置较高，疑有头盆不称，需行剖宫产术，禁止使用中位产钳。

3. 第三产程

为防止发生产后出血，胎儿娩出后应立即静注或肌内注射宫缩剂。有软产道裂伤者，应及时修补。凡行手术助产及有软产道裂伤者，产后应给予抗生素预防感染。新生儿应按高危儿处理。

二、胎头高直位

胎头呈不屈不仰姿势衔接于骨盆入口，其矢状缝与骨盆入口前后径一致，称高直位（sincipital presentation）。胎头枕骨靠近耻骨联合者为胎头高直前位；靠近骶岬者为胎头高直后位（图7-2）。头盆不称是发生胎头高直位的最常见原因。

(一)诊断

1. 临床表现

由于临产后胎头不俯屈，进入骨盆入口的胎头径线增大，使胎头迟迟不能衔接，导致宫口开张及先露下降缓慢，产程延长。表现为活跃期延缓或停滞，胎头下降受阻。高直前位胎头入盆困难，一旦入盆后，产程进展顺利。高直后位胎头不能入盆，先露难以下降，即使宫口能开全，先露部仍停留在坐骨棘水平或以上。

2. 腹部检查

胎头高直前位时，胎背靠近腹前壁，不易触及胎儿肢体，胎心位置稍高，在近腹中线听得最清楚。胎头高直后位时，胎儿肢体靠近腹前壁，有时在耻骨联合上方可触及胎儿下颌。

3. 阴道检查

因胎头位置高，肛查不易查清，应做阴道检查。如发现胎头矢状缝与骨盆入口前后径一致，后囟在耻骨联合后，前囟在骶骨前，即为胎头高直前位；反之为胎头高直后位。前者产瘤在枕骨正中，后者产瘤在两顶骨之间。

4. 超声显像检查

可探清胎头双顶径与骨盆入口横径一致，胎头矢状缝与骨盆入口前后径一致。

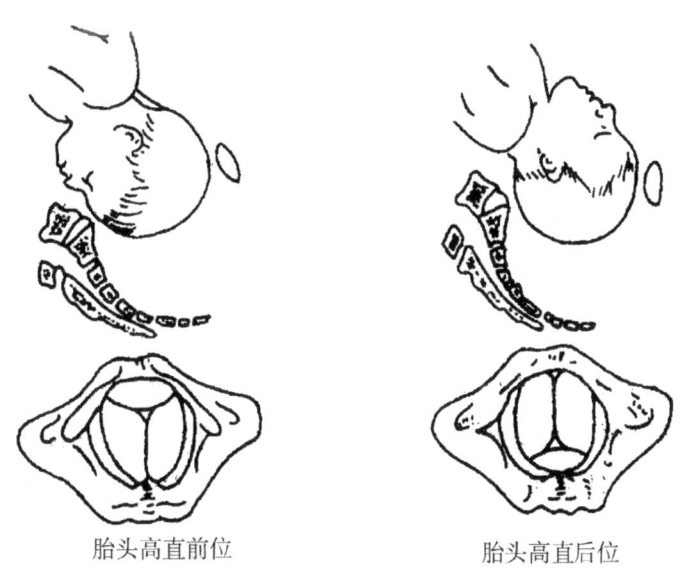

图 7-2　胎头高直位

（二）治疗

胎头高直前位时，若骨盆正常、胎儿不大、产力强，应给予充分试产机会。加强宫缩促使胎头俯屈，胎头转为枕前位后可经阴道自然分娩或阴道助产，若试产失败再行剖宫产术结束分娩。胎头高直后位因很难经阴道分娩，一经确诊应行剖宫产术。

二、前不均倾位

胎头以枕横位入盆时，胎头侧屈，以前顶骨先下降，矢状缝靠近骶岬为前不均倾位（anterior asynclitism）（图 7-3）。发生前不均倾位的原因尚不清楚，可能与头盆不称、扁平骨盆及腹壁松弛有关。

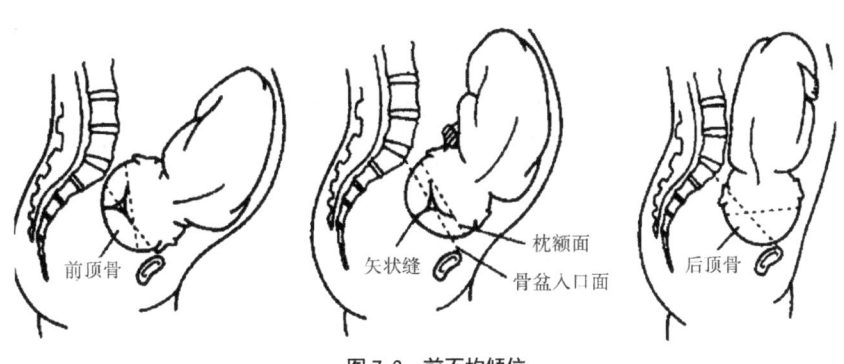

图 7-3　前不均倾位

（一）诊断

1. 临床表现

常发生胎膜早破，胎头迟迟不衔接，因后顶骨被阻于骶岬之上，胎头难以衔接和下降，导致继发性宫缩乏力、活跃期停滞或产程延长，甚至出现血尿、宫颈水肿或先兆子宫破裂。由于胎头受压过久可出现产瘤和胎儿宫内窘迫。

2. 腹部检查

临产早期，在耻骨联合上方可扪到胎头前顶部。随着产程进展，胎头继续侧屈使胎头与胎肩折叠于骨盆入口处，因胎头折叠于胎肩之后使胎肩高于耻骨联合平面，于耻骨联合上方只能触到一侧胎肩而触不到胎头，易误认为胎头已入盆。

3. 阴道检查

胎头矢状缝在骨盆入口横径上，向后移靠近骶岬。前顶骨紧嵌于耻骨联合后方，产瘤大部分位于前顶骨，因后顶骨的大部分尚在骶岬之上，致使盆腔后半部空虚。

（二）治疗

一旦确诊为前不匀称，应尽快以剖宫产结束分娩。手术切开子宫下段时，应用力将胎肩往子宫方向推送，使胎头侧屈得到纠正，防止前臂脱出。极个别情况因胎儿小、骨盆宽大、宫缩强者，可通过前顶骨降至耻骨联合后，经侧屈后顶骨能滑过而入盆。

四、面先露

胎头枕部与背部接触，胎头呈极度仰伸姿势通过产道，以面部为先露时称为面先露（face presentation）。

面先露以颏骨为指示点，有颏左前、颏左横、颏左后、颏右前、颏右横、颏右后六种胎方位。其中以颏左前、颏右后多见，且经产妇多于初产妇。发病原因与骨盆狭窄、头盆不称、腹壁松弛、胎儿畸形等有关。

（一）诊断

1. 临床表现

胎头迟迟不能入盆，先露部不能紧贴子宫下段及宫颈，常引起继发性宫缩乏力，导致产程延长。可表现为潜伏期延长、活跃期延长或停滞。颏后位导致梗阻性难产，可出现子宫破裂征象。由于胎头受压过久，可引起胎儿宫内窘迫。

2. 腹部检查

因胎头极度仰伸入盆受阻，胎体伸直，宫底位置较高。颏前位时，胎头轮廓不清；在孕妇腹前壁容易扪及胎儿肢体，胎心在胎儿肢体侧的下腹部听得清楚。颏后位时，于耻骨联合上方可触及胎儿枕骨隆突与胎背之间有明显凹沟，胎心较遥远而弱。

3. 肛门检查或阴道检查

可触到高低不平、软硬不均的颜面部，若宫口开大时可触及胎儿口、鼻、颧骨及眼眶，并依据颏部所在位置确定其胎位。阴道检查确定面先露时须与臀先露、无脑儿相鉴别。

4. 超声显像检查

可以明确面先露并能探清胎位。

（二）治疗

颏前位时，若无头盆不称，产力良好，有可能自然分娩；若出现继发性宫缩乏力，第二产程延长，可用产钳助产，但会阴切开要足够大。若有头盆不称或出现胎儿窘迫征象，应行剖宫产术。持续性颏后位时，难以经阴道分娩，应行剖宫产术结束分娩。若胎儿畸形，无论颏前位或颏后位，均应在宫口开全后行穿颅术结束分娩。颏横位若能转成颏前位，可以经阴道分娩；持续性颏横位应行剖宫产结束分娩。由于头、面部受压过久，新生儿可出现颅内出血、颜面部肿胀，需加强护理，保持仰伸姿势数日之久。

五、臀位

臀位（breech presentation）是最常见的异常胎位，占妊娠足月分娩总数的3%～4%，经产妇多见。臀位易并发胎膜早破、脐带脱垂、分娩时后出胎头困难，导致围生儿死亡率较高，是枕先露的3～8倍。臀先露以骶骨为指示点，分骶左前、骶左横、骶左后、骶右前、骶右横、骶右后六种胎方位。根据两下肢所取的姿势又分为：

单臀先露或腿直臀先露：胎儿双髋关节屈曲，双膝关节伸直，以臀部为先露，最多见。

完全臀先露或混合臀先露：胎儿双髋及膝关节均屈曲，以臀部和双足为先露，较多见。

不完全臀先露：以一足或双足、一膝或双膝或一足一膝为先露，较少见。

臀先露对产妇易引起胎膜早破或继发性宫缩乏力，使产后出血与产褥感染的机会增多，若宫口未开全而强行牵拉，容易造成宫颈撕裂甚至延及子宫下段；对胎儿易致脐带脱垂、胎儿窘迫或死产；新生儿窒息、臂丛神经损伤及颅内出血发生率增加。

（一）诊断

1. 临床表现

腹部检查在孕妇肋下触及圆而硬的胎头；因宫缩乏力致宫颈扩张缓慢，产程延长。

2. 腹部检查

子宫呈横椭圆形，宫底部可触及圆而硬、有浮球感的胎头，耻骨联合上方可触到圆而软，形状不规则的胎臀，胎心在脐左（右）上方最清楚。

3. 肛门及阴道检查

可触及胎臀或胎足，应与颜面部、胎手相鉴别。注意有无脐带脱垂。

4. 超声显像检查

能准确探清臀先露类型以及胎儿大小、胎头姿势等。

（二）治疗

1. 妊娠期

妊娠30周前，多能自行转为头先露；30周后仍为臀先露应予矫正。常用方法有胸膝卧位、激光照射或艾灸至阴穴，外倒转术慎用。

2. 分娩期

剖宫产指征：狭窄骨盆、软产道异常、胎儿体重大于3 500 g、胎儿窘迫、胎膜早破、脐带脱垂、妊娠并发症、高龄初产、有难产史、不完全臀先露等。

决定经阴道分娩的处理：

（1）第一产程：产妇侧卧，少做肛查，不灌肠。一旦破膜，立即听胎心，了解有无脐带脱垂，监测胎心。当宫口开大4～5 cm时，使用"堵"外阴方法，待宫口及阴道充分扩张后才让胎臀娩出。在"堵"的过程中，每隔10～15分钟听胎心一次，并注意宫口是否开全。宫口已开全再堵易引起胎儿窘迫或子宫破裂。宫口近开全时，要做好接产和抢救新生儿窒息的准备。

（2）第二产程：初产妇做会阴侧切术。分娩方式有3种：①自然分娩：胎儿自然娩出，不做任何牵拉，极少见。②臀助产术：当胎臀自然娩出至脐部后，胎肩及后出胎头由接产者协助娩出。脐部娩出后，一般应在2～3分钟娩出胎头，最长不能超过8分钟。③臀牵引术：胎儿全部由接产者牵拉娩出，此种手术对胎儿损伤大（图7-4）。

（3）第三产程：使用缩宫素，防止产后出血。有软产道损伤者，应及时检查并缝合，给予抗生素预防感染。

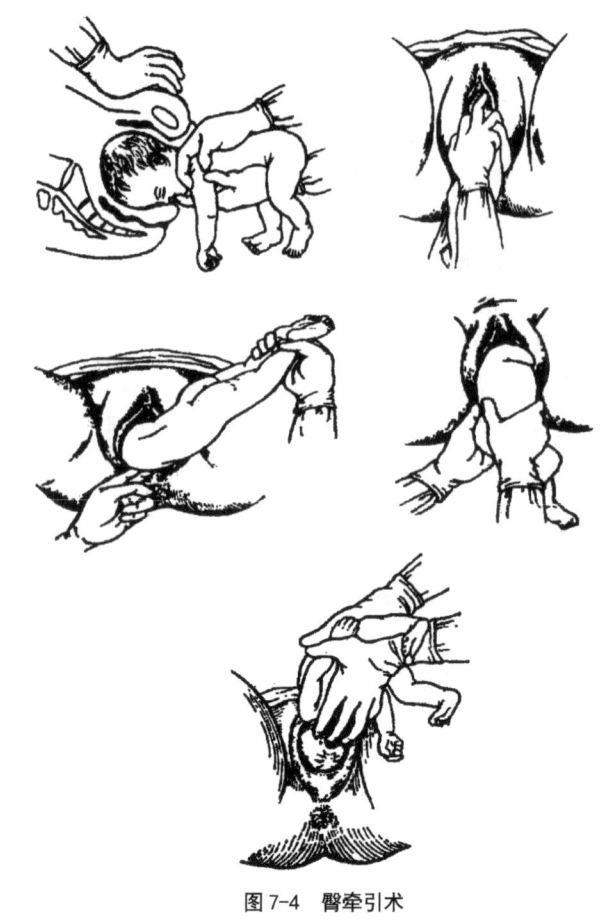

图 7-4 臀牵引术

六、肩先露

胎体横卧于骨盆入口之上，先露部为肩，称为肩先露（shoulder presentation）（图 7-5）。是对母儿最不利的胎位。除死胎或早产儿胎体可折叠娩出外，足月活胎不能经阴道娩出。若处理不当，易造成子宫破裂，甚至危及母儿生命。

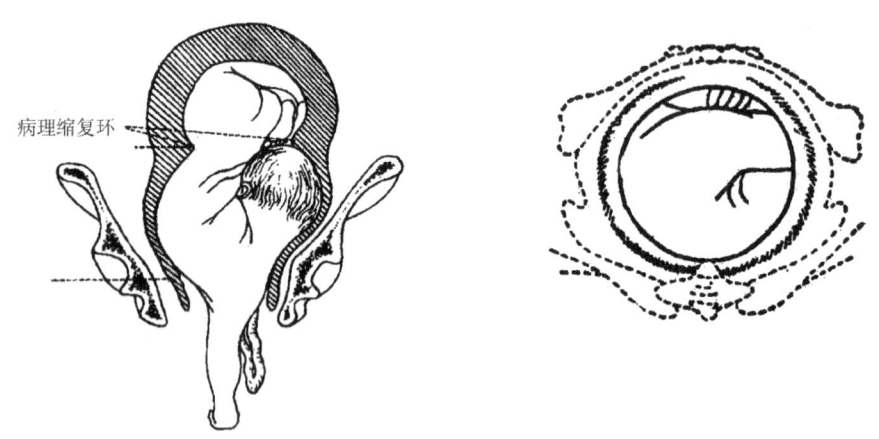

图 7-5 肩先露

（一）诊断

1. 临床表现

易发生宫缩乏力、胎膜早破。破膜后容易发生脐带脱垂和胎儿上肢脱出，导致胎儿窘迫甚至死亡。随着子宫收缩增强，子宫上段越来越厚，下段被动扩张越来越薄，上下段肌壁厚薄相差悬殊，形成环状凹陷，出现病理性缩复环，是子宫破裂的先兆，若不及时处理，将发生子宫破裂。

2. 腹部检查

子宫呈横椭圆形，耻联上方较空虚，在母体一侧触及胎头。胎心在脐周两侧最清楚。

3. 肛门或阴道检查

胎膜未破、先露高浮者，肛查不易触及先露部；若胎膜已破、宫口已开张，阴道检查可触及胎肩锁骨、腋窝或肋骨，腋窝尖指向胎肩及胎头位置，据此决定胎头在母体左侧或右侧。若胎手已脱出阴道口外，可用握手法鉴别是胎儿左手或右手。

4. 超声显像检查

能清楚地确定肩先露及具体胎方位。

（二）治疗

1. 妊娠期

妊娠后期发现肩先露应予及时矫正，常用方法有胸膝卧位、激光照射或艾灸至阴穴。上述方法无效可试行外倒转术，转成头位后，包腹固定胎头。

2. 分娩期

①足月活胎，应于临产前行剖宫产术；②经产妇，足月活胎，宫口开大 5 cm 以上，胎膜已破羊水未流尽，可全身麻醉下行内倒转术，待宫口开全助产；③出现先兆子宫破裂或子宫破裂征象，无论胎儿死活均应立即剖宫产术；④胎儿已死，无先兆子宫破裂征象，若宫口近开全，可全身麻醉下行断头术或碎胎术。术后常规检查子宫下段、宫颈及阴道有无裂伤，若有裂伤应及时缝合，注意产后出血及感染。

七、复合先露

胎先露部（胎头或胎臀）伴有肢体同时进入骨盆入口，称为复合先露（compound presentation）。临床以一手或一前臂随胎头脱出常见。发生原因与胎先露部不能完全填充骨盆入口，先露部周围有空隙有关。

（一）诊断

产程进展缓慢，阴道检查发现胎先露旁有肢体而确诊。

（二）治疗

首先应检查有无头盆不称。如无头盆不称，可让产妇向肢体脱出的对侧侧卧，有利于肢体自然回缩。若脱出肢体与胎头已入盆，可待宫口近开全或开全后上推肢体，使胎头下降后自然分娩或产钳助产。如有头盆不称或伴有胎儿窘迫征象，应尽快行剖宫产术。

第二节 产力异常

产力包括子宫收缩力、腹壁肌和膈肌收缩力以及肛提肌收缩力，其中以子宫收缩力为主，贯穿分娩的全过程。子宫收缩的节律性、对称性及极性不正常或强度、频率有改变，称子宫收缩力异常，简称产力异常（abnormal uterine action）。

一、子宫收缩乏力

引起子宫收缩乏力的常见原因有头盆不称或胎位异常、子宫局部因素、精神因素、内分泌失调、药物影响等；根据发生时间可分为原发性和继发性；临床上根据子宫收缩乏力的性质又分为协调性和不协调性两种。

（一）诊断

①协调性子宫收缩乏力（低张性子宫收缩乏力）：子宫收缩具有正常的节律性、对称性和极性，但收缩力弱，宫腔压力低（< 15 mmHg），持续时间短，间歇期长且不规律，多属于继发性宫缩乏力。②不协调性子宫收缩乏力（高张性子宫收缩乏力）：子宫收缩的极性倒置，节律不协调，宫腔内压力达 20 mmHg，宫缩时子宫下段收缩力强，间歇期子宫壁不能完全松弛，收缩不协调，属无效宫缩。此种收缩乏力多为

原发性宫缩乏力，需与假临产鉴别。鉴别方法为肌内注射哌替啶 100 mg，休息后宫缩停止者为假临产，不能使宫缩停止者为原发性宫缩乏力。这种不协调性子宫收缩乏力可使产妇体力消耗，继而出现水电解质平衡失调，胎儿－胎盘循环障碍而出现胎儿窘迫。③产程图曲线异常（图 7-6）。

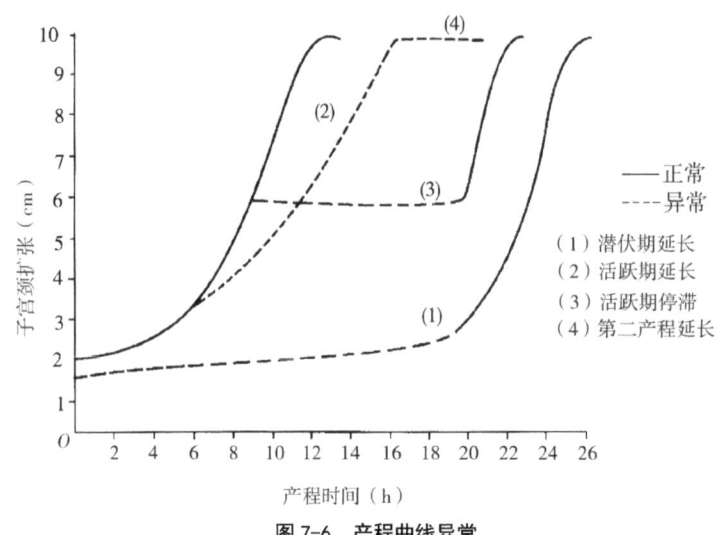

图 7-6　产程曲线异常

潜伏期延长：初产妇潜伏期正常约需 8 小时，最大时限 16 小时，超过 16 小时称为潜伏期延长。
活跃期延长：初产妇活跃期正常约需 4 小时，最大时限 8 小时，超过 8 小时称为活跃期延长。
活跃期停滞：进入活跃期后，宫颈口不再扩张达 2 小时以上。
第二产程延长：第二产程初产妇超过 2 小时，经产妇超过 1 小时尚未分娩。
第二产程停滞：第二产程达 1 小时胎头下降无进展。
胎头下降延缓：活跃晚期至宫口扩张 9～10 cm，胎头下降速度每小时少于 1 cm。
胎头下降停滞：活跃晚期胎头停留在原处不下降达 1 小时以上。
滞产：总产程超过 24 小时。

（二）治疗原则

不论原发还是继发子宫收缩乏力，首先应寻找原因，阴道检查了解宫颈扩张、胎先露下降、头盆比例等情况。若发现有头盆不称，估计不能阴道分娩者，应及时行剖宫产；若无头盆不称或胎位异常，估计能阴道分娩者应采取措施加强宫缩，继续试产。

不协调性子宫收缩乏力者，应调节子宫收缩，使之恢复正常节律性及极性。在未恢复协调性宫缩之前，禁用催产素加强宫缩。

（三）治疗

1. 协调性子宫收缩乏力

（1）第一产程。

①一般处理：消除精神紧张，多休息，多进食，补充营养和水分，及时排空膀胱等。

②加强子宫收缩：经一般处理无效，确诊为协调性子宫收缩乏力，可选用下列方法加强宫缩：a. 人工破膜：宫颈扩张 3 cm 或以上，无头盆不称，无脐带先露，胎头已衔接者，可行人工破膜；b. 缩宫素静脉滴注：适用于协调性宫缩乏力，宫口扩张 3 cm，胎心良好，胎位正常，头盆相称者。将缩宫素 2.5 U 加入 5% 葡萄糖溶液 500 mL 内，从 4～5 滴 /min 开始，根据宫缩调整。应有专人观察产程进展，监测宫缩、胎心等情况；c. 地西泮静脉推注：该药有松弛宫颈平滑肌、软化宫颈、促宫口扩张作用。适于宫口扩张缓慢或宫颈水肿时。常用剂量为 10 mg 静注，与缩宫素联合应用效果更好。

经上述处理，若产程仍无进展或出现胎儿窘迫，应及时行剖宫产。

（2）第二产程：若无头盆不称，出现宫缩乏力时，应使用缩宫素加强宫缩；若胎头双顶径已过坐骨棘平面，应等待自然分娩或会阴侧切助产；若胎头未衔接或伴胎儿窘迫，应行剖宫产术。

（3）第三产程：为预防产后出血，应使用宫缩剂加强宫缩。

2. 不协调性子宫收缩乏力

可给予强镇静剂哌替啶 100 mg 肌内注射或地西泮 10 mg 静注，使产妇充分休息，醒后多数恢复为协调性子宫收缩；若经以上处理无效或出现胎儿窘迫、头盆不称情况，应及时剖宫产；若已变为协调性子宫收缩乏力则按加强宫缩处理。

二、子宫收缩过强

（一）协调性子宫收缩过强

1. 诊断

子宫收缩的节律性、对称性和极性均正常，仅子宫收缩力过强、过频，宫腔内压力 > 50 mmHg。若产道无阻力，宫口迅速开全，分娩在短期内结束，宫口扩张速度 > 5 cm/h（初产妇）或 10 cm/h（经产妇），总产程不足 3 小时称为急产。由于产程过快，产妇易发生软产道裂伤和产后出血；胎儿易发生宫内窘迫；新生儿容易出现颅内出血。

2. 治疗

有急产史者需提前住院待产，提前做好接产及抢救新生儿窒息准备；产后及时检查、缝合软产道裂伤；新生儿肌内注射维生素 K_1 预防颅内出血。

（二）不协调性子宫收缩过强

1. 强直性子宫收缩

（1）诊断：大部分由外界因素造成，如临产后不适当使用缩宫素、胎盘早剥等。产妇表现为烦躁不安、持续性腹痛、拒按；胎位触不清，胎心听不清；甚至出现病理性缩复环、血尿等先兆子宫破裂征象。

（2）治疗：一经确诊，应给予宫缩抑制剂，如 25% 硫酸镁 20 mL 加入 25% 葡萄糖 20 mL 静脉缓慢注射；若处理无效或为梗阻性难产、重型胎盘早剥，应马上行剖宫产术。

2. 子宫痉挛性狭窄环（constriction ring）

子宫壁局部肌肉呈痉挛性不协调性收缩所形成的环状狭窄，持续不放松，称为子宫痉挛性狭窄环。多在子宫上下段交界处，也可在胎体某一狭窄部，以胎颈、胎腰处常见。与产妇精神紧张、过度疲劳和粗暴的产科操作有关。

（1）诊断：持续性腹痛、烦躁不安，宫颈扩张缓慢，胎先露部下降停滞，阴道检查有时可触及狭窄环。此环和病理性缩复环不同，特点是不随宫缩而上升。

（2）治疗：积极寻找原因，及时纠正。如停止阴道内操作、停用缩宫素。如无胎儿宫内窘迫，可给予镇静剂或宫缩抑制剂，待宫缩恢复正常时等待阴道自然分娩或助产。若经处理无好转，或伴胎儿窘迫征象，应立即行剖宫产术。

第三节 产道异常

产道包括骨产道及软产道是胎儿经阴道娩出的通道，临床以骨产道异常多见。

一、骨产道异常

骨盆径线过短或形态异常，致使骨盆腔小于胎先露部可以通过的限度，阻碍胎先露下降，影响产程顺利进展，称为狭窄骨盆。狭窄骨盆对产妇易发生继发性宫缩乏力、生殖道瘘、产褥感染、先兆子宫破裂及子宫破裂；对胎儿及新生儿易出现胎儿窘迫、胎死宫内、颅内出血、新生儿产伤、新生儿感染。

根据狭窄部位的不同，分为以下几种：

（一）骨盆入口平面狭窄

我国妇女常见为单纯性扁平骨盆和佝偻病性扁平骨盆，由于骨盆入口平面狭窄，胎头矢状缝只能衔接于骨盆入口横径上。胎头侧屈使两顶骨先后依次入盆，呈倾势不均嵌入骨盆入口。若前顶骨先嵌入，矢状缝偏后，称前不匀称；若后顶骨先嵌入，矢状缝偏前，称后不匀称；只有胎头双顶骨均通过骨盆入口平面时，才能经阴道分娩。

1. 扁平骨盆

骨盆入口呈横椭圆形，骶岬向下突出，使骨盆入口前后径缩短而横径正常。

2. 佝偻病性扁平骨盆

幼年时患佝偻病，骨骼软化使骨盆变形，骶岬被压向前，骨盆入口前后径缩短，使骨盆入口呈横的肾形，骶骨下段后移变直向后，尾骨呈钩状突向骨盆入口平面。

（二）中骨盆及骨盆出口平面狭窄

我国妇女以漏斗骨盆、横径狭窄骨盆多见。

1. 漏斗骨盆

骨盆入口各径线正常，两侧骨盆壁向内倾斜，如漏斗状。特点是中骨盆及骨盆出口平面均明显狭窄，坐骨棘间径、坐骨结节间径缩短，耻骨弓 < 80°，坐骨结节间径与出口后矢状径之和常 < 15 cm。

2. 横径狭窄骨盆

骶耻外径值正常，但髂棘间径及髂嵴间径均缩短，使骨盆入口、中骨盆及骨盆出口横径均缩短，前后径稍长，坐骨切迹宽。当胎头下降至中骨盆或骨盆出口时，常不能顺利地转成枕前位，形成持续性枕横位或枕后位。

（三）骨盆三个平面狭窄

均小骨盆指骨盆外形属女性骨盆，但骨盆入口、中骨盆及骨盆出口平面均狭窄，每个平面径线均小于正常值 2 cm 或更多。多见于身材矮小、体型匀称的妇女。

（四）畸形骨盆

骨盆失去正常形态称为畸形骨盆，如骨软化症骨盆、偏斜骨盆。

（五）骨盆狭窄诊断

1. 病史采集要点

询问孕妇幼年发育情况，有无佝偻病、脊髓灰质炎、脊柱和髋关节结核以及外伤史。有无难产史及其发生原因，新生儿有无产伤等。

2. 体格检查要点

（1）一般检查：身高小于 145 cm、身体粗壮、颈短；步态呈"X"或"O"跛形；腹部形态呈尖腹、悬垂腹；米氏（Michaelis）菱形窝不对称等骨盆异常发生率增高。

（2）腹部检查：注意腹部形态、宫高、腹围、胎位是否正常，骨盆入口狭窄往往因头盆不称，胎头不易入盆导致胎位异常，如臀先露、肩先露。中骨盆狭窄影响已入盆的胎头内旋转，导致持续性枕横位、枕后位等。

3. 超声显像检查

可观察胎先露与骨盆的关系，还可测量胎头双顶径、胸径、腹径、股骨长度，预测胎儿体重，对判断能否顺利通过骨产道有意义。

4. 估计头盆关系

检查跨耻征可了解胎头衔接与否，具体方法：孕妇排空膀胱、仰卧，检查者将手放在耻骨联合上方，将浮动的胎头向骨盆腔方向压。若胎头低于耻骨联合前表面，则跨耻征阴性；若胎头平耻骨联合前表面，则跨耻征可疑阳性；若胎头高于耻骨联合前表面，则跨耻征阳性。出现跨耻征阳性的孕妇，应让其两腿曲起半卧位，再次检查胎头跨耻征，若转为阴性，则不是头盆不称，而是骨盆倾斜度异常。

5. 骨盆测量

（1）骨盆外测量：可间接反映真骨盆的大小。骶耻外径 < 18 cm 为扁平骨盆；坐骨结节间径 < 8 cm，为漏斗骨盆；各径线 < 正常值 2 cm 或以上为均小骨盆；两侧斜径及同侧直径相差 > 1 cm 为偏斜骨盆。

（2）骨盆内测量：骨盆外测量异常者应作骨盆内测量。若对角径 < 11.5 cm，骶岬突出为扁平骨盆；

若坐骨棘间径 < 10 cm，坐骨切迹宽度 < 2 横指，则为中骨盆平面狭窄；若坐骨结节间径与出口后矢状径之和 < 15 cm，则为骨盆出口平面狭窄。

（六）治疗

明确狭窄骨盆的类别和程度，了解胎位、胎儿大小、胎心、宫缩强度、宫颈扩张程度、破膜与否，结合年龄、产次、既往分娩史综合判断，决定分娩方式。

1. 骨盆入口平面狭窄的处理

（1）明显头盆不称（绝对性骨盆狭窄）：足月活胎不能经阴道分娩，临产后行剖宫产术结束分娩。

（2）轻度头盆不称（相对性骨盆狭窄）：严密监护下可试产 2 ~ 4 小时，产程进展不顺利或伴胎儿窘迫，应及时行剖宫产术结束分娩。

2. 中骨盆平面狭窄的处理

胎头在中骨盆完成俯屈及内旋转动作，若中骨盆平面狭窄胎头俯屈及内旋转受阻，易发生持续性枕横位或枕后位。临床表现为活跃期或第二产程延长及停滞、继发宫缩乏力。若宫口已开全、双顶径达坐骨棘水平以下、无明显头盆不称，可徒手回转胎头等待自然分娩或助产；若有明显头盆不称或出现胎儿窘迫征象，短时间又不能阴道分娩者，应马上行剖宫产术。

3. 骨盆出口平面狭窄的处理

临产前对胎儿大小、头盆关系做充分估计，决定能否经阴道分娩。出口横径与后矢状径相加 > 15 cm，多数可经阴道分娩。如需助产时，应做较大的会阴切开，以免会阴严重撕裂；坐骨结节间径与出口后矢状径之和 < 15 cm，足月活胎不易经阴道分娩，应做剖宫产术。

4. 骨盆三个平面狭窄的处理

均小骨盆若胎儿估计不大，胎位正常，头盆相称，宫缩好，可以试产。若胎儿较大，有头盆不称应尽早行剖宫产术。

5. 畸形骨盆的处理

根据畸形骨盆种类、狭窄程度、胎儿大小等综合分析，若畸形严重、明显头盆不称，宜及时剖宫产术。

二、软产道异常

软产道包括子宫下段、宫颈、阴道及骨盆底软组织构成的弯曲管道。软产道异常所致的难产少见，易被忽视。

诊断及治疗：

1. 外阴异常外阴肿瘤可致难产，外阴脓肿在阴道分娩时切开引流。

（1）外阴水肿：严重贫血、重度子痫前期、慢性肾炎、心脏病等孕妇，在有全身水肿的同时，常有外阴严重水肿。分娩时阻碍胎先露下降，易造成组织损伤和愈合不良。产前要做综合处理，会阴部可用 50% 硫酸镁湿敷；产时需做预防性的会阴切开；产后加强局部护理。

（2）外阴瘢痕：外伤或炎症后瘢痕挛缩，导致外阴及阴道口狭小，影响胎先露下降。若瘢痕范围小，分娩时可做会阴切开；若瘢痕范围大，难以扩张者，应行剖宫产术。

（3）外阴静脉曲张：轻者可阴道分娩，严重的可行剖宫产分娩。

2. 阴道异常

（1）阴道横膈：横膈多位于阴道上、中段，局部较坚韧，产时阻碍胎先露下降。分娩时，若横膈低且薄，可直视下自小孔处做 X 形切开，胎儿娩出后再切除剩余的膈，残端用肠线连续或扣锁缝合；若横膈高且厚，则需剖宫产术分娩。

（2）阴道纵隔：阴道纵隔若伴有双子宫、双宫颈，位于一侧子宫内的胎儿，通过该侧阴道分娩时，纵隔被推向对侧，分娩多无影响；阴道纵隔发生于单宫颈时，若纵隔薄，胎先露下降时自行断裂，分娩无阻碍；若纵隔厚阻碍胎先露下降时，须在纵隔中间剪开，分娩结束后再切除剩余的隔，残端用肠线连续或扣锁缝合。

（3）阴道狭窄：药物腐蚀、手术感染导致阴道瘢痕挛缩形成阴道狭窄者，若狭窄位置低、程度轻，可做较大的会阴切开后经阴道分娩；若狭窄位置高、范围广，应行剖宫产术。

（4）阴道尖锐湿疣：妊娠期尖锐湿疣生长迅速，宜早期治疗。若病变范围广、体积大，可阻碍胎先露下降，且容易发生出血和感染。为预防新生儿患喉乳头状瘤宜行剖宫产术。

（5）阴道囊肿或肿瘤：阴道壁囊肿较大时，可阻碍胎先露下降，产时可先行囊肿穿刺抽出囊液，待产后再择期处理原有病变；若阴道壁肿瘤阻碍胎先露下降，又不能经阴道切除者，应行剖宫产术。

3. 宫颈异常

（1）宫颈外口黏合：临床较少见，多在分娩受阻时发现。若宫口为一小薄孔状，可用手指轻轻分离黏合处，宫口即可迅速开大；若黏合处厚且韧，需做宫颈切开术或选择剖宫产。

（2）宫颈水肿：多见于胎位或骨盆异常，宫口未开全过早用腹压，使宫颈前唇受压水肿。轻者可抬高产妇臀部或宫颈两侧注入 0.5% 利多卡因 5～10 mL，待宫口近开全时，用手将宫颈前唇上推越过胎头，即可经阴道分娩；若经以上处理无效或水肿严重，可行剖宫产术。

（3）宫颈坚韧：多见于高龄初产妇，宫颈弹性差或精神过度紧张使宫颈挛缩，临产后宫颈不易扩张。此时可静脉推注地西泮 10 mg 或宫颈两侧注入 0.5% 利多卡因 5～10 mL，若无效应行剖宫产术。

（4）宫颈瘢痕：多见于宫颈锥切术后、宫颈裂伤修补术后感染等，导致宫颈瘢痕形成。临产后虽宫缩很强，但宫口不扩张，此时不宜试产过久，应行剖宫产术。

（5）子宫颈癌：因宫颈变硬而脆、弹性差，临产后不易扩张，若经阴道分娩有发生裂伤大出血及扩散等风险。故不宜阴道分娩，而应行剖宫产术，术后行放疗。如为早期浸润癌，可先行剖宫产术，随即行广泛性子宫切除及盆腔淋巴结清扫术。

（6）宫颈肌瘤：位于子宫下段或宫颈的较大肌瘤，因阻碍胎先露下降需行剖宫产术；若肌瘤不阻塞产道可经阴道分娩，肌瘤待产后再做处理。

第八章 分娩期并发症

第一节 羊水栓塞

一、概述

羊水栓塞（amniotic fluid embolism）又称产科栓塞，是指在分娩过程中羊水突然进入母体血液循环引起急性肺栓塞、过敏性休克、弥散性血管内凝血（DIC）、肾衰竭或猝死的严重分娩并发症。羊水栓塞的发病率为4/10万～6/10万。发生于足月妊娠时，产妇死亡率高达80%以上；也可发生于妊娠早、中期流产，病情较轻，死亡少见。羊水栓塞是由于污染羊水中的有形物质（胎儿毳毛、角化上皮、胎脂、胎粪）和促凝物质（具有凝血活酶的作用）进入母体血液循环引起。羊膜腔内压力增高（子宫收缩过强或强直性子宫收缩）、胎膜破裂（其中2/3为人工破膜，1/3为自然破膜）和宫颈或宫体损伤处有开放的静脉或血窦是导致羊水栓塞发生的基本条件。高龄初产妇和多产妇（较易发生子宫损伤）、自发或人为的过强宫缩、急产、胎膜早破、前置胎盘、胎盘早剥、子宫不完全破裂、剖宫产术、孕中期钳刮术、羊膜腔穿刺形成胎膜后血肿（分娩时此处胎膜撕裂）、巨大胎儿（易发生难产、滞产、胎儿宫内窒息致羊水混浊）、死胎不下（胎膜强度减弱而渗透性显著增加）等，均可诱发羊水栓塞的发生。近年研究认为，羊水栓塞主要是过敏反应，是羊水进入母体循环后，引起母体对胎儿抗原产生的一系列过敏反应，故建议命名为"妊娠过敏反应综合征"。

二、诊断

羊水栓塞起病急骤、来势凶险是其特点。多发生于分娩过程中，尤其是胎儿娩出前后的短时间内。羊水栓塞的诊断应根据临床表现和辅助检查结果做出判断。

典型临床经过分为三阶段。

1. 呼吸循环衰竭和休克

在分娩过程中，尤其是刚破膜不久，产妇突感寒战，出现呛咳、气急、烦躁不安、恶心、呕吐，继而出现呼吸困难、发绀、抽搐、昏迷；脉搏细数、血压急剧下降；听诊心率加快、肺底部湿啰音。病情严重者，产妇仅在惊叫一声或打一个哈欠后，血压迅速下降，于数分钟内死亡。

2. DIC引起的出血

患者度过呼吸循环衰竭和休克，进入凝血功能障碍阶段，表现为难以控制的大量阴道流血、切口渗血、全身皮肤黏膜出血、血尿以及消化道大出血。产妇可死于出血性休克。

3. 急性肾衰竭

后期存活的患者出现少尿（或无尿）和尿毒症表现。主要为循环功能衰竭引起的肾缺血及DIC前期形成的血栓堵塞肾内小血管，引起缺血、缺氧，导致肾脏器质性损害。

羊水栓塞临床表现的三阶段通常按顺序出现，有时也可不完全出现，或出现的症状不典型，如钳刮术中发生羊水栓塞仅表现为一过性呼吸急促、胸闷后出现阴道大量流血。

因此，胎膜破裂后、胎儿娩出后或手术中产妇突然出现寒战、呛咳、气急、烦躁不安、尖叫、呼吸困难、发绀、抽搐、出血、不明原因休克等临床表现，应考虑为羊水栓塞。立即进行抢救。为确诊做如下检查。

1. 血涂片查找羊水有形物质

采集下腔静脉血，离心沉淀后，取上层羊水碎屑涂片，染色，显微镜下检查，找到鳞状上皮细胞、黏液、毳毛等，或做特殊脂肪染色，见到胎脂类脂肪球即可确定羊水栓塞之诊断。

2. 床旁胸部 X 线摄片

90% 以上的患者可出现肺部 X 线异常改变，胸片见双肺弥散性点片状浸润影，沿肺门周围分布，可伴有肺部不张、右侧心影扩大，伴上腔静脉及奇静脉增宽。

3. 床旁心电图或心脏彩色多普勒超声检查

提示有心房、右心室扩大，S-T 段下降。

4. 凝血检查

凝血功能障碍及有关纤溶活性增高的检查。

5. 肺动脉造影

这是诊断肺动脉栓塞最正确、最可靠的方法，其阳性率达 85% ~ 90%，并且可确定栓塞的部位及范围。X 线征象：肺动脉内充盈缺损或血管中断，局限性肺叶、肺段血管纹理减少可呈剪枝征象。肺动脉造影同时还可以测量肺动脉楔状压、肺动脉压及心输出量，以提示有无右心衰竭。

若患者死亡应行尸检。可见肺水肿、肺泡出血；心内血液查到羊水有形物质；肺小动脉或毛细血管有羊水有形成分栓塞；子宫或阔韧带血管内查到羊水有形物质。

二、治疗纵观

羊水进入母体血液循环后，通过阻塞肺小血管，引起变态反应并导致凝血机制异常，使机体发生一系列病理生理变化。因此，羊水栓塞患者主要死于呼吸循环衰竭，其次是难以控制的凝血功能障碍，因此应围绕以上两个关键问题展开积极而有效的治疗。

（一）纠正呼吸循环衰竭

羊水内有形物质，如胎儿毳毛、胎脂、胎粪、角化上皮细胞等直接形成栓子，经肺动脉进入肺循环，阻塞小血管并刺激血小板和肺间质细胞释放白三烯、$PGF_{2\alpha}$ 和 5- 羟色胺使肺小血管痉挛；同时羊水有形物质激活凝血过程，使肺毛细血管内形成弥散性血栓，进一步阻塞肺小血管。肺小血管阻塞反射性引起迷走神经兴奋，引起支气管痉挛和支气管分泌物增加，使肺通气、换气量减少，肺小血管阻塞引起肺动脉压升高，导致急性右心衰竭，继而呼吸循环功能衰竭、休克，甚至死亡。因此，遇有呼吸困难或青紫者，立即正压给氧，改善肺泡毛细血管缺氧状态，预防肺水肿以减轻心肌负担。昏迷者，可行气管插管或气管切开，通过人工呼吸，保证氧气的有效供应。同时，应用盐酸罂粟碱、阿托品、氨茶碱等解痉药物，以减轻迷走神经反射引起的肺血管及支气管痉挛，缓解肺动脉高压。为保护心肌及预防心力衰竭，除用冠状动脉扩张剂外，应及早使用强心剂。

（二）抗过敏性休克

羊水有形物质成为致敏原作用于母体，引起 I 型变态反应，导致过敏性休克，多在羊水栓塞后立即出现血压骤降甚至消失，休克后方有心肺功能衰竭表现。故应及早使用大剂量抗过敏药物，解除痉挛，改进及稳定溶酶体，保护细胞。并可根据病情重复使用。纠正休克除补足血容量外，应用升压药物多巴胺和间羟胺，增加心肌收缩及心输出量，使血压上升，同时扩张血管，增加血流量，尤其是肾血流量，此为治疗低血容量休克伴有。肾功能不全、心排量降低患者的首选药物（血容量补足基础上使用）。抗休克的原则为维持动脉收缩压 > 90 mmHg，动脉血氧饱和度 > 90%，动脉血氧分压 > 60 mmHg，尿量 ≥ 25 mL/h，预防肺水肿和急性呼吸窘迫综合征（ARDS）。抗休克同时纠正酸中毒，有利于纠正休克及电解质紊乱。另外，尽快行中心静脉压测定，以了解血容量的情况，调整液体输入量，同时可抽血监测有关 DIC 的化验诊断指标，以及了解有无羊水有形成分。一般以颈内静脉下端穿刺插管较好。

（三）防治弥散性血管内凝血（DIC）

妊娠时母血呈高凝状态，羊水中含多量促凝物质，进入母血后易在血管内产生大量的微血栓，消耗大量凝血因子及纤维蛋白原，发生 DIC 时，由于大量凝血物质消耗和纤溶系统激活，产妇血液系统由高凝状态迅速转变为纤溶亢进,血液不凝固,极易发生严重产后出血及失血性休克。改善微循环的灌流量是防治 DIC 的先决条件。适当补充复方乳酸钠液、全血和中分子右旋糖酐液(低分子右旋糖酐虽然扩容疏通微循环效果好,但有诱发出血倾向),增加血容量,解除小动脉痉挛,降低血液黏稠度,促使凝聚的血小板、红细胞疏散。肝素是常用而有效的抗凝剂,但对已形成的微血栓无效。国内外一致主张,羊水栓塞患者尽快应用肝素,于症状发作后 10 分钟内应用效果最好。并经文献统计,羊水栓塞 DIC 及时应用肝素增高存活率。另外,在消耗性低凝血期补充凝血因子,如输新鲜血和新鲜冰冻血浆、纤维蛋白原(当 DIC 出血不止,纤维蛋白原下降至 1～1.25 g/L 时)、血小板(血小板降至 50×10^9/L,出血明显加剧时)等,除补充血容量,还能补充 DIC 时消耗的多种凝血因子。并可在肝素化的基础上使用抗纤溶药物。

(四)防止急性肾衰竭

由于休克和 DIC,肾血液灌注量减少,肾脏微血管缺血,导致急性肾小管坏死,出现肾功能障碍和衰竭。羊水栓塞的患者经过积极抢救,度过肺动脉高压、右心衰竭、凝血功能障碍等危险期后,常会进入肾衰少尿期。如休克期后血压已上升、血容量已补足,尿量仍少于 400 mL/d 或 30 mL/h,应使用利尿剂。若用药后尿量仍不增加,表示肾功能不全或衰竭,应按肾衰治疗原则处理,及早行血液透析。羊水栓塞患者往往出现尿毒症,故在一开始抢救过程中就应随时记录尿量,为后阶段治疗提供依据,争取最后抢救成功。

羊水栓塞患者,原则上应先改善母体呼吸循环功能,纠正凝血功能障碍。待病情稳定后,立即终止妊娠。否则,病因不除,病情仍有恶化可能。另外,羊水栓塞患者,由于休克、出血、组织缺氧等,使患者机体免疫力迅速下降,同时存在一定感染因素,故应正确使用抗生素(对肾功能无影响的药物,如青霉素、头孢霉素类等),以预防肺部以及宫腔感染。

四、治疗方案

一旦出现羊水栓塞的临床表现,应立刻抢救。抗过敏、纠正呼吸循环功能衰竭和改善低氧血症、抗休克、防止 DIC 和肾衰竭发生。

(一)抗过敏,解除肺动脉高压,改善低氧血症

1. 供氧

保持呼吸道通畅,立即行面罩给氧,或气管插管正压给氧,必要时行气管切开;保证供氧以改善肺泡毛细血管缺氧状况,预防及减轻肺水肿;改善心、脑、肾等重要脏器的缺氧状况。

2. 抗过敏

在改善缺氧同时,尽快给予大剂量肾上腺糖皮质激素抗过敏、解痉,稳定溶酶体,保护细胞。氢化可的松 100～200 mg 加于 5%～10% 葡萄糖液 50～100 mL 快速静脉滴注,再用 300～800 mg 加于 5% 葡萄糖液 250～500 mL 静脉滴注,日量可达 500～1 000 mg;或地塞米松 20 mg 加于 25% 葡萄糖液静脉推注后,再加 20 mg 于 5%～10% 葡萄糖液中静脉滴注。

3. 缓解肺动脉高压

解痉药物能改善肺血流灌注,预防右心衰竭所致的呼吸循环衰竭。①盐酸罂粟碱:为首选药物,30～90 mg 加于 10%～25% 葡萄糖液 20 mL 缓慢静脉推注,日量不超过 300 mg。可松弛平滑肌,扩张冠状动脉、肺和脑小动脉,降低小血管阻力,与阿托品同时应用效果更佳。②阿托品:1 mg 加于 10%～25% 葡萄糖液 10 mL,每 15～30 分钟静脉推注 1 次,直至面色潮红、症状缓解为止。阿托品能阻断迷走神经反射所致的肺血管和支气管痉挛。心率 > 120 次/min 慎用。③氨茶碱:250 mg 加于 25% 葡萄糖液 20 mL 缓慢推注。可松弛支气管平滑肌,解除肺血管痉挛,降低静脉压,减轻右心负荷,兴奋心肌,增加心搏出量。一般应用在肺动脉高压,心力衰竭、心率快以及支气管痉挛时。必要时可每 24 小时重复使用 1～2 次。④酚妥拉明(phentolamine):5～10 mg 加于 10% 葡萄糖液 100 mL 中,以 0.3 mg/min 速度静脉滴注。为 α-肾上腺素能抑制剂,能解除肺血管痉挛,降低肺动脉阻力,消除肺动脉高压。

（二）抗休克

1. 补充血容量

扩容常用低分子右旋糖酐-40 500 mL 静脉滴注，日量不超过 1 000 mL；并应补充新鲜血液和血浆。抢救过程中应测定中心静脉压（central venous pressure，CVP），了解心脏负荷状况、指导输液量及速度，并可抽取血液检查羊水有形成分。

2. 升压药物

多巴胺 10～20 mg 加于 10% 葡萄糖液 250 mL 静脉滴注；间羟胺 20～80 mg 加于 5% 葡萄糖液静脉滴注，根据血压调整速度，通常滴速为 20～30 滴/min。

3. 纠正酸中毒

应做血氧分析及血清电解质测定。发现有酸中毒时，用 5% 碳酸氢钠液 250 mL 静脉滴注，并及时纠正电解质紊乱。

4. 纠正心衰

常用毛花苷 C 0.2～0.4 mg 加于 10% 葡萄糖液 20 mL 静脉缓注；或毒毛花苷 K 0.125～0.25 mg 同法静脉缓注，必要时 4～6 小时重复用药。也可用辅酶 A、三磷腺苷（ATP）和细胞色素 C 等营养心肌药物。

（三）防治 DIC

1. 肝素

羊水栓塞初期血液呈高凝状态时短期内使用。肝素 25～50 mg（1 mg=125 U）加于 0.9% 氯化钠注射液或 5% 葡萄糖液 100 mL 静脉滴注 1 小时；4～6 小时后再将 50 mg 加于 5% 葡萄糖液 250 mL 缓慢滴注。用药过程中应将凝血时间控制在 20～25 分钟。肝素 24 小时总量可达 100～200 mg。肝素过量（凝血时间超过 30 分钟）有出血倾向（伤口渗血，产后出血，血肿或颅内出血）时，可用鱼精蛋白对抗，1 mg 鱼精蛋白对抗肝素 100 U。

2. 补充凝血因子

应及时输新鲜血或血浆、纤维蛋白原等。

3. 抗纤溶药物

纤溶亢进时，用氨基己酸（4～6 g）、氨甲苯酸（0.1～0.3 g）、氨甲环酸（0.5～1.0 g）加于 0.9% 氯化钠注射液或 5% 葡萄糖液 100 mL 静脉滴注，抑制纤溶激活酶，使纤溶酶原不被激活，从而抑制纤维蛋白的溶解。补充纤维蛋白原 2～4 g/次，使血纤维蛋白原浓度达 1.5 g/L 为好。

（四）预防肾衰竭

羊水栓塞发病第三阶段为肾衰竭阶段，注意尿量。当血容量补足后，若仍少尿应选用呋塞米 20～40 mg 静脉注射，或 20% 甘露醇 250 mL 快速静脉滴注（10 mL/min），依他尼酸钠 50～100 mg 静脉滴注，扩张肾小球动脉（有心衰时慎用）预防肾衰，并应检测血电解质。

（五）预防感染

应选用肾毒性小的广谱抗生素预防感染。

（六）产科处理

（1）若在第一产程发病，产妇血压脉搏控制平稳后，胎儿不能立即娩出，则应行剖宫产术终止妊娠去除病因。

（2）若在第二产程发病，则可及时产钳助产娩出胎儿。

（3）若产后出现大量子宫出血，经积极处理仍不能止血者，应在输新鲜血及应用止血药物前提下行子宫切除术。手术本身虽可加重休克，但切除子宫后，可减少胎盘剥离面开放的血窦出血，且可阻断羊水及其有形物质进入母体血液循环，控制病情继续恶化，对抢救与治疗患者来说均为有利措施。

（4）关于子宫收缩制剂的应用：羊水栓塞产妇处于休克状态下，肌肉松弛，对药物反应性差。无论缩宫素还是麦角新碱等宫缩制剂的使用都会收效甚微，而且还可能将子宫开放血窦中的羊水及其有形物质再次挤入母体血液循环，从而加重病情。因此，应针对患者具体情况及用药反应程度，权衡利弊，果断决定是否应用子宫收缩制剂。切勿因拖延观察时间而耽误有利的抢救时机。

第二节 子宫破裂

一、疾病概述

子宫破裂（rupture of uterus）是指在分娩期或妊娠晚期子宫体部或子宫下段发生破裂。若未及时诊治可导致胎儿及产妇死亡，是产科的严重并发症。国外报道其发生率为0.005%~0.08%。梗阻性难产是引起子宫破裂最常见的原因。骨盆狭窄、头盆不称、软产道阻塞（发育畸形、瘢痕或肿瘤所致）、胎位异常（肩先露、额先露）、巨大胎儿、胎儿畸形（脑积水、连体儿）等，均可因胎先露下降受阻，为克服阻力子宫强烈收缩，使子宫下段过分伸展变薄发生子宫破裂。其次，剖宫产或子宫肌瘤剔除术后的瘢痕子宫，于妊娠晚期或分娩期宫腔内压力增高可使瘢痕破裂，前次手术后伴感染及切口愈合不良者再次妊娠，发生子宫破裂的危险性更大。另外，子宫收缩药物使用不当，尤其用于高龄、多产、子宫畸形或发育不良、有多次刮宫及宫腔严重感染史等的孕妇，更易发生子宫破裂；宫颈口未开全时行产钳或臀牵引术，暴力可造成宫颈及子宫下段撕裂伤；有时毁胎术、穿颅术可因器械、胎儿骨片损伤子宫导致破裂；肩先露无麻醉下行内转胎位术或强行剥离植入性胎盘或严重粘连胎盘，均可引起子宫破裂。子宫破裂按发生原因，分为自然破裂及损伤性破裂；按其破裂部位，分为子宫体部破裂和子宫下段破裂；按其破裂程度，分为完全性破裂和不完全性破裂。

二、诊断

子宫破裂多发生于分娩期，通常是个渐进发展的过程，多数可分为先兆子宫破裂和子宫破裂两个阶段。

（一）先兆子宫破裂

常见于产程长、有梗阻性难产因素的产妇。表现为：①子宫呈强直性或痉挛性过强收缩，产妇烦躁不安、呼吸、心率加快，下腹剧痛难忍，出现少量阴道流血。②因胎先露部下降受阻，子宫收缩过强，子宫体部肌肉增厚变短，子宫下段肌肉变薄拉长，在两者间形成环状凹陷，称为病理缩复环（pathologic retraction ring）。可见该环逐渐上升达脐平或脐上，压痛明显。③膀胱受压充血，出现排尿困难及血尿。④因宫缩过强、过频，胎儿触诊不清，胎心率加快或减慢或听不清。子宫病理缩复环形成、下腹部压痛、胎心率异常和血尿，是先兆子宫破裂四大主要表现。

（二）子宫破裂

1. 不完全性子宫破裂

子宫肌层部分或全层破裂，但浆膜层完整，宫腔与腹腔不相通，胎儿及其附属物仍在宫腔内，称为不完全性子宫破裂。多见于子宫下段剖宫产切口瘢痕破裂，常缺乏先兆破裂症状，仅在不全破裂处有明显压痛、腹痛等症状，体征也不明显。若破裂口累及两侧子宫血管可导致急性大出血或形成阔韧带内血肿，查体可在子宫一侧扪及逐渐增大且有压痛的包块，多有胎心率异常。

2. 完全性子宫破裂

子宫肌壁全层破裂，宫腔与腹腔相通，称为完全性子宫破裂。继先兆子宫破裂症状后，产妇突感下腹撕裂样剧痛，子宫收缩骤然停止。腹痛稍缓和后，因羊水、血液进入腹腔，又出现全腹持续性疼痛，伴有面色苍白、呼吸急促、脉搏细数、血压下降等休克征象。破裂口出血流入腹腔出现内出血。全腹压痛、反跳痛，腹壁下可清楚扪及胎体，子宫位于侧方，胎心胎动消失。阴道检查：阴道有鲜血流出，胎先露部升高，开大的宫颈口缩小，部分产妇可扪及宫颈及子宫下段裂口。子宫体部瘢痕破裂多为完全性子宫破裂，多无先兆破裂典型症状。

根据以上典型子宫破裂病史、症状、体征，容易诊断。子宫切口瘢痕破裂，症状体征不明显，诊断有一定困难。根据前次剖宫产手术史、子宫下段压痛、胎心改变、阴道流血，检查胎先露部上升，宫颈口缩小，或触及子宫下段破口等均可确诊。B型超声检查能协助确定破口部位及胎儿与子宫的关系。

但也有例外，有些病例可以毫无症状及临床体征。某些患者子宫破裂则因胎儿填塞裂口，压迫致出血不多，则无临床症状，在开腹手术时才获得诊断。值得一提的是，还有一类毫无临床症状的妊娠期子宫破裂，多发生在剖宫产术后瘢痕子宫妊娠者，称为妊娠期子宫"静止"破裂。临床表现为"开窗式"，尤其当破口未波及血管时，无明显症状和体征。分娩者多在宫缩当时发生，可用超声波诊断。

另外，临床上，子宫破裂常需与以下疾病相鉴别。

1. 胎盘早剥

起病急、剧烈腹痛、胎心变化、内出血休克等表现，可与先兆子宫破裂混淆，但常有妊娠期高血压疾病史或外伤史，子宫呈板状硬，无病理缩复环，胎位不清；B型超声检查常有胎盘后血肿。

2. 难产并发腹腔感染

有产程长、多次阴道检查史，腹痛及腹膜炎体征，容易与子宫破裂混淆；阴道检查胎先露部无上升、宫颈口无回缩；查体及B型超声检查，发现胎儿位于宫腔内、子宫无缩小；患者常有体温升高和血白细胞计数增多。

三、治疗纵观

子宫破裂多发生于子宫曾经手术或有过损伤的产妇以及难产、高龄多产妇。治疗应根据破裂的不同原因，采取相应的抢救措施。

（一）瘢痕子宫破裂

以往行剖宫产术、子宫穿孔后子宫修补术、肌瘤剔除术切口接近或达到内膜层，留下薄弱部分，或曾发生过妊娠子宫破裂者，若原瘢痕愈合不良，伴随妊娠月份增加，子宫逐渐增大，尤其到妊娠晚期或分娩期，子宫张力更大，承受不了子宫内压力增加，瘢痕裂开，自发破裂。此时，应在积极抢救休克、预防感染同时，行裂口缝合术。如产妇已有活婴，应同时行双侧输卵管结扎术。子宫体部肌层较厚，对于曾行剖宫产术、子宫穿孔后修补术或妊娠子宫破裂者，术后子宫复旧时出现收缩，切口的对合和愈合均不如子宫下段创口，故子宫体部切口瘢痕比下段瘢痕容易发生破裂，前者发生率是后者的数倍。且子宫体部瘢痕破裂多为完全破裂而子宫下段瘢痕多为不完全破裂。但无论子宫体或子宫下段瘢痕裂开，处理原则都是一样的。也有报道妊娠晚期瘢痕子宫隐性破裂的病历，患者为瘢痕子宫，孕足月，无产兆，产前B超发现子宫下段异常，考虑有隐性子宫破裂的可能，及时行剖宫产手术，术中见子宫下段原切口瘢痕处有裂口，结果得到证实。产程中的先兆子宫破裂尚可被发现，但妊娠晚期的隐性子宫破裂不易被发现。Gibbs描述子宫破裂的情况有开窗、裂开、破裂3种。临床上极易被忽略的是，子宫瘢痕已逐渐裂开，但因出血少，子宫浆膜尚保持完整，胎儿仍能在宫内存活。这些产妇如果继续妊娠，甚至临产以致阴道试产，不可避免地造成子宫完全破裂，给母婴生命造成严重威胁。子宫隐性破裂的外因是妊娠晚期子宫腔张力逐渐增大，内因可能与以下几点有关：①上次手术切口愈合不良，至妊娠晚期下段形成时，原手术瘢痕限制了子宫下段的形成，造成子宫切口瘢痕裂开。②胎动、羊水流动，造成宫壁的压力不均匀。③妊娠晚期子宫自发性收缩，使手术瘢痕发生解剖学上的病理变化。由于瘢痕子宫隐性破裂诊断十分困难，应对瘢痕子宫妊娠晚期进行常规的B超检查，认真地探查子宫瘢痕处。若发现子宫下段厚薄不均，或手术瘢痕处出现缺陷，子宫下段局部失去原有的肌纤维结构，或羊膜囊自菲薄的子宫下段向母体腹部膀胱方向膨出，应考虑先兆子宫破裂的可能。因此，凡有剖宫产史的产妇均应于预产期前2~3周入院，详细了解上次手术、术中、术后情况，并行产前B超检查。结合此次B超检查报告，对伤口愈合情况进行综合判断，决定分娩方式及时间。子宫切口瘢痕愈合好坏是剖宫产后阴道试产的先决条件。

（二）无瘢痕子宫破裂

可分为自然破裂和损伤性破裂。

1. 自然破裂

梗阻性难产为自然破裂最常见和最主要的原因，尤其好发于子宫肌壁有病理性改变，如畸形子宫肌层发育不良，或曾经多次分娩、多次刮宫、甚至子宫穿孔史，以及人工剥离胎盘史等。当出现头盆不称、胎位异常，如忽略性横位、骨盆狭窄、胎儿畸形如脑积水等情况时，胎儿先露下降受阻，造成梗阻性难产。为克服阻力，子宫体部肌层强烈收缩，宫体变厚、缩短；子宫下段肌层则被过度牵拉、变薄，伸展，受阻的胎儿先露随将子宫下段薄弱处撑破。裂口为纵行或斜纵行，多位于前壁右侧，亦可延伸至宫体部和宫颈口、阴道甚至撕裂膀胱。遇此情况，应考虑行子宫全切术，开腹探查时，除注意子宫破裂的部位外，还应仔细检查宫颈、阴道以及膀胱、输尿管，同时行邻近损伤脏器修补术。

2. 损伤性破裂

主要是由于分娩时手术创伤或分娩前子宫收缩剂使用不当引起。不适当和粗暴的实行各种阴道助产术，如臀牵引手术手法粗暴；忽略性横位行内倒转术、断头术、毁胎术等手术操作不慎；人工剥离胎盘；暴力或不妥当的人工加压子宫底助产，促使胎儿娩出同时，致使子宫破裂。宫口未开全时行臀牵引助产或产钳助产，以及困难产钳，均可造成宫颈裂伤，甚至延伸至子宫下段造成子宫破裂。根据损伤情况不同，针对性给予处理：破裂口较大，有感染可能或撕裂不整齐者，考虑行子宫次全切除术；损伤不仅在下段，且自下段延及宫颈口，应行子宫全切术；个别产程长，感染严重的病例，应尽量缩短手术时间，为抢救产妇生命，手术宜尽量简单、迅速，达到止血为目的。做次全子宫切除术，还是全子宫切除，或者仅行裂口缝合术加双侧输卵管结扎术，需视具体情况而定。同时术前、术后应用大剂量抗生素预防感染。

使用缩宫素引产或催产，适应证为胎位正常，头盆相称。若子宫收缩剂使用不当，如分娩前肌内注射缩宫素；无适应证，无监护条件下静脉滴注缩宫素；或前列腺素阴道栓剂、麦角制剂等用法用量不正确，均可引发强烈子宫收缩，导致子宫破裂。特别是高龄、多产和子宫本身存在薄弱点者，更容易发生子宫破裂。由于孕妇个体对缩宫素敏感程度不同，有的即便按照原则使用缩宫素，也可能出现强直性宫缩。因此，应采取稀释后静脉滴注缩宫素，同时专人负责观察产程进展情况，随时调整滴速，使产生近乎生理性的有效宫缩。

一旦出现异常宫缩，如宫缩过强、过频、持续时间过长或宫缩强度基线过高等，应立即停止使用缩宫素，或紧急使用宫缩抑制剂舒张子宫。据报道，海索那林（hexoprenaline）等β肾上腺素受体激动剂能有效地抑制宫缩，但有显著的不良反应，包括心动过速、心悸、高血压等。

阿托西班（atosiban）是新开发的宫缩抑制剂，能与缩宫素竞争性结合子宫平滑肌上缩宫素受体而无缩宫素活性，不良反应轻微。

此外，偶见植入性胎盘穿透子宫浆膜层造成子宫破裂。若子宫破裂已发生休克，尽可能就地抢救，以避免因搬运而加重休克与出血。如必须转院，也应在大量输液、抗休克、输血以及腹部包扎后再行转运。2006年，浙江省立同德医院曾报道一例孕中期、前置胎盘伴胎盘植入、导致子宫破裂、出血性休克、DIC、败血症抢救成功案例。其经验概括为：①救治及时，患者从入院到手术仅用了20分钟。②及时深静脉置管至关重要，使患者在最短时间内补充血容量，避免了重要脏器的缺血缺氧及再灌注损伤，进而避免了MODS的发生。③及时补充血容量及凝血因子，保证了有效血容量的维持，改善了组织细胞的缺血缺氧，并且随着自身凝血功能的代偿，DIC渐渐得到控制。④相关科室密切配合，使患者得到全方位抢救。

四、治疗方案

（一）先兆子宫破裂

应立即抑制子宫收缩：肌内注射哌替啶100 mg，或静脉全身麻醉。立即行剖宫产术。

（二）子宫破裂

在输液、输血、吸氧和抢救休克的同时，无论胎儿是否存活均应尽快手术治疗。

（1）子宫破口整齐、距破裂时间短、无明显感染者，或患者全身状况差不能承受大手术，可行破口修补术。子宫破口大、不整齐、有明显感染者，应行子宫次全切除术。破口大、撕伤超过宫颈者，应行子宫全切除术。

（2）手术前、后给予大量广谱抗生素控制感染。

(三)特殊子宫破裂

即妊娠期子宫"静止"破裂。

(1)疑有先兆子宫破裂时,应尽量避免震动,转送前注射吗啡,在腹部两侧放置沙袋,以减少张力,同时有医护人员护送。

(2)在家中或基层发生子宫破裂,应在检查无小肠滑入宫腔内后,谨慎用纱布行宫腔填塞。若技术条件和经验受限,在填塞纱布时,一定要注意不宜盲目实施,可考虑用腹部加压沙袋包裹腹带,适当应用吗啡,边纠正休克边转送。

严重休克者应尽可能就地抢救,若必须转院,应输血、输液、包扎腹部后方可转送。发生 DIC 患者,应按 DIC 的抢救措施处理。

(四)预防

究其子宫破裂的潜在根源,基本上都包含有人为因素存在,如瘢痕子宫破裂的手术史,损伤性子宫破裂的手术创伤或分娩前子宫收缩剂使用不当,自然破裂中的多次分娩、刮宫、甚至子宫穿孔史,人工剥离胎盘史等,极少数患者因子宫先天发育不良而引发。因此,规范手术操作和治疗,减少子宫破裂发生隐患。同时,严密观察产程,及时发现和处理可能发生的危险,提高产科质量,绝大多数子宫破裂可以避免发生。

1. 做好计划生育工作

避免多次人工流产,节制生育、减少多产。

2. 做好围生期保健工作

认真做好产前检查,有瘢痕子宫、产道异常等高危因素者,应提前 1～2 周入院待产。

3. 提高产科诊治质量

(1)正确处理产程:严密观察产程进展,警惕并尽早发现先兆子宫破裂征象并及时处理。

(2)严格掌握缩宫剂应用指征:诊为头盆不称、胎儿过大、胎位异常或曾行子宫手术者产前均禁用;应用缩宫素引产时,应有专人守护或监护,按规定稀释为小剂量静脉缓慢滴注,严防发生过强宫缩;应用前列腺素制剂引产应慎重。

(3)正确掌握产科手术助产的指征及操作常规:阴道助产术后应仔细检查宫颈及宫腔,及时发现损伤给予修补。

(4)正确掌握剖宫产指征:包括第 1 次剖宫产时,必须严格掌握手术适应证。因瘢痕子宫破裂占子宫破裂的比例越来越高,术式尽可能采取子宫下段横切口式。有过剖宫产史的产妇试产时间不应超过 12 小时,并加强产程监护,及时发现先兆子宫破裂征象转行剖宫产术结束分娩。对前次剖宫产指征为骨盆狭窄、术式为子宫体部切口、术式为子宫下段切口有切口撕裂、术后感染愈合不良者、已有两次剖宫产史者均应行剖宫产终止妊娠。

第三节 脐带脱垂

一、概述

胎膜未破时脐带位于胎先露部前方或一侧,称为脐带先露(presentation of umbilical cord)或隐性脐带脱垂。胎膜破裂脐带脱出于宫颈口外,降至阴道内甚至露于外阴部,称为脐带脱垂(prolapse of umbilical cord)。多发生在胎先露部尚未衔接时,如头盆不称、胎头入盆困难,或臀先露、肩先露、枕后位及复合先露等胎位异常时,因胎先露与骨盆之间有空隙脐带易于滑脱。另外,胎儿过小,羊水过多,脐带过长,脐带附着异常以及低置胎盘等均是脐带脱垂的好发因素。脐带是连接母体与胎儿之间的桥梁,一端连于胎儿腹壁脐轮,另一端与胎盘胎儿面相连。它由两条脐动脉和一条位于脐带中央的官腔较大脐静脉组成,血管周围为华通胶,是胎儿与母体进行气体交换、营养物质和代谢产物交换的重要通道。一旦发生脐带脱垂,不但增加剖宫产率,更主要对胎儿影响极大:发生在胎先露部尚未衔接、胎膜未破时的脐带先露，因宫缩时胎先露部下降，一过性压迫脐带导致胎心率异常，久之，可引起胎儿宫内缺氧；胎先露部已衔接、胎膜已破者，脐带受压于胎先露部与骨盆之间，快速引起胎儿缺氧，甚至胎心完全消失，其中，以头先露最严重，肩先露最轻。若脐带血液循环阻断超过 7～8 分钟，则胎死宫内。

（一）胎心听诊监测

临产后听胎心，耻骨联合上有明显的杂音，脐带杂音是提示脐带血流受阻的最早标志，但非唯一体征。胎膜未破，于胎动、宫缩后胎心率突然变慢，改变体位、上推胎先露部及抬高臀部后迅速恢复者，应考虑有脐带先露的可能。无论自然破膜或人工破膜后，胎心突然减慢，可能发生了脐带脱垂。在第二产程时胎先露下降幅度最大，也是引发脐带受压的危险期，更应密切观察胎心变化，一旦出现胎心快慢节律不均或宫缩后胎心持续减速等异常，均应及时考虑脐带因素致胎儿窘迫的潜在危险存在。而此时胎心听诊仍是最简单实用、及时有效、可靠且经济的一种监测手段。

（二）胎心电子监测

胎心电子监测是近十多年来临床应用最多的监测脐带因素致胎儿窘迫的方法，以其能够实时反映脐带受压时胎心的瞬时变化为特征，且反应灵敏。在持续监护过程中，如果频繁出现胎心变异减速，且胎心率基线变异小，但减速持续时间短暂且恢复快，氧气吸入无明显改善，改变体位后有好转，提示脐带受压，可能有隐性脐带脱垂；若破膜后突然出现重度减速（胎心常低于 70 次 /min），考虑脐带脱垂发生，胎心宫缩监护（CST 或 OCT）监测，宫缩时脐带受压引起的典型可变减速（VD）波形特点：先是脐静脉受压使胎儿血容量减少，通过压力感受器调节使胎心在减速前可有一短暂加速，随后当脐动脉受压，通过压力及化学感受器双重调节产生胎心减速；当脐带压力缓解时，又是脐静脉梗阻解除滞后于脐动脉，产生一个恢复胎心基线率前的又 1 次胎心加速；重度 VD 胎心减速最低可 ≤ 70 次 /min，持续 ≥ 60 s。其他不典型的 VD 可表现为减速与宫缩无固定联系，变异波形不定可表现为 W 型、K 型、U 型等，可发生延长减速（超过 60～90 s，但 < 15 min 的减速）或心动过缓（> 15 min 的减速）。并发晚期减速，多提示胎儿预后危急。但使脐带受压的因素很多，应动态监测并密切结合临床，综合判断。

（三）阴道检查

适用于产程中胎心突然减慢或不规则及肛门指诊可疑脐带脱垂时，及时改行阴道检查若触及前羊水囊内或宫颈外口处有搏动条索状物即可确诊。但无搏动时也不能完全排除脐带血肿、囊肿脱垂甚至脐带脱垂后完全受压、血流中断或已胎死宫内的可能，需进一步结合胎心等其他临床检查诊断，包括产后脐带检查。

（四）超声检查

B 超诊断对脐带异常很有意义，彩色多普勒或阴道探头检查更为清楚。脐带先露者，脐带位于胎头与宫颈内口之间的羊水暗区内，B 超容易诊断，且部分病例经产科采取干预措施脐带位置可恢复正常。而隐性脐带脱垂者因脐带周围无足够的羊水衬托，B 超诊断相对困难，且须与脐带绕颈鉴别。前者脐带回声位于胎儿耳部及以上水平，呈团状多条索样回声；后者则可于胎儿颈项部见到脐带横断面，呈圆形低回声，中间可见 "=" 样强回声，转动探头可见到脐带长轴断面，仔细观察，可以鉴别。而显性脐带脱垂则多为破水后脐带娩出于宫颈或阴道外，超声诊断意义不大。

二、治疗纵观

脐带是维系胎儿生命的重要通道。胎儿心脏每一次搏动将含氧较低、二氧化碳较高的血液经脐动脉输向胎盘，经过绒毛的毛细血管，与绒毛间隙的母血根据血氧及二氧化碳的浓度梯度差进行氧及二氧化碳的交换，交换后，将含氧较高、二氧化碳较低的血经脐静脉回输给胎儿；当然，此中还兼有输送各种胎儿所赖以生存的各种营养成分和经代谢之后需要排出的产物。因此，一旦脐带脱垂，血运受阻，将造成胎儿的急性缺氧，以致死亡。故解除脐带受压，恢复血液循环是处理脐带脱垂的关键。因脐带受压血流量减少，反射性刺激迷走神经，使胎心率减慢，终至胎儿死亡。为改善脐血流量，可以采取头低臀高位，检查者用手指经宫颈将胎先露上推，并将脱出的脐带轻轻托于阴道内，以消除脐带受压，同时应用宫缩抑制剂。有人曾用地西泮 10 mg 静脉推注，国外也有学者用 500～700 mL 生理盐水灌注膀胱，使充盈的膀胱向上推移胎头，减少对脐带的压迫，同时持续给氧，将已脱出阴道外的脐带轻柔送入阴道内，避免脐带受外界冷空气刺激，引起脐血管痉挛及迷走神经兴奋所致的循环障碍，再用37℃左右生理盐水浸泡的温湿棉垫放入阴道下1/3处，以防脐带再度脱出。经上述处理后要根据胎儿情况、宫口开大的程度及胎先露高低确定分娩方式：①宫口已开全，胎儿存活且先露较低者，应立即行阴道助产结束分娩。②不具备阴道分娩条件者，应立即在局部麻醉下就地（待产室或产房）行剖宫手术。③如果胎儿小、不足月或胎心音消失，估计不能存活时，可等待宫口开全后自然分娩或酌情行毁胎术。也有臀位，脐带脱垂，因先露较低，宫口开大约8 cm，而行宫颈口扩张并加用2%丁卡因棉球浸润宫颈，5分钟后宫口开全，行会阴侧切＋臀牵引术结束分娩而抢救成功的案例。目前不主张脐带还纳术，是因为脐带有一条较粗的静脉及两条旋绕在其外侧的动脉，因脐动脉是由内环层平滑肌、内纵层平滑肌、大盘旋平滑肌及小盘旋平滑肌组成，其中内纵层平滑肌对不同浓度的肾上腺素、去甲肾上腺素、乙酰胆碱等物质的反应不敏感，但对机械刺激可发生明显收缩，甚至使血管完全关闭。

脐带脱垂发生率为0.4%～10%，大部分由于胎位异常造成，其中臀位高于头位发生率，足先露高于单臀和混合臀位。86.43%的脐带脱垂发生于第一产程活跃期及第二产程。因此，如发现胎心突然变化，耻骨联合上方听到脐带杂音，即行阴道检查。产程中除脐带脱垂高危因素外，若不能排除隐性脐带脱垂或脐带先露者，绝对不能人工破膜；胎膜已破，先露未入盆，绝对卧床休息，抬高床尾，不能下蹲小便。而且，产程中严密监护胎心音，一旦发生胎心音改变，寻找原因要快、稳、准，争取产房就地立即剖宫产挽救胎儿生命。同时，加强医护人员责任心，不断提高业务技术水平，力争做到有发生立即抢救，有抢救就成功。脐带隐性脱垂致脐带受压超过30分钟，将发展成脑瘫，对新生儿危害极大。在隐性脐带脱垂中首要征象为胎儿窘迫，脐带隐性脱垂的处理，关键在于早期发现，及时处理。一旦考虑到本病，除给氧、静推三联等外，必须立即停用催产素，改变体位或上推先露部，以缓解对脐带的压迫，使用得当可立即见效。胎心极慢，上述效果不显时，尚可用哌甲酯20 mg加入5%葡萄糖500 mL静滴。如估计阴道助产能立即娩出者，可不必等待胎心好转。宫口开全、先露较低，可负压吸引助产。如胎心不好，短期内不能经阴道分娩，应尽快行剖宫产术。剖宫产时一般可取平卧位，如平卧后胎心再度减慢，可恢复改善时的体位姿势手术。足位隐性脐带脱垂一旦临产宜尽快行剖宫产术。脐带隐性脱垂的重要诱因是产科操作。破膜前应充分注意是否存在脱垂原因，可降低其发生率。有资料显示，胎先露在坐骨棘0.5 cm以上者几乎为坐骨棘0.5 cm以下的3倍（23/8），LOA位的发生率（0.77%）为ROA位（0.46%）的1.7倍。提示先露在坐骨棘0.5 cm以上、LOA位为高危因素，此外前羊水囊较充盈者，无论是自然破膜还是人工破膜均易导致脐带隐性脱垂。故先露在坐骨棘上0.5 cm以上、前羊水较充盈、尤为LOA位者，破膜时应慎重，宜使羊水缓慢流出，避免发生脐带隐性脱垂。

在一些边远落后地区，无条件手术时或产妇和家属不同意剖宫产时，可行改良脐带还纳术。改良脐带还纳器的制作：①采用18号1次性塑料导尿管取代传统脐带还纳术中的肛管，把导尿管剪至子宫探针的长度，可将导尿管侧孔适当扩大到足以通过粗棉绳。②子宫探针。③粗棉绳取代传统脐带还纳术中棉纱条。操作方法：取胸膝卧位或骨盆臀高位，脐带脱垂处取高位，用粗棉线在脐带脱垂的远端套系成一个约5 cm直径的棉线环，探针穿入尿管至侧孔处，把棉线环套入探针后，将探针顶在导尿管顶端。稍推开先露，在一手示指和中指的引导下，将导尿管送入宫腔，至宫口无脐带，并保证脐带不受胎先露挤压，争取在宫缩间歇时完成。待胎心恢复，取出探针，其余部分暂保留于宫腔，助手下推宫底，促使先露下降堵塞宫口，以免脐带再度脱垂，当经阴道或剖宫娩出胎儿后取出导尿管。此法较以往脐带还纳术成功率高，可将脐带送到有效深度，将变形的塑料导尿管及棉线保留于宫腔，既不妨碍先露下降，又不会因肛管过粗留置后造成空隙过大而引起脐带再度脱垂，同时又可避免取导尿管造成脐带再次脱垂和不必要的操作导致延误抢救时机。操作中应注意以下几点：①采取适当的体位，以避免脐带在操作中受压。②可将脱出阴道内的脐带稍向外拉，使脱出脐带的远端近阴道口处，以方便操作，可缩短操作时间。③操作时可在多普勒或B超监护下进行。④一旦还纳成功，应尽早剖宫产。

二、治疗方案

根据 Llsta 等的统计,与产科干预有关的脐带脱垂情况有所增加,可达 40% 左右。产科的干预包括:①人工破膜,尤其是先露高浮的情况下。②水囊等引产。③外倒转术。④促宫颈成熟。⑤旋转胎头。⑥羊水灌注。⑦胎儿头皮电吸的应用等。

虽脐带脱垂很大部分与产科的干预措施有关,但正确的产科干预措施并不增加脐带脱垂的发生率。故采取有效的预防措施及积极的处理是必要的。

(1)孕妇有高危因素如对胎位异常,先露高浮的孕妇提前 1～2 周入院,注意数胎动,嘱破膜后立即平卧;减少不必要的肛查与阴道检查;如多胎妊娠、臀位可适当放宽剖宫产指征。

(2)产程中加强监护,全程的胎心监护对有高危因素或经产科干预的孕妇是很有效的监测手段,它可以及时发现胎心异常、及时做阴道检查。胎心监护的可变减速是一个信号,可缩短诊断的时间。

(3)掌握人工破膜指征及方法:破膜前尽可能摒除脐带先露的存在,在宫缩间隙期行高位、小孔破膜。

(4)B 超发现隐性脐带脱垂,胎儿已成熟可行剖宫产。

(5)对有症状者酌情给以吸氧、静脉注射三联(50% 葡萄糖、维生素 C、尼可刹米)、5% 碳酸氢钠、阿托品、哌甲酯,提高胎儿缺氧的耐受能力。

(6)产程中隐性脐带脱垂而胎心尚存者:宫口开全、先露不高,可行阴道助产;臀位行臀牵引术;宫口开大 8 cm 以下且估计胎儿娩出后能存活者则尽快行剖宫产术。

(7)显性脐带脱垂,胎心尚存宫口开全、先露不高者,可行阴道助产;臀位行臀牵引术;宫口未开全的孕妇,取头低臀高位或胸膝卧位,由助手用手经阴道上推先露;吸氧;膀胱内注入 500～750 mL 等渗盐水;脱出阴道的脐带轻轻还纳入阴道,避免冷刺激。局部麻醉下行剖宫产。关于脐带脱垂时对胎儿情况的判断,除了手摸脐带搏动、听诊器或超声多普勒听胎心,有条件者还可用 B 超检查显示胎心率。有报道 2 例患者用前述方法已听不到胎心,而 B 超诊断胎心 50～80 次/min,剖宫产后胎儿存活。故胎心到底是多少次以上应该行剖宫产抢救胎儿,尚没有定论。应根据胎心率、胎儿的成熟度、孕妇的切盼程度以及产科的抢救能力来综合考虑。

(8)预防产后出血及感染:产后及时按摩子宫,促使其收缩,常规宫体注射缩宫素 20 U;检查胎盘是否完整、有无宫腔残留,软产道有无损伤及有无异常出血等情况,及时对症处理;分娩后保持会阴部清洁,聚维酮碘(碘附)每天 2 次,常规擦洗外阴,有会阴侧切口者,应嘱其取健侧卧位,并应用抗生素,防止恶露污染伤口引起感染。

(9)胎儿存活,宫口未开全又无剖宫产条件,可行脐带还纳术:术者手托脐带进入阴道,手指将先露向上推,助手腹部向上推胎体并要求产妇张口深呼吸,吸氧气同时,还纳脐带从近端开始单方向旋转,争取在宫缩间歇时迅速完成,脐带处于先露之上越高效果越好,待宫缩后将手慢慢退出,直至先露部固定,但还纳术有一定的困难,常边送边滑脱。另外,因脐带受刺激,脐血管收缩加重胎儿缺氧情况,常在还纳的过程中胎儿脐带搏动停止。可试行改良脐带还纳术。同时加强围生期保健,做好定期的产前检查,增强孕产妇自我保健意识,提高整个社会人群卫生保健素质,也是预防脐带脱垂,降低围产儿病死率的关键。

第四节 胎儿窘迫

一、概述

胎儿窘迫(fetal distress)是指胎儿在子宫内因急性或慢性缺氧和酸中毒危及其健康和生命的综合征,严重者可遗留神经系统后遗症或发生胎死宫内。发病率为 2.7%～38.5%。胎儿窘迫分为两种类型:急性胎儿窘迫多发生在分娩期;慢性胎儿窘迫常发生在妊娠晚期,在临产后往往表现为急性胎儿窘迫。母-胎间血氧运输及交换障碍或脐带血液循环障碍,可引起胎儿急性缺氧,如缩宫素使用不当,造成过强及不协调宫缩，宫内压长时间超过母血进入绒毛间隙的平均动脉压；前置胎盘、胎盘早剥；脐带异常，如脐带绕颈、脐带真结、脐带扭转、脐带脱垂、脐带血肿、脐带过长或过短、脐带附着于胎膜；母体严重血液循环障碍致胎盘灌注急剧减少，如各种原因导致休克等；孕妇应用麻醉药及镇静剂过量，抑制呼吸。引起胎儿慢性缺氧的因素，如母体血液含氧量不足，并发先天性心脏病或伴心功能不全，肺部感染，慢性肺功能不全，哮喘反复发作及重度贫血等；子宫胎盘血管硬化、狭窄、梗死，使绒毛间隙血液灌注不足，如妊娠期高血压疾病、妊娠并发慢性高血压、慢性肾炎、糖尿病、过期妊娠等；胎儿严重的心血管疾病、呼吸系统疾病，胎儿畸形，母儿血型不合，胎儿宫内感染、颅内出血及颅脑损伤致胎儿运输及利用氧能力下降等。

二、诊断

胎儿窘迫的主要临床表现为胎心率异常、羊水粪染及胎动减少或消失。因此，诊断胎儿窘迫不能单凭1次胎心听诊的结果，应综合其他因素一并考虑。

（一）急性胎儿窘迫

1. 胎心率异常

胎心率变化是急性胎儿窘迫的一个重要征象。正常胎心率为 120～160 次/min，缺氧早期，胎心率于无宫缩时加快，> 160 次/min；缺氧严重时胎心率 < 120 次/min。若行胎儿电子监护可出现多发晚期减速、重度变异减速。胎心率 < 100 次/min，基线变异 < 5 次/min，伴频繁晚期减速提示胎儿缺氧严重，可随时胎死宫内。

2. 羊水胎粪污染

根据程度不同，羊水污染分3度：Ⅰ度浅绿色，常见胎儿慢性缺氧。Ⅱ度深绿色或黄绿色，提示胎儿急性缺氧。Ⅲ度呈棕黄色，稠厚，提示胎儿缺氧严重。当胎先露部固定，当胎心率 < 100 次/min 而羊水清时，应在无菌条件下，于宫缩间歇期，稍向上推胎先露部，观察后羊水性状。

3. 胎动异常

缺氧初期为胎动频繁，继而减弱及次数减少，进而消失。

4. 酸中毒

采集胎儿头皮血进行血气分析，若 pH < 7.2，PO_2 < 10 mmHg，PCO_2 > 60 mmHg，可诊断为胎儿酸中毒。

（二）慢性胎儿窘迫

1. 胎动减少或消失

胎动 < 10/12 h 为胎动减少，为胎儿缺氧的重要表现之一，临床上常见胎动消失 24 h 胎心消失，应予警惕。监测胎动的方法：嘱孕妇每日早、中、晚自行计数胎动各 1 h，3 h 胎动之和乘以 4 得到 12 h 的胎动计数。胎动过频或胎动减少均为胎儿缺氧征象，每日监测胎动可预测胎儿安危。

2. 胎儿电子监护异常

胎儿缺氧时胎心率可出现以下异常情况。①NST 无反应型：即持续监护 20 分钟，胎动时胎心率加速 ≤ 15 次/min，持续时间 ≤ 15 s。②在无胎动与宫缩时，胎心率 > 180 次/min 或 < 120 次/min 持续 10 min 以上。③基线变异频率 < 5 次/min。④OCT 可见频繁重度变异减速或晚期减速。

3. 胎儿生物物理评分低

根据 B 型超声监测胎动、胎儿呼吸运动胎儿肌张力、羊水量及胎儿电子监护 NST 结果进行综合评分（每项 2 分）：≤ 3 分提示胎儿窘迫，4～7 分为胎儿可疑缺氧。

4. 胎盘功能低下

24 小时尿雌三醇值（E_3）< 10 mg 或连续监测减少 > 30%，尿雌激素/肌酐比值 < 10；妊娠特异 $β_1$ 糖蛋白（SPI）< 100 mg/L；胎盘生乳素 < 4 mg/L，均提示胎盘功能不良。

5. 羊水胎粪污染

通过羊膜镜检查可见羊水呈浅绿色、深绿色及棕黄色，

6. 脐动脉多普勒血流

搏动指数（PI）和阻力指数（RI）可以了解胎盘阻力高低，间接推测胎儿有无宫内缺氧。有关脐动脉收缩期与舒张期血流速度比值（S/D 或 A/B）的下降幅度或正常的切点报道也不一致：第三军医大学大坪医院足月妊娠以 S/D 为 2.3 为预警指标。上海瑞金医院的标准是 36～40 周 S/D 为 1.7～3，平均 2.5 左右，一般认为 30～32 周以后 S/D < 3。但当 B-O 或出现逆流意味着胎儿严重缺氧，有胎死宫内的可能。

三、治疗纵观

胎儿对宫内缺氧有一定的代偿能力。轻、中度或一过性缺氧，不产生严重代谢障碍和器官损害，而长时间中度缺氧则可引起严重并发症。

（一）心血管系统的变化

由于二氧化碳蓄积及呼吸性酸中毒，使交感神经兴奋，肾上腺儿茶酚胺及肾上腺素分泌增多，致血压升高、心率加快及血液重新分布：心、脑、肾上腺血管扩张，血流量增加，其他器官血管收缩，血流量减少。重度缺氧时，转为迷走神经兴奋，心功能失代偿，心率由快变慢。无氧糖酵解增加，丙酮酸及乳酸堆积，胎儿血 pH 值下降，出现混合性酸中毒。

（二）消化系统的变化

缺氧使肠蠕动亢进，肛门括约肌松弛，胎粪排出污染羊水，呼吸运动加深，羊水吸入，出生后可出现新生儿吸入性肺炎。

（三）中枢神经系统

由于妊娠期慢性缺氧，使胎儿生长受限，分娩期急性缺氧可发生缺血缺氧性脑病及脑瘫等终生残疾。

（四）泌尿系统的变化

缺氧使肾血管收缩，血流量减少，胎儿尿形成减少而致羊水量减少。

由此看来，胎儿窘迫的基本病理是缺血缺氧引起的一系列变化。胎儿在宫内慢性乏氧或缺氧初期，由于胎儿对缺氧有一定耐受力，通过低氧消耗、血液供应的重新分布及利用无氧糖酵解作为能量来源尚有一定代偿能力。但若缺氧时间长，胎儿一旦对缺氧失去代偿能力，则会对胎儿器官特别是心血管系统和中枢神经系统的功能产生影响，不但直接威胁胎儿在宫内的生命，还可造成出生后新生儿窒息及出生后永久性的神经损伤后遗症。因此胎儿宫内窘迫的出现表明胎儿处于危急状态，应进行紧急处理，当然最重要的措施在于早针对胎儿宫内窘迫的病因预防或早期治疗，以降低围产儿的患病率及死亡率。

胎儿氧供应来自母体血液循环，胎儿与母体间气体交换与运输对胎儿宫内健康生长与安危至关重要。妊娠晚期近足月时母体从子宫动脉流向胎盘的血流量为 500～700 mL/min，氧分压为 12.7 kPa（95 mmHg），流到绒毛间隙的血流量为 400～500 mL/min，氧分压为 5.5 kPa（400 mmHg）；绒毛内胎儿毛细血管血流量为 300～400 mL/min，而氧分压为 2.67 kPa（21 mmHg）。胎儿与母体间血氧与二氧化碳交换是通过单纯弥散方式按浓度与压力梯度原理进行，即物质在生物膜两侧交换时，从浓度高或压力高侧向低处弥散。因此胎儿与母体间气体交换系通过血管内皮细胞及绒毛细胞膜，由母侧血中氧分压 12.7 kPa 先直接流向绒毛间隙，因其为混合血，PO_2 降至 5.33 kPa，再弥散至胎血中，PO_2 为 2.67 kPa 的低侧。母体中 PO_2 越高，绒毛面积越大，绒毛合体细胞膜越薄，则单位时间内母体向胎儿运送的 O_2 越多。母体的供氧、胎儿的输氧与胎儿的用氧三者间是密切相关的，三者中任何一方出现障碍，均可造成胎儿在宫内缺氧而出现胎儿窘迫。

临产后，胎儿宫内窘迫一般应用 5% 碳酸氢钠静推来缓解缺氧状况，但效果不理想，不能有效中断胎儿体内的无氧酵解。注射用内给氧（注射用碳酸酰胺过氧化氢）是一种白色结晶或结晶性粉末，易溶于水，遇强氧化剂或还原剂可分解，注入人体后，能分解出过氧化氢，然后再经过氧化氢酶催化释放出氧。氧可直接与血红蛋白结合，进入细胞膜和线粒体内，从而提高氧分压和血氧饱和度，缓解缺氧状态。碳酸酰胺则通过肾脏以原形排出体外。胎儿宫内窘迫根本原因为脐血氧供不足，造成胎儿宫内缺氧所致酸血症，鼻部吸氧使母体内血红蛋白结合氧增加与胎盘交换增多，但交换能力有限。内给氧直接通过血液进入胎儿体内，分解出过氧化氢再经过过氧化氢酶催化释放出氧，氧直接与血红蛋白结合，进入细胞膜和线粒体内，从而提高氧分压，缓解缺氧状态，使胎儿缺氧得到改善。改善胎儿缺氧症状后，应尽快查明发生胎儿宫内窘迫的病因所在，如脐带绕颈，产道、产力异常等，要及时、恰当地给予处理，以保证胎儿安全和降低新生儿并发症。

围产儿死亡中30%～50%与胎儿宫内窘迫有关，窘迫时间长、程度重者，可产生神经系统的各种后遗症，甚至直接威胁胎儿生命。因此，胎儿宫内窘迫的治疗是产科医师应该非常重视的问题。急性胎儿宫内窘迫主要的病理生理特点是，母血含氧量降低，或胎盘循环受阻，导致胎盘气体交换障碍、供氧不足而产生酸中毒，引起胎儿体内二氧化碳积聚。临床常见于滞产、子宫收缩过程及脐带过短、绕颈以及其他的胎盘老化、梗死等情况。现已确认，胎儿宫内窘迫的传统治疗方法，即应用高糖及呼吸兴奋剂可加重缺氧，而葡萄糖无氧代谢时及应用维生素C可加重酸中毒，目前已多不主张应用。氨茶碱是组织磷酸二酯酶抑制剂。动物试验表明，氨茶碱能使子宫胎盘血流量增加21%～45%，抑制子宫收缩，降低宫腔压力，从而缓解宫缩过强、脐带因素引起的缺氧状况。有文献报道对胎儿宫内发育迟缓（IUGR）的产妇给予氨茶碱后，用超声多普勒技术测定发现子宫动脉血流增加。对活跃期子宫收缩过程中因催产素使用不当导致胎儿宫内窘迫的产妇，氨茶碱有较好的治疗效果，这可能与扩张子宫血管、降低子宫压力、增加子宫胎盘血流量有关。氨茶碱还可提高母儿间氨基酸的转运能力，增加胎儿肝和胎盘的环磷酸腺苷（cAMP）含量，可导致肺表面活性物质产生，这有助于增强胎儿对缺氧的耐受性，提高抗病力。氨茶碱可提高cAMP含量，而cAMP可稳定平滑肌细胞膜电位，松弛平滑肌，并能抑制肥大细胞释放过敏性物质，使支气管扩张、黏膜水肿减轻，这有利于新生儿的复苏；氨茶碱具有心脏兴奋作用，可使心肌收缩力增强，心率明显增加，血二氧化碳水平明显下降，从而使FHR恢复。地塞米松通过胎盘进入胎肺诱导磷酸胆碱转换酶的合成，使羊水中卵磷脂/鞘磷脂比值加速上升，降低新生儿呼吸窘迫综合征的发生率。此外，地塞米松具有抗氧化、稳定溶酶体膜的作用，可维持小血管的紧张，并降低其通透性，恢复血脑屏障的功能，减轻脑水肿，这就大大降低了由于胎儿宫内缺氧引起脑及脑膜充血、水肿、出血的可能。氨茶碱与地塞米松联用治疗急性胎儿宫内窘迫，能提高胎儿对急性缺氧的耐受性，促进胎肺成熟，改善宫内循环状态和胎肺呼吸运动，从而纠正胎儿缺血状况缺氧。两药协同作用，还可减少胎儿在异常的呼吸动作下误吸羊水、胎粪而引起吸入性肺炎的可能；尤其是在严重胎儿宫内窘迫状态下需即刻行剖宫产结束分娩时，为宫内复苏抢救胎儿赢得了时间。因此，氨茶碱、地塞米松联用是一种有效的治疗急性胎儿宫内窘迫的方法。在应用中应注意氨茶碱需稀释后静脉缓慢注射，以避免恶心、呕吐、心动过速等不良反应。

胎儿宫内窘迫不论何种原因所致，就病理生理而言均为胎儿缺氧过程。沙丁胺醇兴奋β_2受体，能激活细胞膜上的腺菌酸环化酶，使ATP转化为环磷腺苷，调节钾、钠、钙等离子交换，降低钙离子水平以及肌液蛋白链激酶含量，抑制肌液蛋白磷酸化，使血管平滑肌松弛，动脉血管扩张，子宫胎盘血流量增加，因而致血压下降，脉压增大，改善宫内供氧环境，从而改善胎儿缺氧状况。所以，沙丁胺醇适用于急慢性胎儿缺氧的宫内复苏治疗，但不宜用于严重的胎儿宫内窘迫。对用沙丁胺醇后3～4小时不能分娩者，应立即采取剖宫产等，尽快结束分娩。有资料显示，沙丁胺醇与三联加地塞米松联用对比，在胎心率转归、降低剖宫产和阴道手术助产及新生儿窒息率方面，前者具有明显优越性。沙丁胺醇的抑制宫缩、扩张血管的作用不影响产后出血。沙丁胺醇偶有发生心动过速者，故并发心脏病者慎用。

另外，纳洛酮系阿片受体拮抗剂，可拮抗中枢神经系统和其他组织内源性阿片样物质内啡肽逆转，这些物质有抑制中枢神经系统的作用。纳洛酮5 mg/kg可拮抗哌替啶引起的呼吸抑制，具有逆转中枢神经系统被抑制的作用。主要机制是纳洛酮直接作用于神经细胞，稳定细胞膜对钙离子的通透性，改善胎儿颅内缺氧状态，且对心血管及呼吸无抑制，起到了抗休克作用。胎儿缺氧可引起宫内窒息，吸入羊水或胎粪并致脑组织损害，造成永久性神经性后遗症。此药可提高患儿对缺氧的耐受力，减轻大脑皮层水肿对中枢呼吸的抑制，适用于分娩前和术前，抢救产后新生儿窒息成功率亦较高。治疗剂量的纳洛酮对母体很少有毒性作用，对胎心和新生儿的影响很小，一般情况下用0.4 mg即可。如效果欠佳，可重复应用0.4 mg。临床实验表明，纳洛酮不但对胎心和新生儿无不良反应，而且疗效明显，作用迅速、方便，有助于治疗产时胎儿窘迫和促进胎儿宫内复苏。

胎儿窘迫后缺氧缺血常引起胎儿脏器功能损害,特别是缺氧缺血性脑病,临床和动物实验研究,发现其机制主要有:酸中毒,高能磷酸耗竭,ATP 酶依赖钙泵失活,膜离子转运停止,神经元发生去极化,细胞内钙超载,兴奋性氨基酸释出,氧自由基积聚,炎症因子释出,这些因素可直接使细胞受损、坏死,也可通过凋亡基因表达,导致迟发性细胞死亡。在动物实验中发现许多细胞保护剂具有较好的脑保护作用。用多种细胞保护剂联合治疗胎儿窘迫具有协同作用,能阻断发病后细胞损伤连锁反应。含镁能量合剂,能改善心脑循环,扩张子宫动脉及脐血管,解除胎盘绒毛表面血管痉挛,增加胎盘绒毛膜板氧合血流量,镁同时有抗钙离子、抗兴奋性氨基酸作用。ATP 和 CoA 作为细胞活化剂也被临床广泛应用,脑缺血启动过程首先是 ATP 耗竭,有人监测,在缺血后 10 分钟 ATP 由 2.2 mmol/kg 降至 0.1 mmol/kg, ATP 不仅直接供给能量,它还具有类似发动机的引火作用;通过环磷腺苷而增加磷酸化酶的活性,增加氧的氧化,生成更多的 ATP。CoA 作为一种辅酶参与磷脂的生物合成。胞磷胆碱作为胆碱的活化剂形成在卵磷脂的生物合成中起关键作用,它具有稳定细胞膜的作用。醋谷胺在抗兴奋性氨基酸过程中起介质作用。尼莫地平是钙通道拮抗剂,能阻断病理情况下的钙离子过度内流造成的细胞损害。另一个功能,能选择性阻断病理状态下的钙离子通道,降低钙离子向血管壁平滑肌细胞内转移,减轻血管痉挛,改善心、脑、肺、胎盘血液循环,从而起到防治胎儿窘迫脑损伤的作用,但对血压偏低孕妇不能盲目应用尼莫地平,以防低血压。甘露醇静脉滴注,它具有清除羟自由基、抑制脂质过氧化的作用,从而减轻了自由基所诱发的脑水肿,防止缺氧脑组织不可逆性损伤,甘露醇还可改善心脑循环,使神经细胞得以改善。地塞米松、维生素 E、维生素 C 为自由基清除剂,起协同作用。故多种细胞保护剂联合治疗胎儿窘迫疗效明显。

胎儿窘迫是孕期和产期的一种严重并发症,若不及时治疗,有可能导致胎死宫内。常压下吸氧对改善胎儿窘迫的效果并不令人满意。对孕期确诊为胎儿窘迫的孕妇进行高压氧(HBO)治疗,以促进胎儿在宫内正常发育,对争取新生儿存活、减少近期并发症和远期后遗症,提高生存质量和民族健康素质都有积极的意义。胎儿能获取充分的氧气供给取决于以下五个环节:母血含量充足;子宫血液循环良好;胎盘绒毛交换功能健全;胎儿脐带血液循环通畅;胎儿血液循环功能正常。凡引起上述环节中任何一个环节失常的突发因素,均可导致胎儿窘迫。HBO 能迅速提高血氧分压、血氧张力,增加氧含量及组织中的氧储备,舱压每提高 1 个标准大气压,吸入氧的氧分压即比常压下吸氧时提高 0.1 MPa,由于压强的增加,气体的密度亦成正比增加,HBO 下吸入高分压、高密度的氧,形成了肺泡气 – 血液氧的高压力梯度,因而氧向血液内弥散的速度、距离、量与常压下吸氧时比有明显的增加。在常压下氧的有效弥散半径为 30μm,而在 3 TAT 下,可达 100μm,在常压下吸氧,血氧张力达 600 mmHg,而在 2.5 ~ 3 TAT 下吸氧,血氧张力可升至 1 770 ~ 2 140 mmHg,物理溶解氧量比常压下高 17 ~ 20 倍,能向组织和细胞提供充足的氧,从而改善子宫血液供应和血流迟滞,同时改善胎盘的供养及功能。换言之,只要上述五个环节中任何一环节的功能仅存正常的 1/20 ~ 1/17,在 HBO 下均能得以补偿,这是常压氧无法达到的。跟踪随访出生 5 个月 ~ 3 岁的婴幼儿,眼底检查未发现晶状体后纤维增生,小儿生长发育情况良好。因此,HBO 治疗胎儿窘迫,有利于妊娠顺利进行,是安全、有效的,且无不良反应,可作为孕期胎儿窘迫首选的辅助治疗措施。

脐带因素致胎儿窘迫在围产儿死亡中占很大比重,脐带异常是孕妇中常见的病理妊娠。当脐带因素致胎儿宫内窘迫时对新生儿危害极大,如处理不及时,可导致新生儿死亡。脐带一端连接胎儿,另一端附着于胎盘,通过胎盘与母体相连,以进行营养和代谢物质交换,脐带异常直接影响胎儿的生长、发育和预后。无论是脐带过短、缠绕及打结均在临产后,由于胎儿下降时牵拉脐带血管过度延伸变窄,血流受阻,致胎儿血液循环减少,胎儿缺氧窒息。脐带因素所致胎儿窘迫常发生于临产后,多为急性胎儿窘迫,胎心监护图上表现为心率异常或变异减速。脐带受压引起的典型变异减速波形特点如下:先是脐静脉受压使胎儿血容量减少,通过压力感受器调节使胎心在减速前可有一短暂加速,随后当动脉受压,通过压力及化学感受器双重调节产生胎心减速。当脐带压力缓解时,又是脐静脉梗阻解除滞后于脐动脉,产生一个恢复胎心基线前的又 1 次加速,重度变异减速胎心减速最低可 ≤ 70 次 /min,持续 ≥ 60 s,

其他不典型的变异减速可表现为减速与宫缩无固定联系，变异波形不定，可表现为W型、A型、U型等，可发生延长减速（超过60~90 s，但≤15 min的减速），如脐带脱垂时，后两种情况可导致胎死宫内，应积极处理。因此，在妊娠晚期及临产后都应仔细观察胎心变化，当发现胎心异常或头先露有黏稠胎粪尚有30分钟缓冲期，如在15分钟内结束分娩，则新生儿病死率0.5%，如持续30分钟以上可高达11%，如同时有上述两种异常情况，新生儿病死率可达50%。因此，应抓住时机果断处理。当发现胎儿宫内窘迫，应仔细检查，如宫口已开全，确能经阴道分娩，应立即侧切胎吸或产钳助产分娩。如不能经阴道分娩或宫口未开全，应立即剖宫产结束分娩。同时做好抢救新生儿准备，并应有儿科医师共同协作，才能使出生窒息的新生儿抢救成功。如在临产前发现脐带较重异常，则处理起来有足够时间。因此，利用彩超及脐血流图进行产前检查脐带情况是很有必要的。

不同职业的孕妇胎儿窘迫的发生率有很大差别，首先，工人和农民孕妇劳动强度大，子宫肌张力紧张，增加子宫肌层间血管的外阻力，子宫胎盘血运受阻，故易引起胎儿缺氧，由于含氧量不足，特别是临产时，宫内缺氧加重引起一系列临床症状。其次，体力劳动者产程相对较短，子宫收缩较强，过频、过强的宫缩，胎盘血流停止时间较长，胎盘中氧的交换受到影响，而造成胎儿窘迫。因此，应该积极提倡产前休息，最好从预产期前2周开始休息。

胎儿宫内窘迫是指以胎儿胎盘系统的呼吸循环功能不全为主的一组综合征。护理胎儿宫内窘迫对减少围产儿死亡，改善预后，优生优育具有重要意义。因此，应做好胎儿窘迫的防治。

1. 胎儿宫内窘迫

应针对病因、孕周、胎儿成熟度和窘迫的严重程度进行处理。

2. 胎动计数

孕妇于28周开始自数胎动，于每日早、中、晚固定时间各测1 h/次胎动，将胎动数相加乘4即得出12 h的胎动数。胎动数>30/12 h为正常，<20/12 h为异常，<10/12 h提示胎儿已明显缺氧，若胎动继续减少至消失，胎心也将在24 h内消失。应及时就诊，以免贻误抢救时机，胎动过缓往往是胎动消失的前驱症状。

3. 掌握听胎心的方法

每日定时听胎心并记录，正常指导孕妇左侧卧位，改善胎盘血流灌注。

4. 孕妇配合

用通俗易懂的语言向高危孕妇讲解有关妊娠并发症与发生胎儿窘迫的因果关系，使她们对自身疾病有正确认识，能够积极配合治疗和护理，同时高危孕妇应每日吸氧3次，每次30分钟，增加母血氧饱和度含量，减轻因疾病所引起的胎儿宫内窘迫慢性缺氧。

四、治疗方案

（一）治疗原则

胎儿窘迫的治疗原则：根据胎儿窘迫的病理生理变化，必须抓住以下三个方面去治疗胎儿窘迫。

（1）提高胎儿大脑及其他重要器官对缺氧的耐受性和稳定性。

（2）消除窘迫时对胎儿造成的脑及其他重要器官的功能障碍。

（3）尽快消除母体对胎儿的不良影响因素或使胎儿尽快脱离其有不良影响因素的母体。

（二）治疗措施

1. 急性胎儿窘迫

应采取果断措施，改善胎儿缺氧状态。

（1）一般处理：左侧卧位。应用面罩或鼻导管给氧，10 L/min，吸氧30分钟/次，间隔5分钟。纠正脱水、酸中毒及电解质紊乱。

（2）病因治疗：如缩宫素使用不当致宫缩过强、不协调宫缩，应立即停用缩宫素，口服宫缩抑制剂沙丁胺醇2.4~4.8 mg，每日3次，哌替啶100 mg肌内注射，也可用硫酸镁肌内注射或静脉滴注抑制宫缩。如羊水过少（AFV<2 cm）脐带受压，可经腹羊膜腔输液，将250 mL生理盐水或乳酸钠林格注射

液缓慢注入羊膜腔内，5～10 mL/min。AFV 维持 8～10 cm。

（3）尽快终止妊娠。

①宫口未开全：应立即行剖宫产的指征有如下：a. 胎心率＜120 次/min 或＞180 次/min，伴羊水污染Ⅱ度。b. 羊水污染Ⅲ度，伴羊水过少。c. 胎儿电子监护 CST 或 OCT 出现频繁晚期减速或重度变异减速。d. 胎儿头皮血 pH＜7.20。

②宫口开全：骨盆各径线正常，胎头双顶径已达坐骨棘平面以下者，应尽快经阴道助娩。

无论阴道分娩或剖宫产均需做好新生儿窒息抢救准备。

2. 慢性胎儿窘迫

应针对病因，视孕周、胎儿成熟度及胎儿窘迫程度决定处理。

（1）一般处理：左侧卧位休息。定时吸氧，每日 2～3 次，每次 30 分钟。积极治疗妊娠并发症。

（2）期待疗法：孕周小，估计胎儿娩出后存活可能性小，尽量保守治疗以期延长胎龄，同时促胎肺成熟，争取胎儿成熟后终止妊娠。

（3）终止妊娠：妊娠近足月，胎动减少，OCT 出现频繁的晚期减速、重度变异减速或胎儿生物物理评分＜3 分者，均应以剖宫产终止妊娠为宜。

在救治急性胎儿窘迫时尚应避免不合理的措施，即传统三联（50% GS 40 mL、维生素 C 0.5 g、尼可刹米 0.375 g）疗法。因为，胎儿在缺氧状态下葡萄糖无氧酵解后生成的 ATP 很少，却产生过多的丙酮酸，因不能进入三羧酸循环而堆积肝内，且部分转变成乳酸，发生代谢性酸中毒。高渗糖的使用目的在于补充能量，但使无氧酵解增加，乳酸生成增多，加重代谢性酸血症的病情；呼吸兴奋剂的使用促使胎儿深呼吸，与此同时，可能会吸入更多的羊水，而已发生胎儿窘迫的羊水多伴胎粪污染、变浑浊，此羊水吸入到下呼吸道诱发 MAS。另外，用碳酸氢钠静滴，对产程长进食少，恶心、呕吐严重，肠胀气明显者，能起到纠正酸中毒及电解质功能紊乱作用。国内专家认为胎儿酸中毒是母体的反映，给母体碱性药物可改善胎儿酸中毒。但由于碳酸氢钠通过胎盘速度缓慢，因而对急性缺氧的缓解不起很大作用。现多主张羊膜腔内给药，达到快速纠酸作用。

发生胎儿宫内窘迫时产科医师应当机立断进行有效的宫内复苏。

1. 注射用内给氧治疗方案

注射用内给氧又名碳酸酰胺过氧化氢，其化学式为：$CO(NH_2)_2 \cdot H_2O_2$，它是在双氧水的基础上衍化过来的，是一种强氧化剂，对人体组织无损害无刺激。注射用内给氧 1 g（内含 H_2O_2 0.3 g）+10% 葡萄糖 250 mL 静脉滴注，先快后慢（即快速滴注后胎心转好，后慢速维持，直至胎儿娩出）。但内给氧制剂仅能缓解、改善胎儿缺氧症状，不能解决病因问题，如胎盘早剥，脐带脱垂，产道、产力异常等。因此，胎儿缺氧症状改善后，应尽快查明病因，给予及时、恰当的处理，以保胎儿安全。

2. 氨茶碱与地塞米松联用治疗方案

地塞米松 5 mg，立即静脉推注，再用 25% 葡萄糖 20 mL 加氨茶碱 0.25 g 静脉缓注（氨茶碱静推时间≥5 min）。氨茶碱可引起个别患者恶心、呕吐、心动过速、烦躁等不良反应。但只要推注缓慢，这些不良反应可以避免。

3. 沙丁胺醇治疗方案

沙丁胺醇喷雾吸入，0.1～0.2 mg，30 分钟后含服 4.8 mg，个别产妇不能在 4 小时内结束分娩者再服 2.4 mg。沙丁胺醇不良反应小，偶发用药后心动过速，对并发心脏病及甲亢的孕妇应慎用；同时，注意防止产程延长及产后出血。

4. 多种细胞保护剂联合治疗方案

建立两路静脉通道，一路静脉缓慢推注地塞米松 10 mg，继续给予 20% 甘露醇 150 mL 静脉滴注，另一路予 10% 葡萄糖液 250 mL 加 25% 硫酸镁 20 mL、ATP 40 mg、CoA 200 U、维生素 C 2 g、胞磷胆碱 0.5 g、醋谷胺 0.5 g，静脉滴注，同时根据血压口服尼莫地平 10～20 mg、维生素 E 0.2 g。

5. 纳洛酮治疗方案

静推纳洛酮 0.4 mg，30～120 分钟重复 1 次。

6. 高压氧治疗方案

采用 YYC18D-8 型空气加压舱，治疗压力 0.16MPa（1.6ATA），升压 10 min，面罩吸纯氧 30 min，匀速减压 10～15 min，全程 50～60 min，每日 1 次，共 2～10 次，同时记录孕妇的自觉症状。

ACOG 提出的建议包括以下几点。

1. 改变孕妇体位

可缓解脐带受压，并可纠正仰卧位低血压；通过电子胎心监护仪，观察侧卧位后胎心率图形改变，以调整孕妇保持最合适的体位，并不仅限于左侧卧位。

2. 停止缩宫素的使用并缓解过强的宫缩

从而改善子宫胎盘血流灌注量。即使在等待剖宫产时，有条件者也应给予子宫松弛剂，如单次静脉慢推硫酸镁 4 g 或静脉用利托君（ritodrine）；也可皮下或静脉单次注射特布他林（terbutaline）0.25 mg。后两种药物不宜用于糖代谢异常孕妇。

3. 阴道检查

排除脐带脱垂等病因。

4. 纠正低血压

可适当给予升压药物，纠正因使用麻醉镇痛药物所致的低血压。

5. 通知麻醉师和助产士

做好紧急分娩的准备工作。

6. 注意胎心变化

可用电子胎心监护仪连续监护，也可间断听诊。在手术室，腹部皮肤消毒前，应始终注意胎心变化。

7. 通知新生儿科医师

请有经验的新生儿科医师到分娩现场，准备复苏的药品和器械。

8. 吸氧

给孕妇吸氧，最好采用高流量纯氧、面罩法间断给氧。

第五节 产科休克

一、概述

休克（shock）是由于急性循环功能障碍，全身组织和脏器的血流灌注不足，引起组织缺血、缺氧、代谢紊乱和各种重要脏器功能发生严重障碍的综合征。休克可出现在各种疾病过程中，如不及时予以适当处理，全身组织器官会发生不可逆损害而引起死亡。产科休克是指产科特有的、与妊娠及分娩直接相关的休克，是威胁孕产妇和围生儿生命的重要原因之一。失血性休克占产科休克的首位，亦是造成孕产妇死亡的主要原因，如产后出血、前置胎盘、胎盘早剥、流产、异位妊娠、剖宫产后子宫切口裂开、子宫破裂、软产道严重撕裂伤等。其次是感染性休克，如感染性流产、长时间破膜后的绒毛膜羊膜炎、产后和手术后发生盆腔感染和切口感染、产褥感染、妊娠合并严重血小板减少性疾病所造成的感染等，如不及时处理，可致感染性休克。据统计约有 20% 的产妇死于感染性休克。此外，孕妇有可能因注入对其过敏的抗生素或不相容的血液制品而引起过敏性休克；妊娠使孕妇的血液处于高凝状态，HELLP 综合征等，有导致深静脉血栓形成，肺栓塞的危险性；还有羊水栓塞引起弥散性血管内凝血（DIC），大量微血栓形成，以上两种为产科常见的阻塞性休克；产科休克还包括心脏泵衰竭或心功能不足所引起的心源性休克；手术和麻醉引起的神经源性休克等。

二、诊断

（一）临床表现

休克早期表现为烦躁、焦虑或激动；休克晚期，表情淡漠或意识模糊，甚至昏迷。皮肤苍白或发绀、四肢湿冷。

（二）体征

1. 体温

体温的骤然变化，如突然升高至39℃以上，或体温骤降至37℃以下，或伴有寒战继而发生面色苍白、烦躁不安者，常常提示感染性休克即将发生。

2. 脉搏

休克早期，血压下降前，往往细数，随血压下降，更为细数；休克晚期，脉细缓提示病情危重。

3. 呼吸

休克早期呼吸加快，开始出现呼吸性酸中毒时，呼吸深而速；酸中毒加深后，呼吸转为深而慢，出现呼吸困难，提示病情危重。

4. 血压

动脉血压及脉压下降，收缩压 < 80 mmHg 或下降 20% 以上，或原有高血压者收缩压较其基础血压下降 30 mmHg，同时脉压 < 20 mmHg，伴有尿量减少、四肢湿冷等，则提示已有休克存在。

5. 尿量

尿量每小时低于 20 ~ 25 mL 表示血容量不足，为内脏血液灌流量的一个敏感指标。在尿量足够而尿钠低的败血症患者，提示肾脏通过潴留钠以维持血容量，此时尽管尿量正常也应输液。

（三）中心静脉压监测

在失血性休克中，中心静脉压监测非常重要，正常中心静脉压为 6 ~ 12 cmH$_2$O，< 6 cmH$_2$O，表示血容量不足，故中心静脉压监测以及血压变化可供补液、输血量参考。此外计算休克指数可作为低血容量休克的诊断参考。休克指数 = 脉率 ÷ 收缩压。指数为 0.5，表示正常血容量；指数为 1，表示失去 20% ~ 30%（1 000 ~ 1 500 mL）的血容量；指数 > 1，表示失去 30% ~ 50%（为 1 500 ~ 2 500 mL）的血容量。

（四）实验室检查

1. 血红细胞计数

血红蛋白及血细胞比容。出血性休克时各项指标均降低；感染性休克时，白细胞计数及中性粒细胞明显升高，粒细胞内可出现中毒颗粒。

2. 血气分析

休克时 pH、PO$_2$ 均下降，PCO$_2$ 上升。

三、治疗纵观

产科休克一旦发生，贵在及时、迅速、配合、分秒必争地进行急救，对严重出血或感染性休克患者，应立即给予止血、输液、输血、止痛、保持呼吸道通畅和氧气输入、迅速改善血液循环等处理，常能缓和休克的进展，有时甚至可阻止休克的进展和防止休克的发生。近年研究表明，迅速有效地使用液体疗法抗休克，是挽救孕产妇及胎婴儿生命的关键。液体疗法成功与否与选择的液体性质、数量及输液速度密切相关，遵循"需多少，补多少"的原则，贵在及早补充。同时针对病因治疗，方能得到好的治疗效果。

四、治疗方案

（一）急救措施

1. 迅速确定出血来源和阻止继续出血

这是治疗失血性休克的关键。根据不同的原因采取相应的措施，积极治疗原发病。

2. 保持有效通气量，经鼻导管供氧

这是抢救休克的首要原则。休克时肺循环处于低灌注状态，氧和二氧化碳弥散受到影响，严重缺氧时，可引起低氧血症，低氧血症又加重休克，导致恶性循环。因此，必须保证充足供氧，鼻导管插入深度应适中，通常取鼻翼到耳垂间的长度，氧的流量应保持 5 ~ 6 L/min。

3. 确保输液通道

可选用静脉输液。若达不到效果可采用套管针，选颈外静脉或颈内静脉穿刺，增加抢救成功率。

4. 补充血容量

扩充血容量是维持正常血流动力和微循环灌注的物质基础，是抗休克的基本措施。现推荐使用平衡液，如林格乳酸钠溶液。适当输全血，需要大量输血时，应按照3∶1补充新鲜血。当失血量大于25%时，必须同时补充电解质。

5. 纠正酸中毒

代谢性酸中毒常伴休克而产生，酸中毒能抑制心脏收缩力，降低心排血量，并能诱发DIC。因此，在抗休克同时必须注意纠正酸中毒。首次可给予5%碳酸氢钠100～200 mL，2～4小时后酌情补充。有条件最好监测二氧化碳结合力，根据失衡情况给予治疗。

6. 预防心力衰竭

休克发生后，心肌缺氧，能量合成障碍，加上酸中毒的影响，可使心肌收缩无力，心搏量减少，甚至发生心力衰竭。因此，必须严格监测脉搏，注意两肺底有无湿啰音。有条件应做中心静脉监测。如脉率大于140次/min，或两肺底部发现有湿啰音，或中心静脉压高达1.18 kPa以上者，可给予快速洋地黄制剂，一般常用毛花苷C 0.4 mg，加入25%葡萄糖20 mL中，缓慢静脉注射。4～6小时后可酌情再给0.2 mg毛花苷C，以防治心力衰竭。

7. 预防肾功衰竭

当血容量补充已足，血压恢复正常，但每小时尿量仍少于17 mL时，应适当给予20%甘露醇250 mL，于30分钟内滴入，以改善肾脏皮质的血流量，产生利尿作用，预防肾衰竭。

（二）不同类型产科休克的处理不同

1. 出血性产科休克

原则是迅速止血、纠正失血性休克及控制感染。迅速确定出血来源和阻止继续出血。对由于前置胎盘或胎盘早剥引起的产前出血，应先稳定母体情况，然后再选择适当的措施娩出胎儿；对产道撕裂引起的严重产后出血，通常采用缝合和修补以控制出血；异位妊娠破裂流产导致的大出血，应在充分补液的同时迅速手术治疗；对子宫乏力、子宫破裂或胎盘滞留等引起的出血，可选择各种止血药物（如催产素、麦角新碱、卡前列素氨丁三醇）和手术方法（如结扎子宫动脉或髂内动脉、子宫切除法、介入法和改良B-Lynch压缩缝合术）以挽救产妇的生命。

（1）宫缩乏力引起的产后出血。

①按摩子宫和缩宫素的应用：常规治疗方法是按摩子宫，助产者迅速用一手置于宫底部，拇指在前壁，其余四指在后壁，做均匀按摩宫底，经按摩后子宫开始收缩，亦可一手握拳置于阴道前穹隆，顶住子宫前壁，另一手自腹壁按压子宫后壁，使子宫体前屈，两手相对紧压子宫并做按摩。必要时可用另一手置于耻骨联合上缘，按压下腹正中部位，将子宫上推，按摩子宫必须强调用手握宫体，使之高出盆腔，有节律轻柔按摩。按压时间以子宫恢复正常收缩，并能保持收缩状态为止，使之高出盆腔，有节律轻柔按摩。在按摩的同时，催产素20 U子宫体直接肌内注射，20 U催产素加入平衡液500 mL中静脉滴注，滴速＜80滴/min。切忌无限加大催产素的剂量，大剂量催产素可引起血压升高，使冠状血管平滑肌收缩。麦角新碱0.2 mg静脉推注，作用时间慢，对宫颈、宫体有作用，一般用量为1 mg/d，1次最大剂量为0.5 mg，如无效，需采取进一步治疗。

②前列腺素衍生物的应用：a. 米索前列醇：是一种新型口服前列腺素E_1（PGE_1）的衍生物，吸收后转化为有活性的米索前列醇酸，不但有强烈的子宫收缩作用，而且能增加子宫收缩作用，增加子宫收缩频率，不影响血压，不增加心血管系统的负荷。米索前列醇给药途径主要为口服、舌下含化、宫腔内放置、直肠给药、阴道上药等途径。剂量一般为200 μg。b. 卡前列素氨丁三醇（欣母沛）：为甲基前列腺素，其活性成分为卡前列素氨丁三醇，是前列腺素$PGF_{2\alpha}$的衍生物，对子宫平滑肌有较强的收缩作用，国外已广泛用于难治性产后出血的治疗。卡前列素氨丁三醇作为一种前列腺素，具有一定的不良反应，最常见的是腹泻、恶心、呕吐、血压升高等；唯一禁忌证是过敏。剂量一般为250～500 μg，最

大可达到 2 000 mg。c. 卡孕栓：主要给药途径为舌下含服、阴道给药、直肠给药。剂量为 1 mg。d. 氨甲环酸：剂量为 0.1～0.3 g 加入生理盐水或 5% 葡萄糖液 20～100 mL 静脉滴注。

通过如上处理，多能使子宫收缩而迅速止血。若仍不能奏效可采取以下措施。

①填塞宫腔：近代产科学中鲜有应用纱布条填塞宫腔治疗子宫出血者，若需行此术则宜及早进行，患者情况已差则往往效果不好，这是因为子宫肌可能收缩力甚差之故。方法为经消毒后，术者用一只手在腹部固定宫底，用另一只手或持卵圆钳将 2 cm 宽的纱布条送入宫腔内，纱布条必须自宫底开始自内而外填塞，应塞紧。填塞后一般不再出血，产妇经抗休克处理后，情况可逐渐改善。若能用纱布包裹不脱脂棉缝制成肠形代替纱布条，效果更好。24 h 后缓慢抽出纱布条，抽出前应先肌内注射催产素、麦角新碱等宫缩剂。宫腔填塞纱布条后应密切观察一般情况及血压、脉搏等生命指征，注意宫底高度、子宫大小的变化，警惕因填塞不紧，纱布条仅填塞于子宫下段，宫腔内继续出血，但阴道则未见出血的止血假象。

②结扎子宫动脉：按摩失败或按摩半小时仍不能使子宫收缩恢复时，可实行经阴道双侧子宫动脉上行支结扎法。消毒后用两把长鼠齿钳钳夹宫颈前后唇，轻轻向下牵引，在阴道部宫颈两侧上端用 2 号肠线缝扎双侧壁，深入组织约 0.5 cm 处，若无效，则应迅速开腹，结扎子宫动脉上行支，即在宫颈内口平面，距宫颈侧壁 1 cm 处，触诊无输尿管始进针，缝扎宫颈侧壁，进入宫颈组织约 1 cm，两侧同样处理，若见子宫收缩即有效。

③结扎髂内动脉：若上述处理仍无效，可分离出两侧髂内动脉起始点，以 7 号丝线结扎，结扎后一般可见子宫收缩良好。此措施可以保留子宫，保留生育能力，在剖宫产时易于施行。

④子宫切除：结扎血管或填塞宫腔仍无效时，应立即行子宫次全切除术，不可犹豫不决而贻误抢救时机。

⑤血管性介入治疗：国内对阴道流血多少实行介入治疗尚无统一的意见。一般认为，凡是采用保守治疗方法不能有效止血的产后出血，均适合血管性介入治疗。无绝对禁忌证。相对禁忌证包括对造影剂慢性过敏、严重 DIC、严重的心肝肾及凝血功能障碍。介入治疗的术式有两种：一为经皮双髂内动脉栓塞术（IIAE），另一为经皮双子宫动脉栓塞术（UAE），两者均属经导管动脉栓塞术的范畴。目前，在我国选择介入治疗的患者病情危重，因此首选 IIAE；对部分一般情况较好的产后出血患者，或者术者插管技术相当熟练者可选用 UAE 以减少并发症的发生。这种治疗既可达到止血目的又可保全子宫，保留患者的生育功能。具有手术时间短、创伤小、恢复快、止血迅速、彻底、不良反应小和可保留子宫等优点。它是治疗产后出血的一种全新有效的方法。

⑥改良 B-Lynch 压缩缝合术：剖宫产出血量大于阴道产，随着剖宫产率的逐年上升，产后出血率也明显上升。产后出血成了我们必须面对的一个严峻问题。宫缩乏力是产后出血最常见的原因，占 90%。胎盘因素也因胎盘剥离面出血而影响子宫收缩，难以有效止血。以往对于保守治疗失败患者，急诊行子宫切除或次全切为最有效的方法。改良 B-Lynch 压缩缝合术操作简单，无须特殊器械和手术技巧，成功率高止血迅速可靠，如及时施行可减少失血及避免子宫切除。此法未发现术后并发症，对子宫收缩乏力性出血与胎盘剥离面出血均为有效的外科止血方法。

B-Lynch 子宫缝线术是英国 Milfon Keynes 医院报道一种新的外科手术控制产后出血的缝线方法，较动脉缝扎技术简单易行。其原理为机械性纵向挤压子宫平滑肌，使子宫壁的弓状血管有效地被挤压，血流明显减少减缓；局部加压后易于使血流凝成血栓而止血；同时因血流减少，子宫肌层缺血，刺激子宫收缩而进一步压迫血窦，使血窦关闭而持续止血。方法：首先将子宫托出腹腔，两手挤压子宫观察出血情况，若挤压后出血基本停止，则行改良缝线术成功的可能性极大。以 1/0 可吸收线从子宫下段切口的左侧中、外 1/3 交界处的切缘下方 2 cm 处进针，穿过子宫肌层；然后从切口上缘对应部位出针，依次穿过肌层、浆膜层，均不穿透蜕膜层；出针后于宫体中部向宫底方向垂直褥式缝合 1 针，深达肌层，不穿透蜕膜层，缝线绕向宫底，于宫底部再次垂直褥式缝合 1 针（距宫角 3 cm），不穿透蜕膜层；出针后将缝线绕过宫底达子宫后壁，于宫体中部与前壁缝合相对应部位向宫颈方向缝合 1 针（同前壁缝合法），出针后在相当于子宫下段切口水平，自左向右水平缝合 1 针，不穿透蜕膜层，进、出针部位相当于中、外 1/3 交界处。同法，继续右半部自后壁向前壁的缝合，但缝合方向相反，最后于切口右侧中、外 1/3

交界处的切缘下方2 cm处出针。在助手挤压子宫的同时,小心、缓慢地拉紧缝线的两端后打结,使子宫呈纵向压缩状,大致将子宫纵向分为3等份。观察子宫出血情况,无出血或出血基本停止,可常规缝合子宫切口后关腹。

⑦压迫髂内动脉和子宫动脉:主要根据髂内动脉和子宫动脉的解剖位置,两手于下腹部压迫子宫同时通过子宫和盆腔组织传递性"压迫髂内动脉和子宫动脉"的方法治疗产后出血。此方法治疗产后出血简单、易行、经济、可靠,是首选而有效的治疗产后出血的方法。

⑧气囊压塞术:Condous等报道,在轻微止痛法或局部麻醉下,用宫颈钳夹宫颈前后唇,把Sengstsken Blakemore食管导管超过气囊处切去导管尾端,并经宫颈放入宫腔,在食管气囊内注入70~300 mL温热的生理盐水,直到腹部触及膨胀的气囊,子宫收缩好时停止。轻轻牵拉食管导管,使其位置固定,这时观察宫颈口或Sengstsken Blakemore食管导管胃腔管无流血或流血很少,则压塞成功。术后加强监护,并缓慢静滴催产素40 U加5%葡萄糖液,在24小时内静脉用广谱抗生素,2/3患者在12小时内拔除气囊管,最长放置24小时14分钟。在监护过程中,阴道出血仍多、血压下降、脉搏增快,说明该手术失败,则气囊管放气,用其他方法治疗。气囊压塞术适用于宫缩乏力的患者。

(2)软产道裂伤:止血的有效措施是及时准确地修补缝合。一般情况下,严重的宫颈裂伤可延及穹隆及裂口甚至伸入邻近组织,疑为宫颈裂伤者应在消毒下暴露宫颈,用两把卵圆钳并排钳夹宫颈前唇并向阴道口方向牵拉,顺时针方向逐步移动卵圆钳,直视下观察宫颈情况,若发现裂伤即用肠线缝合,缝时第一针应从裂口顶端稍上方开始,最后一针应距宫颈外侧端0.5 cm处止,若缝合至外缘,则可能日后发生宫颈口狭窄。阴道裂伤的缝合需注意缝合至底部,避免留下无效腔,注意缝合后要达到组织对合好及止血的效果。阴道缝合过程要避免缝线穿过直肠。缝合采取与血管走向垂直则能更有效止血。会阴部裂伤可按解剖部位缝合肌层及黏膜下层,最后缝合阴道黏膜及会阴皮肤。

(3)胎盘因素:治疗的关键是及早诊断和尽快去除此因素的存在。胎盘剥离不全、滞留及粘连均可徒手剥离取出。部分残留用手不能取出者,可用大号刮匙刮取残留物。若徒手剥离胎盘时,手感分不清附着界限则切忌以手指用力分离胎盘,因很可能是胎盘植入,此情况应剖腹切开子宫检查,若确诊则以施行子宫次全切除为宜。胎盘嵌顿在子宫狭窄环以上者,应使用乙醚麻醉,待子宫狭窄环松解后,用手取出胎盘当无困难。

(4)凝血功能障碍:若于妊娠早期,则应在内科医师协同处理下,尽早施行人工流产终止妊娠。于妊娠中、晚期始发现者,应协同内科医师积极治疗,争取去除病因或使病情明显好转。分娩期则应在病因治疗的同时,出血稍多即做处理,使用药物以改善凝血机制,输新鲜血液,积极准备做好抗休克及纠正酸中毒等抢救工作。

2. 感染性产科休克

(1)补充血容量并酌情应用血管活性药物:补液量2 000~4 000 mL/d,选用平衡盐液为主,适量低分子右旋糖酐、清蛋白、血浆等。低分子右旋糖酐以较快速度滴入(4小时内滴入500 mL,但有肾功能不全出血倾向慎用),多巴胺10~20 mg/100 mL,6~12 μg/(kg·min)间羟胺10~20 mg/100 mL,5~10 μg/(kg·min)静脉滴注或输液泵泵入,视病情变化调整剂量,输液宜先快后慢,先多后少,用4小时至5天,力争在短时间逆转休克状态。

(2)去除感染病灶:是治疗感染性产科休克的关键。可根据具体情况选用药物或手术方法去除感染源。在消除感染灶之前,宜先以抗生素控制感染,使之局限化。使用抗生素的原则是:①休克发生时应停用、更换或追加休克前已用过的抗生素。②病原菌不明确者应选用广谱抗生素。③病原菌明确者应根据药敏试验选用2~3种抗菌药物。④长期大量使用抗生素者需注意预防真菌感染。⑤伴肾功能不良者应慎用具有肾毒性的抗生素。控制感染可联合使用2~3种抗生素,主要选用青霉素类、头孢类、喹诺酮类或大环内酯类抗生素。疑有厌氧菌感染加用替硝唑,真菌感染加用氟康唑。

(3)大剂量使用糖皮质激素,氟米松30~60 mg/d,2~3天。

(4)纠正酸中毒维持酸碱平衡,适当应用碱性药物,一般选用5%碳酸氢钠静脉滴注。

(5)及时处理原发病灶,有手术指征予手术处理。

（6）维持重要脏器功能，及时处理并发症（心衰则强心，缺氧则吸氧，脑水肿予脱水等）。

3. 阻塞性产科休克

由肺栓塞引起的阻塞性休克患者，应立即取左侧头低卧位，以避免肺小动脉栓塞进一步加重，有条件者应置入高压氧舱；羊水栓塞引起的产科休克，处理关键是缓解肺动脉高压和改善肺循环。若发生DIC，应积极治疗原发病，阻断内、外源性促凝物质的来源，是预防和终止DIC的关键。产科DIC病情凶险，但病因较明确，要抓紧时间，解决分娩问题，阴道分娩条件不成熟，不能迅速终止妊娠者应及时进行剖宫产，对于无法控制的出血则果断地切除子宫，使病情很快得到改善，即使在休克状态下也应在抢救休克的同时行剖宫产或子宫切除。同时补充新鲜血、冰冻血浆、低分子右旋糖酐、纠正酸中毒和水电解，酌情应用小剂量肝素治疗。

4. 过敏性产科休克

过敏性休克是由于抗原物质进入人体后，与相应的抗体相互作用，激发引起广泛的Ⅰ型变态反应，使组织释放组胺、缓激肽、5-羟色胺和血小板激活因子等，导致全身毛细血管扩张和通透性增加，血浆迅速内渗到组织间隙，循环血量急剧下降引起。若不及时抢救常可危及患者生命，但若急救措施得力，则救治效果良好。救治的关键是逆转血管扩张和支气管痉挛，寻找、证实和去除致敏原。急救药物首选肾上腺素，其作用机制为通过β-受体效应使痉挛支气管快速舒张，通过α-受体效应使外周小血管收缩，可及时消除过敏引起的哮喘，保护重要脏器的血液供应。联合应用肾上腺皮质激素效果更佳，其作用机制为抑制变态反应降低血管通透性，进一步加强肾上腺素的作用，甚至有报道是抗过敏最有效的药物。一般抢救措施包括：立即去除致敏原，吸氧保暖、平卧、保持呼吸道通畅等。综合抢救措施有：①首选0.1%肾上腺素0.5皮下注射，3～10分钟重复1次。②立即建立静脉通道，琥珀酸氢化可的松钠100 mg静脉注射，300 mg加入5%葡萄糖500 mL持续静脉滴注。③多巴胺40～100 mg加入5%葡萄糖250 mL持续静滴。④心跳呼吸骤停者立即进行心肺脑复苏。

5. 心源性产科休克

常继发于其他类型的休克。因而应注意维持血压，以保证重要脏器（包括心脏本身）的血流灌注。可应用多巴胺、间羟胺与多巴酚丁胺等；需纠治心律失常，补充血容量和应用血管扩张剂，必要时应用合适的强心苷。

（1）利尿剂：减轻心脏前负荷，改善肺瘀血。

（2）血管扩张剂：硝普钠能扩张小动脉和静脉血管，常与多巴胺联合应用，增加冠状动脉灌注压。一般从10～15μg/min开始，并逐渐加量。硝酸甘油一般剂量可扩张静脉系统，减轻前负荷，大剂量降低后负荷和左室舒张末压，增加心输出量；通常用量从10～15μg/min开始。酚妥拉明为α-受体阻断剂，直接松弛血管平滑肌，降低外周阻力，0.05～0.1 mg/min开始静滴，并逐渐加量。用血流动力学监测这类药物时应以PCWP不低于15 mmHg为宜。如患者可以口服，可用血管紧张素转换酶抑制剂（ACEI）类药物。

（3）血管收缩剂：对于有持续性低血压及低心排血量时，可应用交感神经兴奋剂。多巴胺可直接作用于α-受体、β-受体和多巴胺受体。小剂量3～5μg（kg·min）时可以扩张肾脏血管，保持足够的尿量，同时扩张脑和冠状动脉血管，有正性肌力作用，可降低外周阻力，增加组织灌注；大剂量8～10μg/（kg·min）可进一步增加心肌收缩力，加快心率及增加外周阻力，减少肾血流。多巴酚丁胺主要兴奋β1受体，增加心肌收缩力，减轻后负荷，无血管收缩反应。但不适合有明显低血压的患者。静脉应用剂量为2.5～10μg/（kg·min）。对于血流动力学恶化、持续性严重低血压、其他措施无效时可以选择去甲肾上腺素或肾上腺素。

（4）磷酸二酯酶抑制剂：氨力农、米力农为非儿茶酚胺类正性肌力药物；增加心肌收缩力及扩张血管。

（5）血管扩张剂与血管收缩剂联合应用：可以在改善心功能的同时减少不良影响。如多巴胺与硝酸甘油合用。

（6）其他药物：纳洛酮在休克状态下有升压作用，1，6二磷酸果糖改善心功能，肾上腺皮质激素的应用有时可起到意想不到的良好效果。对于有感染存在的心源性休克，应恰当应用抗生素治疗。钙离子增敏剂左西孟旦（levosimendan）是一种新型的非洋地黄类正性肌力药物，和其他非洋地黄类正性肌力药物相比，其不增加钙超载和心肌耗氧量，不导致心律失常和细胞损伤，能明显改善血流动力学参数，有正性肌力作用，不损害舒张功能，也不延长舒张时间，对心肌有保护作用，并逐渐成为心肌保护的研究热点。

（三）分娩时间和方式的选择

发生休克时，由于子宫-胎盘血流减少而导致胎儿产生窘迫是颇为常见的。虽然立即分娩可避免胎儿死亡，但也可能进一步加重母体的休克状态。在这种情况下，首先应考虑母体的安全。经抢救休克，母体状况获得稳定之后，如果胎儿仍然存活，尤其是对产前出血和宫内感染的孕妇，剖宫产为常选的分娩方式。如果胎儿已死宫内，而延长妊娠所带给母体的危害性低于立即做剖宫产时，则宜选用阴道分娩。

第六节　产科 DIC

一、概述

产科领域的弥散性血管内凝血（disseminated inravascular coagulation，DIC）系妊娠期间在血液处于高凝状态的基础上，由多种产科并发症引起的，以异常凝血和继发性纤维蛋白溶解为主要表现的临床综合征。妊娠期妇女，特别是分娩期孕妇体内凝血、抗凝和纤溶功能均发生明显改变。血凝血因子Ⅱ、Ⅴ、Ⅶ、Ⅷ、Ⅸ、Ⅻ含量有不同程度增加（除Ⅺ和ⅩⅢ外）。而 AT-Ⅲ和蛋白 C、蛋白 S 下降，血小板略有减少。抗凝及纤溶功能减弱，血液呈现高凝状态，这一生理变化为产后快速有效止血提供了物质基础，但也易导致产科 DIC 的发生。DIC 的病理特点是广泛性血管内凝血与血栓形成，这可能是造成多系统或多器官功能障碍的主要病理机制，其中难以纠正的微循环障碍和休克最为常见，国内统计发生率可高达 50%~60%。DIC 并非独立疾病，只是疾病发生发展中的一个病理过程，最常见发病诱因为羊水栓塞，其次为死胎、稽留流产、胎盘早剥、前次胎盘、感染、先兆子痫、产后出血及妊娠合并肝病等。DIC 起病急骤、发展迅速、病势凶险、治疗棘手，早期诊断和治疗可以降低母婴病死率。

二、诊断

（一）临床表现

根据病史，结合临床表现及实验室检查，诊断并不困难。

1. 多发生性出血倾向

DIC 临床主要表现为皮肤瘀斑、瘀点，注射针眼出血，血液不凝，与出血量明显不成比例的休克与循环衰竭，血尿，上消化道出血，阴道壁血肿，休克，呼吸困难，意识障碍，脑疝，阴道流血等。最终呼吸功能障碍、心功能衰竭、肾衰竭。

2. 不易用原发病解释的微循环衰竭或休克

产前、产时及产后发现患者呼吸困难、胸闷、气急、伴随血压下降等主诉及症状，均应立即考虑是否存在羊水栓塞的可能。产妇在分娩过程中突然出现寒战、胸闷、气急、呼吸困难、发绀、伴随血压下降、昏迷等主诉及症状，均应立即考虑是否存在羊水栓塞的可能，应当监测血液中的羊水结晶。羊水栓塞患者约有 50% 可以发展为 DIC。

3. 多发性微血管栓塞的症状和体征

如皮肤、皮下、黏膜栓塞坏死即早期出现的肾、肺、脑等脏器功能不全。

4. 抗凝

治疗有效。

（二）实验室检查

1. 血小板计数

< 100×10^9/L 有诊断价值，特别是进行性降低。

2. 凝血时间

DIC 早期，即弥散性微血栓形成期，血液处于高凝状态，血液凝固时间缩短。后期继发纤溶为主，血液呈低凝状态，凝血时间延长。

3. 凝血酶原时间（PT）

它是外在凝血途径的筛选试验。超过正常对照 3 秒以上有意义。

4. 部分凝血活酶时间测定（APTT）

它是内在凝血途径的过筛试验。除因子Ⅶ和Ⅻ外，任何一个凝血因子缺乏都可使 APTT 延长。正常 35～45 秒，超过正常对照 10 秒以上有意义。DIC 的高凝期 APTT 缩短，在消耗性低凝血期 APTT 延长。

5. 纤维蛋白原定量

纤维蛋白原 < 1.5 g/L 或呈进行性下降，或 > 4.0 g/L。

6. 凝血酶时间（TT）

反应凝血第三阶段的试验，正常 16～18 秒，比正常对照延长 3 秒以上有诊断价值。

7. 其他

优球蛋白溶解时间缩短或纤溶酶原减低；血浆副凝固时间。

三、治疗纵观

产科 DIC 一旦发生应尽快处理，以防延误最佳抢救时机而造成严重后果。积极治疗原发病，阻断内外源性促凝物质进入血液循环，是预防和终止 DIC 的关键。去除病因能阻断促凝物质继续进入血液循环，阻断 DIC 的进一步发展。稽留流产、死胎应尽快清宫；重型羊水栓塞或胎盘早剥应尽快行剖宫产术，必要时切除子宫，以阻断促凝物质（胎盘绒毛、羊水等）继续进入母体血液循环。产前 DIC 应尽快结束分娩，如阴道分娩条件不成熟，应尽快剖宫产结束分娩。如产后出血不止，经积极保守治疗无效时应及时果断行子宫切除。纠正引起 DIC 的诱因如补充血容量，防治休克，改善缺氧状态，纠正酸中毒及电解质紊乱等。DIC 时体内凝血因子大量消耗，故应及时补充凝血因子是抢救 DIC 的重要措施。补充凝血因子可输入新鲜全血，血小板，冰冻血浆，纤维蛋白原等。在治疗 DIC 的同时，要密切监测心率、尿量、中心静脉压、血氧饱和度，及时行床边胸片、心电图、血气分析、肝肾功能、电解质等检查。维持水电解质及酸碱平衡，纠正低蛋白血症，保持心、肺、肝、肾、脑等功能。一旦发生 MODS，应及时与 ICU 联合治疗。

产科 DIC 多数发生于分娩后，伴有不同程度的出血、休克。休克与 DIC 可互为因果，DIC 诊断明确时多数已进入消耗性低凝期，甚至纤溶亢进期，此时如已去除 DIC 诱因，治疗的关键为止血及抗休克，纠正缺氧、改善微循环、纠正酸中毒及电解质紊乱，补充新鲜全血和血浆凝血因子、输冰冻血浆、清蛋白，必要时结合实验室检查结果应用抗纤溶药物。给予大量皮质激素，并给氨茶碱、阿托品解除支气管痉挛，加压给氧，多巴胺及间羟胺升压。改善微循环灌流量是防治 DIC 的先决条件。补充全血、低分子右旋糖酐和复方乳酸钠溶液能有效增加血容量，解除小动脉痉挛，降低血液黏度，促使凝聚的血小板和红细胞离散。及时输入新鲜全血、冰冻血浆、清蛋白是补充各种凝血因子和血容量首选和最有效的措施，既可补充大量消耗的血小板及凝血因子达到止血的目的，又能迅速补充血容量达到抗休克的目的，输新鲜血和冰冻血浆最好使用 3 天以内的新鲜血，根据实验室检查补充纤维蛋白原、血小板和凝血酶原复合物。输入血浆在减少容积输入的同时，还能避免红细胞破坏产生红细胞素等促凝物质入血，在出血仍不能控制时，可结合实验室检查结果应用抗纤溶药物，多能在较短时间内控制出血。由于 DIC 发生的纤溶为继发性纤溶，常与微血栓形成同时存在，可消耗纤维蛋白，这是对机体的一种生理保护反应，所以不宜过早使用抗纤溶药物。在改善微循环、积极输血的同时静脉输注纤维蛋白原，首先静脉使用纤维蛋白原 1～2 g，用药后 15～30 min 见到凝血块，出血渐减少。若无凝血块，再重复使用，每次递增 0.5～1 g，总量可达 4 g。产科 DIC 多为急性失血引起，病情发展迅速，高凝期往往不明显而迅速进入消耗性低凝期及纤溶亢进期，因此在血液不凝固阶段补充凝血因子及纤维蛋白原至关重要。目前对于产科 DIC 时是否应用肝素治疗尚存在争论，主张使用肝素的理由是血管内高凝状态与继发性纤溶同时存在，肝素可以阻断凝血因子的进一步消耗，降低 DIC 的发生率和死亡率，强调肝素是一切 DIC 患者的首选治疗，而且应早用、足量、维持足够长时间。主张不使用的理由是肝素虽为强有力的抗凝剂，但对血管内已形成的血栓不起作用，肝素的抗凝作用有赖于抗凝血酶Ⅲ（AT-Ⅲ）的介入。DIC 时，AT-Ⅲ血浆水平不同程度下降，当下降超过正常的 60% 时，肝素的抗凝作用明显减弱。其次，DIC 早期临床表现无特异性，需动态观察及结合实验室检查结果方能做出诊断，而实验室指标受不同试剂、方法等因素影响，其结果均有差异。3P 试验特异性和敏感性均较差，早、晚期都可阴性，阳性时已是显性 DIC。诊断方法中又缺乏判断是凝血占优势还是纤溶占优势的指标，这种判断对确定治疗方案有极其重要的意义。再次，在具有对照组的临床实验中并未证明肝素对急性 DIC 患者的有利作用。因此，认为 DIC 的主要死亡原因不是血管内凝血，肝素在抑制微血栓形成的同时，还抑制损伤血管，造成损伤血管无法止血，导致 DIC 加重。

四、治疗方案

（一）去除原发病

去除诱因是治疗产科 DIC 的关键。稽留流产、死胎应尽快清宫；重型羊水栓塞或胎盘早剥应尽快行剖宫产术，必要时切除子宫，以阻断促凝物质（胎盘绒毛、羊水等）继续进入母体血液循环。纠正引起 DIC 的诱因，如补充血容量，防治休克，改善缺氧状态，纠正酸中毒及电解质紊乱等。

（二）抗凝治疗

合理使用肝素是提高治愈率的重要手段。肝素具有强大的抗凝重要作用，可防止微血栓的形成。DIC 确立诊断后，应尽早使用肝素，用于高凝期治疗效果更为显著。肝素 25～50 mg（1 mg=125 U）加于生理盐水或 5% 葡萄糖液 100 mL 内静脉滴注 1 小时，4～6 小时后可重复给药 1 次，50 mg 加入 250 mL 5% 葡萄糖液中缓慢滴注。用药过程中可用试管法测定凝血时间，控制在 20～25 分钟。肝素 24 小时总量可达 150～200 mg。肝素过量（凝血时间超过 30 分钟）有出血倾向（伤口渗血，产后出血，血肿或颅内出血），可用鱼精蛋白对抗，1 mg 鱼精蛋白对抗肝素 100 U。

不同产科疾病引起 DIC 应用肝素治疗亦有区别。羊水栓塞并发 DIC，必须及早使用肝素，甚至不必等待化验结果。胎盘早剥并发 DIC，则应在补充血容量的情况下，迅速结束分娩，病因去除后，DIC 即可迅速被控制，而无须肝素抗凝治疗。

（三）抗血小板凝集药物

适用于轻型 DIC 或高度怀疑 DIC 而未肯定诊断或处于高凝状态的患者。双嘧达莫 400～600 mg 口服或静脉注射有对抗血小板凝集和黏附作用，不良反应少，安全，病情严重者可配合肝素使用。

（四）补充凝血因子

在促凝物质不断入血时，不宜补充凝血因子及输血，以免加重 DIC。当病因已去除，在抗凝治疗的基础上，即 DIC 过程停止，而出血倾向严重，或失血过多，贫血时，应补充新鲜血或血浆、纤维蛋白等。库存血超过 7 天，不宜用于 DIC 抢救。

（五）抗纤溶药物应用

抗纤溶药物在 DIC 早期忌用，只有当继发性纤溶亢进成为出血的主要原因时才可与足量肝素同时应用。处于纤溶亢进时用甘氨酸（4～6 g）、氨甲苯酸（0.1～0.3 g）、氨甲环酸（0.5～1.0 g）加入生理盐水或 5% 葡萄糖液 20～100 mL 静脉滴注对抗或抑制纤溶激活酶，使纤溶酶原不被激活，从而抑制纤溶蛋白的溶解。补充纤维蛋白原 2～4 g/次，达 1.5 g/L 为好。

（六）预防产科 DIC

产科 DIC 发病诱因依次为产后出血、重度妊娠期高血压疾病、羊水栓塞、胎盘剥离、死胎、重症肝炎、前置胎盘等。因此预防产科 DIC，重点是加强围生期保健，特别是对农村地区的孕产妇要增强孕期保健知识，加强产前检查，积极治疗各种产科并发症，同时提高基层医院产科人员的诊疗水平，发现上述有并发症的孕妇及可疑 DIC 患者应及时转诊。对于正常分娩产妇，要严密观察产程进展，发现异常及时处理，同时严格掌握催产素使用指征，把握人工破膜的时机及方法，防止子宫及产道的裂伤，一旦出现产后出血，要积极处理。

第七节 软产道损伤

软产道是由子宫下段、子宫颈、阴道、盆底及会阴等软组织所组成的弯曲管道。在妊娠期内软产道发生一系列生理性改变，使其在分娩时能承受一定程度的压力和适当的扩张。如果在分娩过程中所需软产道扩张的程度超过其最大限度，或不能相应扩张，以及分娩时处理不当等，均可导致不同程度的软产道损伤。软产道损伤在产后出血中的发生率为 26% ~ 35%，当产妇分娩后出现不明原因的休克，或者大量新鲜的阴道出血时要除外软产道损伤的发生，尤其是多产妇女。临床中要重视导致软产道损伤的高危因素，早期发现和有效止血是关键。同时要给予正确的缝合，以预防远期盆底功能障碍的发生。软产道损伤主要包括：外阴、会阴、阴道和宫颈的裂伤，产道血肿以及子宫破裂。

一、外阴、会阴、阴道裂伤

（一）疾病概述

多发生于会阴部正中线，同时伴有阴道口部的裂伤，常见于初产妇。发生原因包括：

（1）胎儿先露部径线过大，如巨大儿、枕后位、面先露等胎儿以较大径线通过产道或产道狭窄，使胎儿与产道不相适应。

（2）过期妊娠，胎头较硬而不易变形。

（3）产力过强，胎儿娩出过快或产道未充分扩张。

（4）产妇会阴体发育差，坚硬，不易扩张；或会阴体过长、会阴组织肥厚，扩张不足；或会阴陈旧性瘢痕及会阴白斑病变，使会阴缺乏弹性，伸展性差。

（5）产妇骨盆出口狭窄，耻骨弓角度 < 90°，耻骨弓下段较大，胎儿娩出时胎头后移，使用骨盆出口的后三角区，使会阴体过度受压，强迫伸展而撕裂。

（6）会阴切开术切口过小。

（7）因滞产、营养不良及全身重度水肿而致会阴水肿，均易致裂伤。

（8）保护会阴手法不当，未协助胎头充分俯屈，且未充分使会阴松弛或分娩胎肩时未继续保护会阴等，均可造成会阴、阴道裂伤，或过分保护会阴而将胎头推向前方，引起前庭、小阴唇破裂。

（9）产钳助产或手转胎头操作不当可造成阴道裂伤，甚至可继发宫颈、子宫下段裂伤。

（二）诊断

症状与体征：在分娩过程中外阴、阴道裂伤多在后联合、大小阴唇、阴道口附近黏膜及阴道后联合浅层组织。如为复杂裂伤可使阴道两侧向上达阴道穹隆，深达直肠侧；向下可使会阴裂伤至肛门括约肌，甚至肛管及直肠。

按裂伤程度分为三度。

会阴 I 度裂伤：指会阴皮肤及黏膜、前庭大腺黏膜、阴唇系带等处裂伤，但未累及肌层者。

会阴 II 度裂伤：指裂伤累及骨盆底肌肉和筋膜但肛门括约肌仍保持完整，裂伤多延及阴道侧沟常出血较多。

会阴 III 度裂伤：指肛门括约肌全部或部分撕裂，甚至达直肠前壁者，常伴有更深更广的阴道与盆底组织裂伤，如不及时正确缝合，可遗留大便失禁后遗症。

（三）治疗纵观

原则上，一经诊断，立即给予修补。如不及时修补或修补不完善近期有出血及感染的可能；远期则可使盆底组织松弛，并可能影响盆底组织功能。要求严格无菌操作，对活动性出血点必须一一结扎，第一针要在裂伤顶端上方 0.5 cm 处进针，以防血管回缩漏缝而引起血肿形成。缝合时，还要注意应由里到外，由深到浅，达到止血并恢复正常解剖结构关系。

（四）治疗方案

1. 会阴Ⅰ度裂伤

需用丝线或肠线缝合，会阴Ⅱ度裂伤需逐层用肠线间断缝合，皮肤用丝线间断缝合。如能正确缝合，多数愈合良好。会阴Ⅲ度裂伤缝合，需要先辨清解剖关系，如直肠前壁损伤时，用细丝线或 3/0 肠线间断内翻缝合直肠壁，不穿过直肠黏膜。然后将断裂的肛门括约肌断端查清，用鼠齿钳提起，用 7 号丝线间断缝合 2 针，这是Ⅲ度裂伤缝合的关键。用肠线分层缝合肛提肌及阴道黏膜，应以处女膜为标志，将组织对合整齐。皮肤用丝线间断缝合。术后 5 天内给少渣、半流质饮食，术后给抗生素预防感染。用复方樟脑汀 4 mL 或鸦片酊 0.5 mL，每天 3 次，共 3 天，以防止粪便污染伤口而影响愈合。3 天后给润肠药使大便软化，保持伤口清洁，严禁灌肠。

2. 复杂外阴、阴道裂伤的处理

如系阴道深层裂伤，主要用纱布压迫止血，可让助手食指进入直肠，在指引下进行深肌层的缝合，以避免缝合时穿透直肠黏膜。肌层缝合完毕后，观察无出血，可继续缝合阴道黏膜、皮下脂肪组织及皮肤。在止血情况下，应用局麻及止痛药，即可完成手术，必要时也可在麻醉医师实施麻醉下进行手术。如出血较多，应迅速检查破裂情况，查清裂伤解剖部位，立即从底层向外用 0 或 1 号可吸收肠线分肌层及脂肪层进行缝合，缝合后，查看如有出血，则进行彻底止血后，再进行第二层缝合。缝合完毕后，要进行肛诊检查，以明确有无缝线穿透直肠黏膜。在不具备缝合复杂裂伤技术的医院如遇到这种情况，应立即用纱布填塞压迫止血，在保证输液通畅的情况下，迅速转上级医院处理。

二、宫颈裂伤

（一）疾病概述

初产妇分娩时宫颈常有轻度裂伤，深度 < 1 cm，多无出血，产后可自然愈合，但有可能使宫颈外口松弛，呈"一"字形。裂伤较深时，可发生不同程度的出血，如果不进行正确的缝合会引起产后出血或导致远期宫颈功能不全。困难剖宫产术中子宫切口延裂至宫颈时，应仔细缝合，术后严密监护生命体征，尤其是要及时发现缝合不当引起的腹腔内出血。

（二）诊断要点

阴道手术助产后均应常规检查宫颈，检查宫颈裂伤应在直视下，用阴道拉钩暴露宫颈，用 3 把无齿卵圆钳交替夹住宫颈并仔细检查是否有裂伤。宫颈两侧肌纤维组织少，撕裂易在此处发生，检查时应注意裂伤一般自子宫颈外口开始，然后向上扩展，可延至后穹隆，甚至累及子宫下段（如子宫下段有裂伤，属子宫破裂）。其发生原因包括以下几种。

1. 自发性裂伤

（1）宫口未开全时产妇即用力屏气。

（2）宫缩过强，宫颈未充分扩张而被先露部冲破。

（3）相对头盆不称时，宫颈被压在胎头与骨盆之间，因压迫而致水肿、缺血、坏死、脱落。

2. 损伤性裂伤

宫口未开全即行阴道助产术，如产钳、胎头吸引、臀牵引造成宫颈裂伤。

（三）治疗纵观

第三产程胎盘娩出后，子宫收缩良好，但阴道有持续鲜血流出，应考虑有宫颈裂伤。宫颈裂伤查清后应立即缝合。

（四）治疗方案

用两把无齿卵圆钳夹持裂口两侧，向下牵引，找到裂伤顶端，用 1 号可吸收肠线间断缝合，第一针必须缝合在裂伤顶端上 0.5 cm，使其能缝扎已回缩的血管，最后一针距宫颈外口 0.5 cm，以免产后宫颈回缩，引起宫颈狭窄。术后应用抗生素预防感染。失血过多应及时输血。

三、产道血肿

（一）疾病概述

由于分娩造成产道深部血管破裂，而皮肤、黏膜保持完整，血液不能外流，积聚于局部形成血肿称为产道血肿。可以发生于外阴、阴道、阔韧带，甚至达腹膜后，严重者致失血性休克，危及生命。

（二）诊断要点

1. 产道血肿的类型

按血肿发生的部位分为以下几点。

（1）外阴血肿：血肿局限于外阴部，局部肿胀隆起皮肤或黏膜表面发紫，肉眼即可发现。

（2）外阴、阴道血肿：血肿自阴唇扩展至阴道旁组织，常累及会阴及坐骨直肠窝，肉眼仅能发现外阴局部血肿。

（3）阴道血肿：血肿范围限于阴道旁组织，常发生于阴膜黏膜和肛提肌筋膜间的血肿，向阴道内突出。

（4）阔韧带内血肿：阴道上段、直肠或膀胱阴道中隔处血管断裂，在子宫旁及阔韧带内形成血肿，并可沿腹膜后间隙向上延至肾区。

2. 产道血肿的诱因

（1）产程异常：产程过快或产程延长者，当产程过快时，胎头下降的冲力可直接造成组织损伤及组织深部血管受损撕裂，因阴道周围有丰富的静脉丛，并与痔下静脉、痔中静脉及膀胱下静脉丛相连通，一旦撕裂极易发生血肿。文献曾报道1例患者阴道分娩总产程<3小时，会阴完整，产后3天出院，一切正常。产后10天，因感到会阴和肛门处坠胀性疼痛而就诊，检查见阴道左侧壁血肿达20 cm×10 cm×8 cm，经切开清除血肿，缝扎止血后愈合。产程延长时软产道深部血管因长时间受压发生坏死破裂也可引起出血。

（2）产道裂伤或会阴侧切时由于修补缝合技术不佳，止血不彻底，漏缝了已回缩的血管而引起血肿。

（3）凝血功能障碍：如重度妊高征、肝病或血液病合并妊娠，使凝血因子、血小板等减少，分娩时如组织损伤，易发生血肿。

3. 症状

产后自觉阴道、肛门部剧烈胀痛，伴里急后重感，随时间延长而加重，如出血量多时，则有各种程度的失血表现。

4. 检查

外阴血肿可见阴唇膨大，皮肤黏膜表面呈紫色；阴道血肿多使一侧阴道壁向阴道腔膨出，阴道变窄，血肿壁组织十分紧张，表面黏膜呈紫色，触诊时剧痛；阔韧带血肿，由于疼痛症状不明显，往往产妇出现贫血或休克时才发生。在腹股沟韧带区或一侧处，可扪及包块且明显触痛。

（三）治疗纵观

应根据血肿部位及大小，血肿是否继续增大，症状及贫血程度全面考虑。原则上应切开血肿，将腔内血块清除，对活动性出血应用丝线缝扎止血。术后应用抗生素预防感染。

（四）治疗方案

1. 外阴血肿

血肿直径<5 cm，不继续增大，可冷敷，待其自然吸收，同时应用抗生素预防感染；如血肿直径>5 cm或观察中血肿继续增大，应手术治疗，选用局麻或神经阻滞麻醉，选黏膜侧血肿最突出处切开血肿腔，将腔内血块清除，对活动性出血应用丝线缝扎止血，冷生理盐水冲洗血肿腔，然后用0号肠线由血肿底部开始间断或荷包式缝合腔壁，避免无效腔，创面用丁字带加压防止渗血。

2. 阴道血肿

多为阴道黏膜下较深层血管破裂，应切开血肿，去除血块，缝合止血。因为阴道血管似网络交错的吻合枝，给止血带来一定难度，如找不到出血点，只有大片渗血，可用吸收性明胶海绵敷于创面处，然后用"0"号肠线"8"字缝合血肿腔，术毕于阴道内填塞纱布，24~48小时后取出。术后留置尿管。

如血肿延伸至后穹隆，则不要盲目缝合结扎，一定要在麻醉下充分暴露术野，避免伤输尿管，必要时可剖腹探查止血，也可选用血管介入技术。

3. 阔韧带血肿

如阴道血肿累及阔韧带，一侧阔韧带处形成血肿，如病情稳定，全身情况尚好，可仅处理阴道血肿，阔韧带血肿任其自然吸收，用抗生素预防感染。如全身情况差，有失血过多表现，应剖腹探查，寻找出血点结扎，如找不到出血点而又有明显出血，止血无效时应行同侧髂内动脉及子宫动脉结扎。有时产妇分娩后无明显阴道出血，但出现血压下降伴有心率增快等休克表现时，虽然阴道检查未发现软产道损伤，但在纠正休克的同时应行盆腔检查以早期发现侧附件区是否有包块存在，应警惕是否有阔韧带血肿形成的可能，以便早期发现早期处理。

4. 血肿

时间久，可疑感染者，不宜创面缝合，可用消毒纱条填塞血肿24～48小时取出，每天换1次，直至血肿基本愈合为止，因组织脆弱，适度填塞不宜过紧。

5. 介入治疗

在抢救难治性产后出血患者过程中快速及时有效的处理方法是至关重要的。子宫切除和介入性子宫动脉栓塞术均是产后出血晚期采取的手段。Heaston等1979年报道首例在产后髂内动脉结扎后持续出血的成功应用动脉栓塞止血的病例。此后，UAE对于控制术后、流产后，以及难治性的产后出血病例。凝血功能正常的情况下，手术的成功率为90%。介入治疗的优势在于保留了患者的生育功能，而且止血确切，因为在血管造影过程中我们可以清晰可见出血的血管，而且与单纯的血管结扎比较，栓塞术可以对小的血管网也进行栓塞。血管造影可以发现平均流速1～2 mL/min的血管溢出表现。与子宫切除术比较介入治疗的优势显而易见。既往的研究报道中动脉栓塞作为保留子宫的治疗手段应用于各种类型的产后出血。根据出血的病理生理学基础，不同的疾病选择有所区别。

应用血管性介入治疗产后出血的主要技术为盆腔动脉血管栓塞术，1979年，Heaston首次将该技术应用于产后出血的治疗获得成功，1992年，国内的李选应用该方法成功治疗产后出血。血管性介入治疗技术结束了部分产妇因产后出血常规治疗失败不得不切除子宫的历史，开创了一种治疗产后出血的新技术，为重度产后出血的治疗提供了一个简单、方便、有效、损伤小的方法。随着介入技术的日臻完善，该技术治疗成功率达90%～100%，明显优于盆腔动脉的结扎术。

近年有采用动脉栓塞疗法治疗产道裂伤所致产后出血的报告，产程进展快或胎儿过大，往往可致胎儿尚未娩出时宫颈和（或）阴道已有裂伤。保护会阴不当、助产手术操作不当也可致会阴、阴道裂伤。会阴、阴道严重裂伤可上延达阴道穹隆、阴道旁间隙、甚至深达盆壁。传统治疗方法是寻找出血点、结扎止血、缝合血肿腔隙。而发生腹膜后血肿时则必须经腹、经阴道联合手术，手术困难，且有时创面广泛渗血不能缝合止血或血肿超过24小时不宜创面缝合。相比之下，介入疗法栓塞髂内动脉则简便安全、快速有效。目前，在我国选择介入治疗的患者病情危重，因此产道裂伤所致产后出血的介入治疗术式选择，经皮双髂内动脉栓塞术（internal iliac arterial embolization，IIAE），由于盆腔供血呈明显的双侧性，因此仅栓塞一侧髂内动脉前干将导致治疗失败。

产道裂伤所致产后出血血管性介入治疗的目的是栓塞出血血管，因此栓塞剂的选择是十分重要的。目前临床常用的栓塞剂根据栓塞时间的长短分为：长效栓塞剂（如聚乙烯醇颗粒-PVA、海藻酸钠微球-KMG等）、中效栓塞剂（新鲜吸收性明胶海绵颗粒）和短效栓塞剂（新鲜血凝块等）。根据病情需要在产道裂伤所致产后出血中最常用的栓塞剂为新鲜吸收性明胶海绵颗粒，具体做法是将消毒的新鲜吸收性明胶海绵剪成直径1～3 mm大小的颗粒，溶入造影剂和抗生素中进行栓塞。其他的栓塞剂不是栓塞强度过大会导致子宫的坏死，如PVA或KMG，就是栓塞时间较短达不到治疗的目的，如新鲜血凝块。新鲜吸收性明胶海绵颗粒具有以下优点：①吸收性明胶海绵栓塞剂是无毒、无抗原性的蛋白类物质，其海绵框架可被红细胞填塞，在血管内引起血小板凝集和纤维蛋白沉积，并引起血管痉挛而达到较好的栓塞效果。②新鲜吸收性明胶海绵是可吸收的中效栓塞剂，14～19天吸收，约3个月可以完全吸收，子宫动脉复通后可保全子宫的功能最大限度地避免栓塞后并发症的发生。③新鲜吸收性明胶海绵只能栓塞至末梢动脉，不能栓塞毛细血管前动脉及毛细血管床，保证了毛细血管小动脉平面侧支循环的通畅，使子宫、膀胱、直肠等盆腔脏器可获得少量血供，不致出现盆腔器官坏死。

介入栓塞髂内动脉方法：在一侧腹股沟处消毒、局麻，扪及动脉搏动后，确定穿刺点。在穿刺针触及搏动后快速进针，拔去针芯，见搏动性血液从针尾喷出，插入导引钢丝。当导管插入一侧髂内动脉后，注造影剂，见到造影剂自血管外溢时，即可注入吸收性明胶海绵颗粒进行栓塞止血。造影示栓塞成功后拔去导管、导丝，局部压迫止血15分钟，加压包扎，卧床24小时以防止穿刺部位血肿形成。

介入栓塞髂内动脉无绝对禁忌证。相对禁忌证包括对造影剂慢性过敏，严重DIC，失血性休克，严重的心、肝、肾及凝血功能障碍。

6. 产道血肿的预防

（1）产前预防：产道血肿常常发生于妊娠高血压疾病、巨大儿、胎位不正、双胎等，所经产前应做好围产期保健工作，重视妊娠并发症防治，对于胎位不正的孕妇应在围产期及时纠正；应早期发现合并有妊娠高血压疾病等具有高危因素的孕妇，积极防治及时处理是防治血肿扩展的有效措施。

（2）产时预防：对初产妇、巨大儿、妊娠高血压疾病、急产、胎位不正及胎儿宫内窘迫急需缩短第二产程等产妇，应产时保护好产道，注意预防产道撕裂。如需实行胎吸、产钳等阴道助产，要掌握好时机及时会阴侧切，帮助胎头俯屈，以最小径线在宫缩间歇缓慢娩出，注意保护会阴；胎盘娩出后应及时检查产道，不仅要检查会阴切口，而且要检查阴道右侧壁，以免导致右侧及双侧壁血肿的发生。助产士应提高缝合技术，会阴切口及血肿切开时，缝扎必须超过裂口顶端0.5 cm，不留无效腔，对于产道撕裂缝合要彻底。

（3）产后预防：产后血肿多发生在分娩后数分钟至2小时。因此要加强产后观察，产后24小时，尤其是2小时，应严密观察巡视，注意阴道有无明显流血，重视产妇主诉如会阴、肛门坠痛，便急紧迫感，产妇出现不明原因的烦躁不安、面色苍白、脉搏、血压下降等休克表现，应阴道检查和肛门检查，及时发现血肿。

第九章 异常产褥疾病

第一节 产褥感染

一、概述

产褥感染（puerperal infection）是指产妇分娩时及产褥期、产后6周，由于致病菌侵入生殖道，发生局部和全身的炎症性变化，又称为产褥热。发病率为1.0%~7.2%，每年由产褥感染导致的产妇死亡占产妇死亡总数的8%。绝大部分发生在产后10天之内，少数发生在产褥末期，在社会经济状况较差、有手术产、胎膜早破、宫缩时间过长、出血过多、羊水胎粪污染、产道损伤和盆腔多次检查的妇女中较常见。常见的病原体有：需氧性链球菌、大肠杆菌、葡萄球菌、厌氧性链球菌、厌氧类杆菌、梭状芽孢杆菌、衣原体、支原体及淋病双球菌等。

产褥病率（puerperal morbidity）是指分娩24小时以后的10日内，每日测量4次体温，凡体温有两次达到或超过38℃者。其中包括产褥感染、上呼吸道感染、急性泌尿系统感染及急性乳腺炎等。

产褥感染一旦发生可引起产妇出现高热、头痛、腹痛、厌食、心动过速、白细胞增高、子宫体增大及压痛、恶露大量增加，伴异味等一系列临床表现，并有可能引起急性子宫内膜炎、急性盆腔炎、急性盆腔腹膜炎和弥漫性腹膜炎，以及血栓性静脉炎等并发症，病情严重时甚至还可因脓毒败血症及败血症危及产妇的生命，能引起不育，如附件粘连，偶尔严重产后或手术后感染还需行子宫切除术。

在我国，新中国成立前产褥感染发病率很高，产妇死亡中约半数系由产褥感染引起。新中国成立后推广新法接产，特别是抗生素的广泛使用及无菌观念的加强，使发病率明显下降，但产褥感染和产后出血、妊娠合并心脏病、重度妊娠期高血压疾病仍是孕产妇死亡的四大主要原因。

二、诊断

（一）临床症状和体征

了解妊娠、分娩及产后经过等产科病史，注意有无发生产褥感染的危险因素。产褥感染的主要临床表现为发热、腹痛和异常恶露。发热是多数产褥感染的基本症状，疼痛（下腹部、盆腔、下肢等），阴道分泌物或恶露增多，呈血性或脓性、有臭味，子宫大、软、有压痛等也是产褥感染所特有的。根据感染发生的部位将其分为以下几种类型。

1. 急性外阴、阴道、宫颈炎

分娩时由于会阴部损伤或手术产而招致感染，表面为局部灼热、红肿、疼痛、下坠，有压痛、拒按，炎性分泌物刺激尿道可出现尿痛、尿频、尿急；伤口边缘可有坏死、流液或流脓、切口裂开、组织不新鲜。阴道与宫颈感染表现为黏膜充血、溃疡、化脓，日久可致阴道粘连甚至闭锁。如阴道前壁黏膜受压严重过久伴有感染，可使组织大片坏死脱落，形成膀胱阴道瘘或尿道阴道瘘。病变局限者，一般体温不超过38℃，病情发展可向上或宫旁组织，导致盆腔结缔组织炎。

2. 急性子宫内膜炎、子宫肌炎

为产褥感染最常见的类型，病原体经胎盘剥离面侵入。产后发热迅速而显著，常为低热，有臭味的血性恶露。由于炎症的作用，使子宫缩复不佳，宫体较大而软，下腹不适并有子宫压痛。当发展为子宫肌层炎时，发热可持续至产后1周以上，子宫压痛更为明显。

3. 急性盆腔结缔组织炎、急性输卵管炎

多于产后1周以后发生，患者症状加重，可有高热、寒战、下腹坠胀和疼痛，并伴膀胱和直肠刺激症状。检查子宫有举痛，宫旁增厚或有肿物，触痛明显。淋病双球菌沿生殖道黏膜上行感染，达输卵管与盆腹腔，形成脓肿后，可以高热不退。

4. 急性盆腔腹膜炎及弥漫性腹膜炎

炎症扩散至子宫浆膜层，形成盆腔腹膜炎，继续发展为弥漫性腹膜炎，出现全身中毒症状：高热、寒战、呼吸心跳加快、恶心、呕吐、腹胀，高热时可有意识不清、谵妄等神经症状。检查时下腹部有明显压痛、反跳痛。由于产妇腹壁松弛，腹肌紧张多不明显。因腹膜面炎性渗出、纤维素覆盖引起肠粘连，也可在直肠子宫陷凹形成局限性脓肿。若脓肿波及肠管与膀胱，可出现腹泻、里急后重与排尿困难。急性期治疗不彻底可发展成慢性盆腔炎而导致不孕。

5. 盆腔及下肢血栓性静脉炎

盆腔血栓性静脉炎可累及卵巢静脉、子宫静脉、髂内静脉、髂总静脉及下腔静脉，病变常为单侧性。患者多于产后1~2周，继子宫内膜炎之后出现寒战、高热，反复发作，持续数周，虽已用抗生素但无理想效果，不易与盆腔结缔组织炎鉴别。下肢血栓性静脉炎病变多在股静脉、腘静脉及大隐静脉。出现弛张热、下肢持续性疼痛、局部静脉压痛或触及硬索状，并由于血液回流受阻，引起下肢水肿、皮肤发白，习称"股白肿"。下肢血栓性静脉炎多继发于盆腔静脉炎或周围结缔组织炎。

6. 脓毒血症及败血症

当感染血栓脱落进入血液循环，可引起脓毒血症，出现肺、脑、肾脓肿或肺栓塞而致死。若细菌大量进入血液循环并繁殖形成败血症，表现为寒战、高热，重者谵语、昏迷，危及生命。

7. 剖宫产腹部切口、子宫切口感染

剖宫产术后腹部切口的感染多发生于术后3~5天，局部红肿、触痛、组织侵入有明显硬结，并有混浊液体渗出，伴有脂肪液化者其渗出液可呈黄色浮油状，严重患者组织坏死、切口部分或全层裂开，伴有体温明显升高，超过38℃。

(二) 实验室检查

1. 血常规

血白细胞计数升高，且有核左移。

2. 血清C-反应蛋白测定

对可疑感染病例，可在亚临床期发现感染，有助于感染的早期诊断。

3. 病原体确定

(1) 病原体培养和药敏感试验：伤口局部、阴道拭子、阴道分泌物、宫腔分泌物培养均有意义。如体温>38℃以上并伴有寒战者，应做血培养，阳性则是菌血症的佐证。

(2) 分泌物涂片检查，对淋球菌或厌氧菌感染有一定的参考意义。

(3) 病原体抗原抗体检测：可采用相应免疫试剂盒进行快速检测。

4. B超

可对产褥感染形成的炎性包块、脓肿做出诊断。

5. 彩超

可确定有无静脉血栓及血栓的部位、大小、弥漫性还是局限性，了解静脉血流是否通畅。

三、治疗纵观

应积极处理，切勿耽搁时机，否则病情加剧随时可致患者因中毒性休克、多脏器功能衰竭而死亡。治疗原则是控制感染，辅以整体护理、清理感染灶、手术或中药等综合治疗。清除感染灶是治疗的关键，伤口和切口感染应及时给予清洗，热敷，消炎或切开引流等酌情处理，抗感染治疗非常重要。最好根据细菌培养和药敏试验选择细菌敏感的抗生素。

四、治疗措施

（一）一般治疗

产妇取半卧位，以利恶露排出和炎症局限于盆腔内。进食高蛋白、易消化的食物，多饮水，补充维生素，必要时补液。注意纠正酸中毒及电解质紊乱，贫血者应予补血。发热者以物理退热方法为主，高热者酌情给予 50～100 mg 双氯芬酸栓塞肛门退热。重症患者应少量多次输新鲜血或血浆、清蛋白，以提高机体免疫力。

（二）药物治疗

对发生产褥感染的患者，除应进行一般性的支持治疗外，抗生素的合理应用成为治疗产褥感染的关键。抗生素的合理选用与及时的病原学诊断有很大关系，为寻找病原菌需做病灶分泌物（主要是宫腔）细菌培养及药物敏感性试验。然而治疗往往需在得到细菌培养结果之前即开始，因此必须根据临床症状及临床经验选用抗生素。

鉴于产褥感染多为混合菌感染，因此应联合使用抗生素，一般以青霉素和氨基糖苷类抗生素合用作为首选，亦可选用氨苄西林或青霉素或头孢菌素Ⅱ加庆大霉素或卡那霉素，也可并用甲硝唑。如青霉素过敏可改用红霉素。以后视病情变化，细菌培养及敏感试验选用其他抗生素。青霉素对革兰阳性细菌和除脆弱类杆菌以外的厌氧菌有效；氨基糖苷类抗生素，如庆大霉素对大多数革兰阴性杆菌有效，但氨基糖苷类抗生素对少数孕妇在乳汁中有分泌，对新生儿听神经有影响，故需慎用；头孢菌素：第一代头孢菌素对革兰阳性菌如金黄色葡萄球菌、链球菌作用强，对肠球菌无效；对革兰阴性菌的作用较第二、三代弱；对肾脏有一定损害。第二代头孢菌素对革兰阴性菌作用优于第一代，不及第三代，对革兰阳性菌作用优于第一代，次于第三代；肾毒性较第一代弱。第三代头孢菌素对 β_2 内酰胺酶稳定，抗菌谱广而强，对肾基本无害，其抗菌谱广，长效，半衰期约 7～8 小时，对革兰阴性及阳性菌均有抗菌作用，不易透过血－胎盘屏障，对母婴不良反应小。

肝功能不全者忌用四环素、红霉素、氯霉素。肾功能不全者忌用庆大霉素，四环素及头孢来星，但可使用红霉素及氯霉素。林可霉素虽对厌氧菌感染有效，但有可能引起假膜性肠炎。氯霉素对产褥感染疗效虽好，但偶可引起再生障碍性贫血，故除病情严重者外，使用较少。

使用抗生素的原则是：①剂量要足，时间要够，且以静脉给药为主，持续到临床治愈后 3 天再停药，以彻底控制感染，勿使其迁延为慢性。②严重感染时应使用杀菌剂，常用二联。③注意对乳儿的影响：抗菌药物在乳汁中浓度高，且对乳儿有影响的药物有：磺胺类药、氯霉素、红霉素、四环素、甲氧苄啶（TMP）、异烟肼类，孕妇应用时，应暂停哺乳。④经足量抗生素治疗，体温仍持续不降者，应考虑有无盆腔脓肿，有无盆腔血栓性静脉炎，以及是否耐药等。必要时可结扎卵巢静脉。高热不退者，在应用抗生素的同时，可酌情加用氢化可的松或地塞米松，也可使用物理降温。

（三）手术治疗

子宫内膜炎、子宫肌炎注意清除宫腔残留物。外阴或腹壁切口感染者可采用物理治疗，如红外线或超短波局部照射，有脓肿者应切开引流。会阴伤口感染时也可局部湿热敷，如化脓应提前拆线，并扩创引流，也可用 1∶5 000 高锰酸钾坐浴。盆腔脓肿突入阴道后穹隆者，可行后穹隆切开引流。盆腔脓肿出现于腹股沟韧带上方者，可经腹壁切开引流，附件脓肿须剖腹探查切除脓肿。当感染灶来自子宫而出现严重败血症或中毒性休克不能控制时，应考虑子宫切除，以清除感染灶。

（四）宫缩剂

可适当用子宫收缩剂，如益母草，催产素及麦角新碱等，以促进子宫收缩，并有利于感染性分泌物的排出。

（五）盆腔血栓性静脉炎

对深部的血栓性静脉炎，除用抗生素外，尚应采用抗凝物，以控制血栓进一步发展和防止新血栓形成：①肝素 1 mg/（kg·d）加入 5% 葡萄糖液 500 mL 中，静脉滴注，每 6 小时 1 次，连用 4～7 日。②尿激酶 40 万 U 加入 0.9% 氯化钠液或 5% 葡萄糖液 500 mL 中，静脉滴注 10 日，用药期间检测凝血功能。③同时可口服双香豆素、阿司匹林或双嘧达莫。若化脓性血栓不断扩散，可考虑结扎卵巢静脉、髂内静脉等，或切开病变静脉直接取栓。下肢血栓静脉炎应抬高患肢，局部热敷，待疼痛消失，体温正常后方可下床活动。

（六）中毒性休克

应大力抢救，除吸氧，给大剂量抗生素外，尚需补充血容量，使用低分子、右旋糖酐，羧甲淀粉及糖盐水等。同时纠正酸中毒及电解质平衡紊乱，应用血管舒张药及肾上腺皮质激素等。发生弥散性血管内凝血时应及早应用肝素及其他有关治疗。

（七）中药治疗

中药治疗则为清热解毒、凉血化瘀，可用五味消毒饮和失笑散加丹皮、赤芍、鱼腥草、益母草。

（八）预防

1. 加强孕期卫生宣教

临产前一个月避免性生活和盆浴，加强营养，纠正贫血，及时治疗外阴阴道炎、宫颈炎，避免胎膜早破。

2. 产程中

避免滞产、严格无菌操作、正确掌握手术指征，及时防治产道损伤及产后出血，必要时应用抗生素预防感染。

3. 产后

剖宫产者术后预防性给予抗生素，鼓励产妇早下床活动，不能离床活动者应在床上多活动下肢。

第二节　晚期产后出血

分娩24小时后，在产褥期内发生的子宫大量出血，称为晚期产后出血（late puerperal hemorrhage）。其发生率为0.3%～0.7%，以产后1～2周发病者居多，也有产后6～8周发病者，更有时间长达产后6个月者。子宫出血呈持续性或间歇性，也可表现为急骤大量出血，同时有凝血块排出，产妇常伴寒战、低热，失血过多导致重度贫血甚至发生失血性休克。晚期产后出血是产科重要的并发症之一，若处理不及时可危及产妇生命。

一、病因

1. 子宫复旧不全

（1）胎盘、胎膜残留：为最常见的原因，残留组织发生变性、机化，可形成胎盘息肉。坏死脱落、暴露基底部血管引起出血。

（2）蜕膜残留：蜕膜多在产后一周内脱落并随恶露排出，若大面积蜕膜长时间残留影响子宫复旧，继发子宫内膜炎，引起晚期产后出血。多见于双子宫、双角子宫等先天畸形的产妇。

（3）胎盘附着部位发生感染：影响修复，血栓脱落，血窦重新开放而出血，主要原因是胎盘过大、多胎妊娠、羊水过多、子宫内膜炎等。

2. 剖宫产后出血

随着剖宫产率的上升，尤其是近年来子宫下段横切口剖宫产的广泛开展，子宫切口感染、裂开也成为晚期产后出血的重要原因之一。

（1）解剖因素：子宫横切口靠近子宫血管分支（子宫动脉分支），术中常因下段横切口撕裂而行多次缝扎，造成切口愈合不良。同时因子宫右旋，故易损伤子宫右侧血管分支。子宫峡部的弓形动脉较体部短而小，分支少。下段横切口时，容易切断下行的子宫动脉分支，而此处血供相对较体部差，致使切口供血不足。

（2）切口位置不当：子宫颈部主要由结缔组织构成，肌纤维少，血管少，若产程较长，子宫下段明显扩张，变长、变薄，而切口过低，则会因此处愈合能力差，易缺血坏死。

（3）感染因素：术前多次阴道检查、肛查，或第二产程剖宫产易诱发切口感染，子宫下段横切口距阴道很近，产程延长、术中出血过多易导致切口感染。

（4）缝合技术：子宫切口撕裂、出血时切忌反复盲目缝扎止血，局部供血不足，而缝合过松易形成血肿亦使切口愈合不良。

3. 其他

产妇患重度贫血（Hb < 60 g/L）重度营养不良、子宫黏膜下肌瘤，产后滋养细胞疾病例如绒毛膜癌、超常胎盘部位反应，性病及TORCH感染因素。

二、诊断

（一）病史

常有第三产程或产后2小时内阴道流血量较多或曾怀疑有胎盘残留及剖宫产史，产后恶露不净，有臭味。

（二）临床表现

反复阴道出血或大出血，阴道流血时间、流血形式和流血量因病因而异。胎盘、蜕膜残留大量出血通常在产后10天左右为多次反复阴道少量流血，也可突然阴道大量流血；子宫复旧不良多发生在产后2周左右，多为突然大量流血且持续不断；剖宫产子宫切口裂开所致阴道出血多发生于术后2~3周突然、大量出血，可在短时间内处于失血性休克。有感染时可出现下腹痛、体温升高，若出血时间长可出现贫血。

（三）妇科检查

发现子宫复旧不良，子宫大且软，宫口松弛，宫腔内有或无残留组织。若伴有感染，子宫有压痛。对有子宫下端剖宫产时，可用阴道内的手指轻触切口部位有无裂口协助确诊。

（四）辅助检查

1. 血常规检查

贫血，血白细胞总数及分类有助于感染的诊断。

2. B超检查

可以发现胎盘胎膜残留，在剖宫产患者可能有子宫切口愈合不良的情况。

3. 宫腔分泌物

涂片、培养及药敏，有助于确定病原微生物的种类及选用有效的抗生素。

4. 尿妊娠试验

有助于诊断胎盘残留及除外绒毛膜癌。

5. 病理检查

宫腔刮出物镜下见到变性绒毛或混有新鲜绒毛。遇有晚期产后出血患者，排除常见出血原因后应想到超常胎盘部位反应，绒毛膜癌等少见疾病的可能，刮宫标本及时送检以明确诊断。

二、治疗纵观

晚期产后出血治疗原则：抗感染、促进宫缩、刮宫、清创、瘢痕修补、髂内动脉结扎乃至子宫切除。

胎盘、蜕膜残留所致晚期产后出血的治疗，目前有两种基本观点：一是刮宫多能奏效，操作应轻柔，备血并做好开腹手术的准备，认为刮宫可达到止血和进行病理检查的双重目的，还能排除子宫绒毛膜癌；另一观点认为，刮宫通常刮不出明显的胎盘组织，且可使出血更加重。刮宫，与其是在减少出血，却更像损伤胎盘附着处而引起出血。目前育龄妇女引流产手术增多，子宫内膜受损程度重，胎盘残留的发生率随之增加，因此产后应仔细检查胎盘、胎膜，如有残缺，应及时取出；在不能排除胎盘残留时，应探查宫腔。杜绝胎盘残留致晚期产后出血和不良状态下的清宫，关键是把握清宫的时机，对产后出血和疑有胎盘残留者在分娩后立即行清宫术；对阴道分娩疑有胎盘残留大量出血者，在排除产道损伤后，在抗感染、抗休克的同时行清宫术；对于出血不多者可先抗感染，止血及宫缩剂应用3~5天后行清宫术，组织送病理检查；对胎盘胎膜粘连较紧疑有胎盘植入者，可先予5-FU治疗5天，使胎盘滋养叶细胞变性坏死脱落，然后再行清宫术，近年来国内外有用甲氨蝶呤（MTX）为抗代谢药二氢叶酸还原酶抑制剂，其化学结构与叶酸相似，可使DNA合成受阻，抑制肿瘤细胞增殖，也可抑制胚胎组织和胎盘绒毛的生长，使其死亡，故近几年用于异位妊娠的保守治疗。将其用于部分植入性胎盘残留，疗效满意；子宫复旧不良用宫缩剂及米索前列醇治疗，有感染者加强抗感染，并予中药生化汤服用。出院前可对患者B超检查，并给以复方生化合剂、勤哺乳等措施，可有效预防晚期产后出血。

剖宫产术后晚期产后出血，如考虑子宫复旧不全或合并感染，首次应用一种或多种缩宫素及抗生素等保守治疗。出血多者同时输液以维持血容量，并注意凝血功能障碍；如剖宫产组织残留行操作一定要慎之又慎，因剖宫产组织残留机会极罕见，且刮宫还可能造成原切口再损伤而致出血量增多或致子宫穿孔加重出血；如术中夹取组织困难，又有活动性出血，可能有胎膜粘连，此时要开腹在直视下从原切口进入清理宫腔；宫腔积血可行清宫术，应首先排除切口感染、裂开后方可施术，需在B超监测下，操作应轻柔不仅能清除宫腔内的残留胎盘，还能刺激子宫平滑肌引起收缩，减少出血量。术中注意勿伤子宫前壁切口，术后注意抗感染治疗。如患者少量反复出血，B超检查排除宫腔内残留或子宫切口裂开，可在手术准备条件下行药物保守治疗，术后22天以后仍淋漓出血者，同时给予己烯雌酚治疗。对于大量出血者，尤其是反复大量出血，过去常需切除子宫。髂内动脉结扎术是一种安全可靠的妇产科大出血急救方法。在无法控制的严重盆腔出血时能迅速有效止血。但有研究发现结扎髂内动脉后，远端末梢动脉压最多下降84%，平均动脉压下降24%，血液减少48%，不能有效地控制出血。由于髂内动脉远端宫腔结扎后并没有闭锁，血流可以通过其余交通支进入子宫动脉，故有再次发生出血的可能。近年来介入性放射医学快速发展，1979年，Brown首先报道髂内动脉栓塞治疗产后出血，选择性动脉造影栓塞术已取代髂内动脉结扎术。此方法有选择的栓塞出血动脉，完全闭锁整个动脉腔，从而有效地控制出血，在不开腹的情况下迅速而准确地做出诊断和实施治疗，为患者保留子宫又避免了二次开腹手术之痛。

四、治疗

（一）保守治疗

少量或中等量阴道出血，一般情况好者，可应用足量抗生素、缩宫素及支持疗法。

（二）诊断性刮宫术

疑有胎盘、胎膜、蜕膜残留或胎盘附着部位复旧不全者，在补液、备血情况下刮宫多能起效，术后继续给予抗生素、缩宫素。刮出物应送病理检查。

（三）剖宫产术后切口愈合不良的处理

1. 保守治疗

应用抗生素，纠正贫血，改善全身状况，部分裂开的伤口有可能再次愈合。

2. 手术

对疑有宫腔内容物者行清宫术。必须在B超监视下进行，操作手法轻巧，避免搔刮子宫切口，以防子宫穿孔。如裂开的切口周围组织血运好，可行扩创清除坏死组织，形成新鲜创面，用肠线重新缝合以及子宫动脉或髂内动脉结扎止血而保留子宫。有条件的医院行髂内动脉栓塞治疗。如无上述条件则抗感染，输血，纠正休克的同时果断行子宫切除术。

（四）若确诊为绒毛膜癌

则进行化疗。

（五）超常胎盘部位反应

反复刮宫、加强宫缩、抗感染等保守治疗无效者可考虑切除子宫以去除出血灶、根治疾病。此外，应随访血β-HCG、临床表现及影像学检查。

（六）若发生失血性休克

应立即抢救和积极纠正休克。

第三节 产后尿潴留

一、概述

产后尿潴留（postpartum urinary retention）即产后不能自行排尿，导致尿潴留称为产后尿潴留。2003年，Gla VindK 及 Bjork J 在一项临床研究中调查显示：需要通过器械助产分娩，括约肌断裂以及会阴严重撕裂伤在尿潴留观察组的发生率要明显增加。在一项国外临床研究中调查显示：通过器械助产分娩，括约肌断裂以及会阴严重撕裂伤在尿潴留观察组的发生率要明显高于对照组。并指出产后尿潴留的发生率大概为 0.7%。多数产妇于分娩后 4～6 小时内可以自行排尿，但有些产妇产后长时间（＞8 h）膀胱充盈，而不能自行排尿，若产后 6～8 小时排尿困难，尿液点滴而下或完全闭塞不通，伴有小腹胀急疼痛，或产后多日小便不能排尽，膀胱内残留尿超过 100 mL，这种现象称之为产后尿潴留。多见于初产妇，特别是手术产及行会阴切开者占多数。产后尿潴留是产科的常见并发症，大多发生在第二产程滞产时。由于胎先露，胎头对膀胱及骨盆底长时间的压迫，产程过长，造成暂时性神经支配障碍，特别是引起了膀胱三角区组织水肿，以及会阴部侧切口的疼痛反射性的盆底肌肉痉挛，或因产后腹肌松弛排尿无力，或精神因素、惧怕疼痛、不习惯卧床排尿等所引起。孕期体内潴留多量水分，需在产褥早期主要经肾脏排出，故产后最初 5 日尿量明显增多。但在分娩过程中，膀胱受压、黏膜水肿充血、肌张力降低使正常排尿反射异常、再加上会阴伤口疼痛、不习惯于卧位排尿等原因，容易发生尿潴留。

如尿液完全潴留膀胱，称为完全性尿潴留；如排尿后仍有残余尿液，称为不完全性尿潴留。急性发作者称为急性尿潴留；缓慢发生者为慢性尿潴留。

二、诊断

（一）病史

应询问是否有难产、手术产（如会阴侧切、胎头吸引术）史。

（二）临床表现

一般产后经过 4～6 小时，或剖宫产保留尿管，除去后 4～6 小时难以自行排尿，小便不通或点滴而下，或见有血尿，可伴有小腹胀急疼痛，或尿意频频。小腹部可扪及高度充盈的膀胱，行导尿术可有小便排出，尿常规一般无异常。急性尿潴留者，下腹部膨隆，触扪膀胱区产妇有尿意、压痛，叩诊呈浊音；慢性尿潴留者，部分患者膀胱极度扩张，充满盆腔甚至达脐上，腹部压痛不明显。

（三）辅助检查

1. 实验室检查

急性尿潴留者，尿常规正常；慢性尿潴留者，常尿液浓缩，尿比重增加，尿液中可有红、白细胞和少量的蛋白质。应与产后尿道感染相鉴别（表 9-1）。

表 9-1 产后尿潴留与产后尿道感染的鉴别

病名	病史	症状	实验室检查
产后尿潴留	有滞产及手术产史	小便困难，点滴而下或无尿，伴有小腹胀急，下腹部膨隆，叩诊呈实音	急性尿潴留，尿常规正常；慢性尿潴留，尿液浓缩，尿比重增加
产后尿道感染	无滞产、无手术产史，有尿道感染史	尿频、尿急、尿液淋漓，伴有排尿痛、发热或腰痛，尿总量正常或超正常	尿常规有较多的红、白细胞

2. B 超检查

小便后，膀胱内残余尿高于 100 mL 即可诊断为尿潴留。应与产后小便生产障碍相鉴别（表 9-2）。

表9-2 产后尿潴留与产后小便生产障碍的鉴别

病名	病史	症状	实验室检查
产后尿潴留	滞产、手术产史	无尿或点滴而下，伴有下腹急痛，下腹部膨隆，有压痛	B超有尿液高于100 mL
产后小便生产障碍	无滞产、手术产史	无尿，但腹软，无胀急疼痛感	B超无尿液，或有心肾衰竭指征

三、治疗纵观

尿潴留是孕妇在产后阶段常见且让产妇十分痛苦的并发症，在孕期的妇女，因其膀胱发生生理的改变，而更加易于使其在分娩后几小时至数天内发生尿潴留的症状。Saultz JW等对产后尿潴留的发生率和发病特征进行研究调查和分析得出：产后尿潴留的发生率为1.7%~17.9%，与产后尿潴留发生的相关因素包括：①初次经阴道分娩（first vaginal delivery）。②硬膜外镇痛（epidural anesthesia）。③剖宫术（cesarean section）。最初的治疗多采用支持疗法来促进增强自主排尿的可能性，如心理疏导，早期下床活动，给其相对私人安静的环境，温水冲洗外阴等，如果都没有明显作用，则可给予其留置导尿管，当膀胱充盈超过700 mL时，由于此时很有可能反复留置导尿管或延长放置时间，因此可以预防性地使用抗生素来防止感染。

尿潴留原因分两类：①尿道梗阻：尿潴留可由于尿道炎症水肿或结石、尿道狭窄、尿道外伤、前列腺肥大或肿瘤、急性前列腺炎或脓肿、膀胱肿瘤等阻塞尿道而引起。②神经因素：各种原因所致的中枢神经疾患以及糖尿病等所致自主神经损害都可引起尿潴留。尿潴留可继发其他疾病，主要在于如下：①继发尿路感染：因尿潴留有利于细菌繁殖，容易并发尿路感染，感染后难以治愈，且易复发，加速肾功能恶化，例如，男性前列腺肥大和女性尿道狭窄患者，常出现部分尿潴留，但其无自觉排尿障碍，对这类患者需及早诊治，清除残留尿，有效控制尿路感染，保护肾功能。②继发反流性肾病：因尿潴留使膀胱内压升高，尿液沿输尿管反流，造成肾盂积液，继之肾实质受压、缺血，甚至坏死，最后导致慢性肾衰竭。

产后尿潴留是产科的常见并发症，大多发生在第二产程滞产时，多因第二产程延长，胎先露，长时间持续压迫膀胱，使膀胱底部充血水肿，膀胱肌麻痹，尿道水肿，尿道口闭塞。产后盆腔内压力突然下降，引起盆腔内淤血；产后腹壁松弛，盆腔空间增大，膀胱的容量也增大，膀胱内压增高不敏感，当尿液过多时，膀胱的张力更下降，感觉性也更低，尿潴留时没有尿意，加上产程过长引起体力的大量消耗，而导致排尿困难；产前或产程中应用大剂量的解痉镇静药，如妊娠期高血压疾病应用硫酸镁，莨菪类等药物降低膀胱的张力而致尿潴留；或因会阴切口疼痛，或精神紧张不敢努力自行排尿，反射引起盆底肌肉痉挛。产前膀胱过度充盈，未注意护理，使膀胱紧张度及感受性降低，甚至神经麻痹，或由产科麻醉所引起。妊娠期为适应妊娠的需要，肾集合系统、输尿管均有生理性扩张。生产后体内潴留的大量水分均在产后数天经肾脏排出，故尿量明显增加。急性尿潴留，因膀胱极度扩张，如处理不及时，脊髓及排尿中枢失调，膀胱肌失去正常收缩功能。慢性尿潴留时，除排尿中枢失调外，因膀胱肌肉为克服尿道阻力，持续收缩，久之膀胱壁肌纤维增生变厚，残余尿增多，可引起膀胱输尿管反流和肾盂积水，导致肾功能损害。

由于产时及产后会应用大剂量的解痉镇痛药，那么由此而引起的是否由于这些镇痛药物的使用而增加了产后尿潴留的发生率的争论也引起了众多学者的关注。2002年Liang CC，Tsay PT等人进行的一项调查研究：搜集了110名为减轻分娩时疼痛而使用硬膜外镇痛泵的经阴道分娩的初产妇作为一组；100名相同情况下未使用硬膜外镇痛泵的初产妇作为对照组，发现：使用了镇痛泵的一组，特别是膀胱充盈超过500 mL的，与对照组比较都有明显的产程延长，高百分比的机械助产，以及广泛的阴道或会阴部的撕裂伤。只有极少的产妇在产后6个月依然有排尿问题。2006年，Evron S等比较产妇分娩时使用罗哌卡因和芬太尼混合罗哌卡因患者自控硬膜外镇痛（PCEA）对产后尿潴留的影响，采用随机双盲法，将198例要求用硬膜外自控镇痛泵的产妇分为罗哌卡因组（R组n=100）和芬太尼混合罗哌卡因组（RF组，n=98），分别用0.2%罗哌卡因和0.2%罗哌卡因加上2μg/mL芬太尼，临床上每小时估算一下膀胱的充盈程度，用B超来监测残尿量，结果显示：加了芬太尼的一组并没有增加产后尿潴留的风险并可提供良好的镇痛效果。Beilin 指出硬膜外腔分娩镇痛存在三方面争议问题：①剖宫产率是否会增加，少数人认为可能增加，但多数人认为与其他分娩镇痛方法并无差别。②母乳喂养困难问题，多数人认为分娩镇痛好，产妇心情也好，母亲与新生儿接触提前，这样有助于顺利哺乳成功。③是否会引起并发症，有人报告产妇体温上升 0.07℃/h，多数人认为体温的变化微小，无显著性差异。

由于尿潴留不仅可以导致尿路感染、膀胱麻痹、体内代谢废物积聚，也影响产后子宫的恢复，致阴道出血量增多，易导致产后泌尿道感染，它增加了产妇的痛苦，故应及时处理。Zaki MM 等曾报道，在产后尿潴留的诊断标准上并没有统一意见，但在分娩期和产后对膀胱的护理很重要，要密切观察并及时给予处理。其治疗原则为：为防止尿潴留发生，应鼓励产妇尽早自解小便。产后 3～4 小时即应让产妇排尿。若排尿困难，应解除怕排尿引起疼痛的顾虑，鼓励产妇坐起排尿，用热水熏洗外阴，用温开水冲洗尿道口周围，或按摩膀胱，诱导排尿。下腹置热水袋，针灸以及肌内注射新斯的明均可起到促使排尿的作用。若使用上述方法均无效时应予导尿，必要时留置导尿管 1～2 日，因导尿法可能造成尿路感染，因此一般不要轻易导尿，如膀胱充盈超过 700 mL 时可用此法，并留置导尿管，24 小时后多能自行排尿。注意产褥期会阴伤口处理，避免伤口水肿、感染而刺激尿道。饮食宜清淡且富于营养，忌食生冷寒凉及辛辣香燥之品，产后短时间内多饮汤水，从而引起尿意。

四、治疗

（一）心理疏导

解除产妇的紧张心理，让产妇树立信心，用温水冲洗外阴，按摩腹部膀胱膨隆部，以推压手法环形按摩 5 分钟左右，此方法简便易行，无不适感，同时还可促进子宫收缩，减少产后出血。可让产妇听到流水声刺激其尿意而促进排尿；让产妇精神放松，采取自己习惯的排尿体位；产后要尽早鼓励产妇多饮水，及时下床解小便。

（二）热敷疗法

用消毒的湿热巾敷于肿胀的尿道口及下腹部，促使尽快消肿，按摩膀胱，诱导排尿。或将热水倒入便盆内，令产妇坐其上，利用湿热蒸汽的熏蒸可使尿道口痉挛缓解而排尿，也可给予肛门注入开塞露后刺激排大便，借腹肌力量促进膀胱排尿。

（三）红外灯或周林频谱仪照射排尿法

用红外线或周林频谱仪在产生尿潴留的膀胱区照射 15～20 分钟，效果良好，电磁波本身具有解除平滑肌痉挛的作用，并能促进神经传导的功能恢复，红外线的主要生物学效应是热，热能进入人体组织后亦具有松弛平滑肌的作用，两者均可解除膀胱括约肌的痉挛，促进尿液排出，其优点是操作简便，患者无任何痛苦。

（四）低压灌肠法

肛门括约肌与膀胱括约肌有协同作用，当排出灌肠液同时，尿液也随之排出。

（五）开塞露纳肛法

柯国琼等利用排便促使排尿的神经反射原理，采用开塞露纳肛，促使逼尿肌收缩，内括约肌松弛而导致排尿。

（六）药物治疗

1. 卡巴胆碱

0.25 mg 肌注，促使膀胱平滑肌收缩而排尿。必要时给予抗生素以防尿路感染。

2. 新斯的明（neostigmine）

有抗胆碱酯酶的作用而起到刺激胆碱能神经的兴奋作用，对膀胱过度充盈而麻痹者有效。口服片剂 1 次 15 mg，针剂为 0.5 mg/mL 或 1 mg/2 mL，肌内注射，或双侧足三里穴位封闭，促使排尿，或加兰他敏 2.5 mg 肌内注射促进排尿。

3. 安贝氯铵（ambenonium）

又称美斯的明，作用也是抗胆碱酯酶，类似新斯的明，为片剂，每次服 5～25 mg，每日 3 次。

（七）导尿法

在诱导排尿无效时，临床上常采用无菌导尿术留置导尿管导尿，应在严格无菌操作下放置导尿管，排空膀胱并保留尿管开放24小时，使膀胱充分休息，然后每2~4小时开放尿管1次，以锻炼膀胱肌肉的收缩功能，1~2天后撤除尿管多能自行恢复排尿功能。然而有报道在对120例尿路医院感染的发生及其相关因素进行调查时，发现导尿所致的尿路感染是最直接、最严重的相关因素。近几年来，Foley管由于其易固定、便于清洁而在临床上广泛应用，但由此引发的问题如拔尿管困难致尿道损伤往往在解除尿潴留的同时，又额外地增加了患者的痛苦和经济负担，如果反复插导尿管，应给予抗生素治疗，防止感染。

第四节 子宫复旧不良

一、概述

产褥期间变化最大的是子宫体。正常情况下，分娩后，由于子宫体肌纤维收缩及缩复作用，肌层内的血管管腔狭窄甚至栓塞，使局部血液供应明显减少，子宫肌细胞缺血发生自溶而逐渐缩小，胞浆减少，因而子宫体积明显缩小，子宫腔内胎盘剥离面随着子宫的逐渐缩小，加之子宫内膜的再生使得剥离面的修复，子宫通常在产后5~6周时恢复到接近非孕时状态，这个过程称为子宫复旧（involution of uterus）。当上述复旧功能受到阻碍时，即发生子宫复旧不全（subinvolution of uterus）。导致子宫复旧不全的主要原因有胎盘、胎膜残留、蜕膜脱落不完全；子宫内膜炎、子宫肌炎或盆腔感染；子宫肌瘤；子宫过度后屈或侧屈致使恶露排出不畅，而滞留宫腔；胎盘面积过大影响子宫复旧；多产妇因多次分娩使子宫纤维组织相对增多，影响子宫收缩；膀胱过度充盈。

二、诊断

1. 临床表现

血性恶露持续时间长，从正常的仅为3天，延长至7~10天，甚至更长。若病因为胎盘残留，则血性恶露持续时间长，而且血量也明显增多，此时恶露常混浊或伴有臭味，有时能见到坏死的残留胎盘组织和（或）胎膜组织随恶露一起排出。在血性恶露停止后，若有脓性分泌物流出，提示伴有子宫内膜炎症。患者在这段时间常有腰痛及下腹坠胀感，但也有少数患者血性恶露极少，而主要是下腹部出现剧烈的腹痛。

2. 妇科检查

双合诊检查，发现宫颈较软，宫颈外口至少能通过一指，子宫较同时期正常产褥子宫稍大稍软，多数子宫呈后倾后屈，并有轻压痛。若因子宫内膜炎，子宫肌炎或盆腔感染所致的子宫复旧不良时，子宫压痛更明显，甚至附件区也有不同程度的压痛。

3. 影像学检查

子宫较大，子宫腔内有残留胎盘或胎膜影像，则可通过B型超声检查确诊为胎盘残留或胎膜残留所致的子宫复旧不全；当怀疑有胎盘植入时，使用MRI更有利于诊断；若见到子宫肌壁间肌瘤或子宫腺肌瘤影像，即可确诊子宫复旧不全的病因。

4. 诊断性刮宫

确诊方法，如有炎症，首先应用广谱抗生素1~2天后刮宫，刮出物送病理检查。

三、治疗纵观

为预防子宫复旧不全的发生，应注意预防措施。包括在妊娠期间，重视能够增强孕妇体质的一切措施。临产后，正确处理胎盘及胎膜的娩出，认真检查娩出的胎盘胎膜是否完整，并注意检查胎盘胎儿面边缘有无断裂血管，以便能够及时发现副胎盘。若怀疑有副胎盘，部分胎盘残留或大部分胎膜残留，应在严密的无菌操作下伸手入子宫腔内取出全部残留组织。若检查胎膜后确定仅有少许胎膜残留，产后可及时应用子宫收缩剂和抗生素，等待其自然排出及预防感染。为了避免产后尿潴留，嘱产妇于胎盘娩出后 4 小时内及时排尿。若产后 6 小时仍不能自行排尿诊断为尿潴留时，应及时处理，必要时导尿。嘱产妇避免长时间仰卧位，并鼓励产妇早期下床活动。若确诊为子宫后倾后屈位，每天应行胸膝卧位 2 次，每次 15 ~ 20 分钟予以纠正。

随着超声技术在妇产科的广泛应用，更加有利于子宫复旧不全确诊病因，如发现确有子宫复旧不良，可以使用宫缩剂促其恢复；当发现有胎盘胎膜残留可以抗感染后行刮宫术；如发现有子宫肌瘤，可以促宫缩处理，如无效则可考虑手术切除子宫。广谱抗生素及长效促子宫收缩制剂的应用，为子宫复旧不良的治疗提供了有效的保证。

四、治疗措施

（1）促进子宫收缩发现子宫复旧不全时，应给予子宫收缩剂治疗。最常用的药物有：麦角新碱（ergometrine）0.2 ~ 0.4 mg，每天 2 次肌注；缩宫素（oxytocin）10 ~ 20 U，每天 2 次肌注；麦角流浸膏 2 mL，每天 3 次口服；益母草颗粒剂 29，每天 3 次冲服；生化汤 25 mL，每天 2 ~ 3 次口服；产妇康冲剂 20 g，每天 3 次冲服。以上各药至少应连续用 2 ~ 3 天。长效缩宫素制剂：卡贝缩宫素（巧特欣）是一种合成的具有激动剂性质的长效催产素九肽类似物。其临床和药理特性与天然产生的催产素类似。卡贝缩宫素与子宫平滑肌的催产素受体结合，引起子宫的节律性收缩，在原有的收缩基础上，增加其频率和增加子宫张力，促进子宫的复旧，用法：100 μg 加入莫菲管滴注。前列腺素制剂：卡前列素氨丁三醇（欣母沛）是含有天然前列腺素 $F_{2\alpha}$ 的（15S）-15 甲基衍生物的氨丁三醇盐溶液，适用于肌内注射及子宫肌注射，可以取得良好的促子宫收缩效果。

（2）确诊为胎盘胎膜残留所致的子宫复旧不全时，应首先使用抗感染治疗后再行刮宫术，以免发生感染扩散。应全面彻底地刮除残留组织及子宫蜕膜，以达到止血和进行病理检查的双重目的，还应注意排除子宫绒毛膜癌。术后给予子宫收缩剂促进子宫收缩，并继续应用广谱抗生素 1 ~ 2 天。针对植入性胎盘、胎盘粘连患者，在刮宫前服用米非司酮 75 mg/d，连用 7 天，再行刮宫，具有安全、简便、止血效果好、不易形成胎盘残留等优点。

（3）若确诊子宫复旧不良的病因为子宫肌瘤，治疗方法主要是应用子宫收缩剂，促进宫缩减少出血。如治疗无明显效果，阴道流血仍多，则应考虑行子宫切除。

第十章 助产技术

第一节 人工破膜

正常情况下,胎膜破裂一般是在宫口近开全或开全时。根据国内外文献报道和临床观察,羊膜张力大时行人工破膜(artificial rupture of membranes),有利于胎头下降,直接降至子宫下段压迫宫颈,引起子宫反射性收缩,从而加速产程进展。助产士应该知道,自然分娩是正常生理现象,无指征的破膜往往弊大于利。

一、适应证

(1)过期妊娠者,于宫口开大 2 cm 时行破膜术,宫缩加强宫颈扩张。
(2)疑胎儿窘迫时,为了解胎儿宫内情况,可人工破膜,根据羊水量、颜色及性状,有无胎粪,及时判断和处理。
(3)产程进展延缓或阻滞,但无明显头盆不称等异常胎位时(臀位与横位)可行人工破膜。
(4)宫口已开全仍未破膜者可人工破膜。

二、术前准备

(1)询问了解病史,体格检查,无阴道分娩禁忌证。
(2)排除生殖道炎症。
(3)B 超检查排除前置胎盘。

三、操作要点

(1)产妇排空膀胱后,取膀胱截石位。外阴常规消毒,铺巾,产妇不能自解小便,膀胱充盈者导尿,术者洗手消毒穿消毒衣,戴消毒手套。
(2)在窥阴器下查看阴道黏膜、宫颈(有无水肿、糜烂、新生物)情况,消毒阴道。
(3)用右手示指、中指伸入阴道,了解软产道及骨产道有无异常,然后将两指伸入子宫颈内,了解有无脐带,同时稍扩张子宫颈,左手执鼠齿钳或长弯钳,在右手指指导下,触到前羊膜囊,钳破胎膜。如羊水量不多可上推胎头或用手指扩张破口,以利羊水流出。
(4)前羊膜囊充盈者,在两次宫缩之间,用手指引导注射针头(9#、12#)刺破前羊膜囊,让羊水缓慢流出,以防脐带脱垂。
(5)无明显羊膜囊时,为避免伤及胎儿头皮,可在窥阴器直视下,用长钳行人工破膜。

四、注意事项

(1)破膜后见羊水流出,呈清白色液体。
(2)羊水呈黄色或黄绿色或稠厚糊状深绿色均示有胎粪污染,疑胎儿窘迫,羊水过少者须及时处理。
(3)破膜后应立即听胎心,观察胎心变化。
(4)人工破膜引产时应避免在胎头尚未入盆时操作。
(5)臀位者禁止人工破膜。

（6）破膜后应及时观察胎心变化。

（7）发生脐带脱垂，应立刻抬高臀部，在严格消毒条件下，徒手上推胎头，用手保护脐带，避免脐带受压，立即行剖宫产术挽救胎儿生命。回纳脐带往往脐带仍滑出，延误抢救时间。

（8）为防止羊水栓塞，破膜操作应在两次宫缩间隙时进行。

（9）破膜12 h没有分娩者，应做外阴无菌护理，减少阴道检查次数，常规应用抗生素，缩短产程，尽可能在24 h内结束分娩。

（10）人工破膜属于无菌操作技术，助产士应严格执行无菌操作规程。

五、并发症

（1）脐带脱垂：破膜可能增加脐带脱垂的发生。

（2）胎儿窘迫：破膜后宫缩加强，胎头直接受压，胎儿负荷有所增加，迷走神经兴奋，出现一过性胎心减慢。

（3）羊水栓塞：破膜后，出现较强宫缩，羊水及其内容物可进入血液循环，有可能发生羊水栓塞。

（4）破膜后的宫内感染：有学者报道，破膜24 h以后分娩者中，菌血症的发生率为17%，由于抗生素的运用，临床症状可以不明显。

第二节　正常分娩助产

妊娠37周后，经产前检查各项指标正常，符合自然分娩条件，有规律宫缩、宫颈管消失，可根据具体情况（如住家离医院较近、交通便利）迅速到达医院，或选择宫口开大3 cm进入产房待产分娩。

一、接诊注意事项

助产士接待产妇首要注意排除紧急情况、异常情况后，才接收产妇入院待产。查看孕妇保健手册、询问孕期情况时应注意三个方面。

1. 一般情况

姓名、年龄、孕产次、职业、住址等基本情况，复核预产期，询问现病史、月经史、孕产史、既往史、家族史、伴侣健康状况、有无烟酒嗜好等。

2. 全身检查

注意步态，测量身高、体重、体温、脉搏、呼吸、血压，查看心肺及各器官体格检查结果是否正常。

3. 产科检查

（1）视诊：注意腹部外形、大小、妊娠纹、有无手术瘢痕、水肿、悬垂腹等；四步触诊确认胎位、是否入盆，注意腹壁肌紧张度、有无腹直肌分离、羊水多少、子宫肌敏感度等。听诊：听胎心，头位左右下腹听诊、臀围左右上腹听诊、横位脐部周围听诊。

（2）骨盆测量：外测量——髂前上棘间径、髂嵴间径、骶耻外径、坐骨结节间径、耻骨弓角度、后矢状径，必要时可行骨盆内测量（如对角径等）。

（3）妊娠初期阴道检查，了解阴道有无炎症、瘢痕、肿瘤、畸形等。

二、正常产助产

通过阴道检查，了解产程进展，确定产程分期。

（一）第1产程

有规律宫缩、宫口开大至宫口开全。入院后了解孕期情况，并记录床号、姓名、住院号、ID号、家庭住址、孕产次、体温、脉搏、呼吸、血压、预产期、骨盆外测量各径线值，头盆评分，听胎心，观察宫缩，阴道检查宫口开大情况和先露下降情况，产程中注意产妇大小便观察。其中血压每4小时测量1次，潜伏期每2~3 h阴道检查，活跃期每小时阴道检查1次，以了解产程进展情况和先露下降情况，潜伏期每小时听1次胎心,活跃期每30 min听1次胎心,每4～6 h督促产妇自解小便一次,保持每日大便通畅。目前英国皇家护理助产协会根据保险条款要求规定每4小时应有胎心监护1次,每4小时或助产士认为更长时间阴道检查1次,普遍认为的证据显示过多过频的阴道检查增加产妇不适感、宫颈水肿的可能性,增加产妇、陪产人员、助产士的紧张感,并不是产妇所需要的,不利于顺利分娩。待产期间采取自由舒适的体位,较多行走、坐立、下蹲等有利于自然分娩,有证据证实,产妇采取平卧位时腔静脉的压力增加,导致血压降低,胎盘的血供减少,胎儿的氧供随之减少,同时会减少有效宫缩。

(二)第2产程

宫口开全至胎儿娩出。

1. 一般指导与协助

(1)每5～10 min听1次胎心,或使用胎心监护,过多使用胎心监护可能妨碍产妇采取自由体位。通常情况,胎头尚未拨露,产妇已开始屏气用力。为了阻止产妇用力以让阴道组织充分扩张,这时应该指导产妇不要用力。为了达到这个目的,通常需要指导产妇选择舒适的体位,最好是左侧卧位,控制呼吸,吸入氧化亚氮,甚至使用镇静药物或是硬膜外麻醉镇痛。尽管如此,以上的方法仍在观察中。

(2)普遍认为,主动屏气用力有相反的结果:当产妇觉得可以用力的时候鼓励她用力。产妇几乎不需要指导她们怎么用力,除非在她们接受了镇痛分娩的情况下。这时需要根据宫缩,鼓励她们规律地进行用力,大多数产妇经过几次用力后就能形成有节奏的用力。产妇最清楚什么时候该用力。有些产妇在用力的时候往往会大叫。通过这种方式会使她们缓解宫缩的疼痛,让她们释放压力。助产士的鼓励可以增强产妇的自信,助产士的赞美可以使产妇感到她们可以掌控自己的情况。这时需要保持平静、从容不迫的氛围。

(3)产妇需要助产士的帮助才能有效用力:半卧位和坐位双腿展开是西方国家最常用的分娩体位。虽然平卧位可以充分暴露会阴部,对于助产士比较方便,但产妇的重量集中在骶骨,这使得尾骨朝前,降低了骨盆出口。除此之外,产妇采取这种体位助产士需要弯着腰接生,容易造成疲劳,不利于助产士的身体健康。目前我国各医院妇女分娩均采用膀胱截石位分娩,欧洲国家除采用膀胱截石位分娩外,部分产妇采用蹲位、跪位、趴着和站立位分娩。

(4)当胎头拨露使会阴后联合紧张时,按常规会阴冲洗,消毒铺巾,助产者位于产妇右侧,右手大鱼际肌部分轻按胎头上部,让胎头俯屈,右手四指(除拇指外)伸入阴道后壁会阴联合处用指腹用力向外向下扩张,宫缩间歇时停止,如此反复数次,让其充分扩张,这时胎头逐渐下降,右手放于会阴后联合处边牵拉边观察会阴扩张情况,要防止会阴撕裂,待胎头着冠后,右手停止扩张。

2. 会阴切开术

目的是避免产妇会阴不规则撕裂。对胎儿是否可减少发生新生儿缺氧性脑病及损伤性颅内出血尚不明确。

(1)指征:①初产妇在产钳助产、胎头吸引及足月臀位产者。经产妇可根据阴道、会阴松紧情况从严掌握。②如有第2产程延长、严重妊娠高血压疾病、胎儿宫内窘迫者,尽快缩短第2产程。③早产儿预防颅内出血。④胎儿较大,估计在分娩过程中可能引起会阴严重撕裂者。

(2)掌握适宜切口及时机:①若行产钳术,切口应从5点起;正常分娩切口应从6点起;切口长度为3～4 cm;会阴正中切开术,切口长度应短,以防切口延长时损伤直肠壁。②在会阴体变薄、皮肤发白时切开,切开后2～3次子宫收缩,胎儿头即可娩出。

(3)阴部神经阻滞及局部浸润麻醉。

3. 手法助产

当胎头枕部在耻骨弓下露出时,助产者右手的大鱼际肌及手掌按于产妇会阴体的中心处,但要露出距会阴后联合边缘约0.5 cm处,便于观察产妇用力的大小,助产者根据产妇的用力情况,适时掌握按压力的大小,同时助产者以左手拇指轻剥胎头双侧,随着胎头的娩出,左手的拇指和示指将产妇的小阴唇轻剥向下推,右手保护会阴托肛贯穿于整个分娩过程中,当胎头拨露产妇肛门松弛会阴隆起时,助产者的右手随着宫缩的起伏自然托起,宫缩间歇时稍放松,以免压迫过久,引起组织水肿,但要原位保护不要放松，以防宫缩时产妇突然用力，助产者来不及保护会阴造成会阴撕伤。接生技术方面的措施采用会阴扩张与托肛法相结合的会阴保护法，在胎头拨露期不急于托肛，多次徒手扩张会阴胎头着冠时才托肛，帮助胎头仰伸，并指导产妇与助产人员密切配合，宫缩时张口呼气，宫缩结束时助产士右手托肛，左手帮助胎头仰伸缓慢娩出，胎儿双肩娩出停止托肛，胎头娩出后（尤其是巨大胎儿），娩胎肩时还应继续保护会阴，不要急于娩出胎肩，先挤出口鼻内的黏液和羊水，然后协助胎头复位和外旋转，使胎儿双肩径与盆骨出口前后相一致，双肩娩出后，右手方可放松选择适宜的会阴侧切时机，会阴切开后出血较多，不应过早切开，过早切开，会阴未得到充分的扩张与伸展，切开太迟会有裂伤的危险，手术助产时，侧切口要足够大，术者与助手应密切配合，严格按分娩机制进行操作，控制胎头娩出的速度，以胎先露最小的径线通过产道。

（三）第3产程

子宫收缩越强，第3产程就越短，胎盘剥离娩出就越快，子宫出血量也就越少。众所周知，子宫收缩乏力和胎盘因素是引起产后出血的两大原因且相辅相成。子宫收缩乏力导致胎盘剥离不全、延缓或滞留，阴道出血量增多；而胎盘不能及时剥离、排出又影响子宫的收缩，导致第3产程延长，产后出血增多。可以采用手法按摩，胎儿娩出后手法持续宫底按摩5 min，适度牵拉脐带；其具体方法是：一只手的拇指、示指呈"人"字分开，其余三指弯曲后，按压子宫底部，适度用力按压，按揉宫底，刺激促进子宫收缩。另一方面，有控性牵拉脐带可加速胎盘剥离，并将胎盘剥离后子宫内膜未关闭的血窦直接压迫止血。同时，经过一定加压力度仍不能排出胎盘时应考虑胎盘粘连或植入的可能，可及时采取相应措施，避免盲目等待。预防产后出血的有效处理措施包括：在待产过程中防止产程延长、产妇疲劳，及时采用有控性牵拉脐带方法加缩宫素静脉输注，协助胎盘尽早娩出，挤尽宫腔内积血。助产人员认真检查宫颈及阴道有无裂伤，侧切伤口有无延伸，及早发现及时处理。此法是一种简单、安全、高效的预防产后出血的方法，值得推广应用。

缩短第3产程是预防产后出血的关键措施。因此，通过不同方法缩短第3产程是研究的热点。静脉滴注、肌内注射、宫体注射缩宫素、按摩子宫底方法是传统的处理第3产程的常规措施，对缩短第3产程有一定的作用，但给药的时间和按摩的时机很难准确把握，因此难以达到理想的效果。近年来，许多学者采用脐静脉推注缩宫素等方法缩短第3产程，预防产后出血，但药物通过脐带作用于子宫的效果有待于进一步的研究。

三、陪伴

20年的研究一致认为，产程过程中采取一对一的陪伴分娩，提供给产妇安全感和满足感，对妊娠结局有积极的影响。2001年，Hodnett的统计荟萃分析证实了一对一陪伴的益处。这些益处包括：缓解疼痛，减少阴道手术分娩，减少剖宫产，缩短产程。在此分析中没有指出一对一的陪伴分娩有害处。

陪伴人选由产妇决定。陪伴可以是性伴侣、朋友或是家庭成员。陪伴应该参与产前准备，决策制定，参与编辑分娩计划，在产程过程有异常情况时参与突发事故计划制定。住院往往被看作是一段痛苦的经历，有陪伴的伴随能够减轻产妇焦虑感。在产程早期，陪伴可以陪着产妇四处走动，帮助她缓解疼痛，给予鼓励。

在助产护理实践中，人们往往发现理论和实践的矛盾、临床经验与现实的矛盾，使用指南和临床风险评估之间也存在问题，产妇的选择、制度要求和助产学专业知识之间不相适应等。

四、鼓励和安慰产妇及陪伴

让夫妇俩人意识到孩子即将诞生，他们感到兴奋和高兴的同时，又会因巨大的改变而感到焦虑和惶恐。助产士保持镇定，适时告诉产妇产程进展情况可以使她相信自己能够掌控自己，顺利分娩。产妇如果感到不能控制自己，可能会产生恐慌感。这时，产妇可能要求止痛，特别是当陪伴不在她身边时。这种情况下，如果在产程早期助产士和产妇已经建立了相互信任的关系，有助于帮助产妇树立自信心，并且信任助产士。助产士可以通过提供助产护理帮助她度过这一时期而不必用药物镇痛。选择怎样的方式缓解疼痛应遵从产妇的意愿，因此最好是由同一位助产士全程陪伴分娩。对于夫妇或是个人而言，同一位助产士的连续护理是保证顺利分娩的关键之一。

在过渡期和第2产程，应该时刻告知产妇及其陪伴产程进展情况。助产士应该赞美产妇的努力，并意识到产妇此时承受的可能已经超越了身体的极限。分娩是很隐私的，却又经常发生在公共场合，因此助产士必须尽力保护产妇的隐私和尊严。助产士可以给产妇按摩和合适的饮食，建议临产妇改变体位，更改环境和服饰，或提供辅助治疗。无论采取何种姿势，产妇都有可能腿抽筋，因此按摩腓肠肌，伸展大腿，绷紧脚踝，都可以减轻症状或减少发生腿抽筋的次数。

助产士同时应该关心产妇的伴侣和其他陪伴，应该意识到目击分娩过程对他们可能会造成情感负担。助产士对待分娩的态度将会给产妇及其伴侣和其他陪伴留下深刻的印象或深远影响，也很有可能影响到产后的家庭关系。因此，助产士应该尊重他们，明白孩子对于他们的意义，不管现在还是将来。

第三节　产后胎盘检查及相关处理

第3产程结束后，进行胎盘胎膜的检查。如果胎盘胎膜残留宫腔，或未及时发现胎盘胎膜的异常情况，则可能会引起产后出血或产褥期感染等严重的不良后果，故应对产后的胎盘胎膜进行认真的检查。

一、胎盘检查

将胎盘平铺，先检查胎盘母体面的胎盘小叶有无缺陷，然后将胎盘提起，检查胎盘是否完整，再检查胎盘胎儿面边缘有无血管破裂，以便及时发现副胎盘。副胎盘为一小胎盘，与正常胎盘分离，但两者间血管相连。若有副胎盘、部分胎盘残留或大部分胎盘残留时，应在无菌操作下深入宫腔取出残留组织。

（一）胎盘形状

1. 正常胎盘

为盘状，多呈卵圆形或圆形。有些形状异常的胎盘娩出时，要特别注意胎盘边缘部有无断裂血管，胎膜上有无圆形的绒毛膜缺损区。

2. 异常胎盘

（1）带状胎盘：胎盘围绕孕卵形成一个环状，宫底及宫颈两极均为胎膜者称为带状胎盘或环状胎盘。若是不完全的环，则胎盘在平面上展开呈肾形。

（2）膜状胎盘或弥漫性胎盘：系异常伸展的胎盘，直径可达35 cm，而厚度却仅0.5 cm。膜状胎盘常有部分滞留而需徒手剥离。

（3）有缘胎盘及轮廓胎盘：胎盘的胎儿面有一黄白色环，宽约1 cm，环的内缘与胎盘的边缘距离不等，将胎儿面分成略凹陷中央部分和周围部分。在胎膜皱褶外的周围部分绒毛组织缺乏绒毛膜板，故称绒毛膜外胎盘。轮廓胎盘的环为一环形皱褶，皱褶的内缘下有一环形壁，轮廓胎盘也可分为完全性及部分性。有缘胎盘和轮廓胎盘尚可混合存在。有缘胎盘和轮廓胎盘常有产前出血者，其产后出血量也显著增加，需徒手剥离胎盘者也增加。

（4）多部胎盘：系一个胎盘分成两叶、三叶或更多，但有一共同的部分互相连在一起。

（5）多叶胎盘：由大小几乎相等的两叶、三叶或多叶胎盘组成，这些叶的血管汇合入一个血管后进入脐带。

（6）多个胎盘：由完全分开的二三个或多个叶构成，每个叶的血管很清晰，这些血管仅在进入脐带时才汇合。

（7）副胎盘和假叶胎盘：副胎盘为一小胎盘，与正常胎盘分离，但两者间有血管相连。若副胎盘和主胎盘之间无血管相连，则称为假叶胎盘。主胎盘娩出后，副胎盘可遗留在宫腔内造成胎盘残留，导致母体产后出血及感染。副胎盘由于无血管与主胎盘相连，更易造成胎盘残留而不被发觉。故在胎盘娩出后应详细检查，注意胎盘上有无大块残缺，并仔细查看邻近胎膜上有无断裂的血管，以便及早发现副胎盘残留，即使无出血，也应将其取出。有时连接主、副胎盘的血管可能脱垂于先露部之前，形成前置血管，在妊娠期或分娩期发生破裂或断裂，引起产前或产时出血。易导致胎儿窘迫，甚至死亡。

（二）胎盘大小及重量异常

正常胎盘重量约为胎儿体重的 1/6，为 500～600 g。胎盘重量超过 800 g 或以上者，称为巨大胎盘；胎盘重量与胎儿体重不成比例，一般均伴有某种疾病，应引起注意。

1. 大胎盘

在某些疾病如先天性梅毒，胎盘重量可能是胎儿重量的 1/4 或 1/3，甚至达 1/2，最大的胎盘通常发生于患母红细胞症的胎儿。其他如先天性结核、弓形体病、巨细胞病毒感染等也可引起大胎盘。妊娠高血压综合征的患者也可出现大胎盘，有时胎盘重量约为胎儿体重的 1/4。另外，某些免疫性疾病如 Rh 或 ABO 血型不合引起新生儿溶血时，常有大胎盘，胎盘重量可与胎儿重量相等，甚至超过胎儿体重，此种情况胎盘绒毛常呈增生肥大性病变。

内分泌疾病（如糖尿病）也可出现大胎盘。偶尔在胎儿患有某种严重疾病，如先天性充血性心力衰竭，或母亲有红细胞增多症时，胎盘也可有绒毛增生肥大的改变，且与疾病的严重程度成正比，胎儿常有水肿，胎盘也水肿，胎盘显著增大，胎盘与胎儿重量之比可达 1∶2 左右。

2. 小胎盘

胎盘重量小于 400 g，常见于早产或未成熟产，由于妊娠月份及胎盘本身的变化，如母体面钙化、胎盘退行性变等，常并发胎盘功能不全，因而易引起胎儿宫内发育迟缓及新生儿营养不良。

（三）胎盘种植异常

1. 前置胎盘

胎盘边缘或部分胎盘有黑紫色陈旧血凝块附着，胎膜自破，破口距胎盘边缘 < 7 cm。

2. 粘连性胎盘、植入性胎盘及穿透性胎盘

此类病变的胎盘均系胎盘与子宫的异常附着。

（四）胎盘循环障碍

1. 绒毛周围大量纤维蛋白沉积

纤维蛋白沉积较广泛者可形成一肉眼可见的斑块，多位于胎盘的边缘带，也可发生于胎盘的中央带。其发生率在正常足月胎盘中约 22%，在未成熟胎盘中约 6%，在重度妊娠高血压疾病、慢性高血压或过期妊娠胎盘中为 12%～13%。

2. 绒毛膜下纤维蛋白沉积

在胎儿面绒毛膜下呈白色斑块，质硬，散在或融合，与正常组织间界限清晰。正常足月胎盘中约 20% 可见此种病变。对胎儿的生长发育无不良影响。

3. 绒毛膜间血栓

大部分血栓位于胎盘的中央部，少数病变也可发生于胎盘底部，与底板相连。病灶呈圆形或卵圆形，单个或多个，多个者较多，最多者一个胎盘可有 20 余个大小不等、形成时间不等的血栓。血栓直径自数毫米到数厘米不等，一般为 1～2 cm。

4. 胎盘梗死

梗死灶往往为多发性，直径从数毫米到数厘米不等。罕见整个胎盘或大部分呈急性梗死者，此种情况仅见于产妇分娩时突然死亡、暴发性子痫、子宫胎盘卒中等。

5. 干绒毛动脉血栓

在胎盘上产生一个界限清晰的无血管绒毛区。正常足月胎盘中有单个干绒毛动脉血栓形成者约为 5%，糖尿病胎盘干绒毛动脉血栓发生率高达 10%，而死胎胎盘约 14% 有多发性干绒毛动脉血栓。

（五）胎盘其他异常

1. 绒毛膜囊肿

位于胎盘的胎儿面，在羊膜和绒毛膜血管下。有的囊肿位于脐带附着处附近，像残留的卵黄囊。囊肿往往系单个，直径数毫米到数厘米不等。

2. 胎盘隔囊肿

位于母体叶间隔中，是胎盘组织中常见的小囊肿，11%～20% 的胎盘均有此种囊肿。多见于水肿

的胎盘、糖尿病或母胎 Rh 血型不合的胎盘。囊肿呈圆形或卵圆形，直径数毫米至 1 cm 大小。

3. 钙化灶

肉眼可见的足月胎盘钙化灶发生率为 14%～37%。

4. 绒毛膜羊膜炎

肉眼观察典型的绒毛膜羊膜炎，病程长者，羊膜粗糙呈黄色或失去正常光泽，且常有恶臭，羊膜脆。

5. 脐带炎

有些感染如白色念珠菌，脐带表面可见典型的颗粒状。陈旧性渗出在脐带中可聚集成血管周围的同心环状，易发生钙化，脐带脆而不易钳夹。

6. 羊膜带综合征

羊膜带综合征的胎盘其胎膜上有一个或数个洞孔，胎儿面羊膜呈不规则条索状，胎盘或羊膜与胎儿畸形部位，如面部、头部、腹部或肢体有粘连，借粘连带相连。脐带往往较短。

7. 无脐带

极罕见。此种发育异常导致胎盘直接与胎儿腹部相连，并发内脏外翻（无脐带综合征），是一种致死性畸形。

8. 脐带附着异常

脐带附着于胎盘边缘者称球拍状胎盘，发生率为 0.1%～15%。脐带附着于胎膜上的胎盘称帆状胎盘，发生率为 0.1%～13.6%，在足月分娩单胎中的发生率平均为 1%。

二、胎盘人工剥离术

胎盘人工剥离术是用人工的方法使胎盘与子宫内壁分离。助产者不应干预过早，如果在胎盘尚未剥离时用力按揉、下压宫底、牵拉脐带会引起胎盘剥离不全或子宫内翻，因此正确识别胎盘剥离征象以及掌握好胎盘人工剥离术的指征及实施方法非常重要。

正确处理第 3 产程是预防产后出血的关键，而正确处理胎盘娩出，能够减少产后出血的发生。第 3 产程中发现胎盘滞留、胎盘粘连时如果能准确及时地行胎盘人工剥离术能有效预防和减少产后出血。

（一）适应证

（1）胎儿娩出后，胎盘部分剥离而引起子宫大量出血时（活动性出血 > 150 mL）。

（2）第 3 产程超过 30 min，虽出血不多，但经排空膀胱、使用宫缩药、轻轻按压宫底仍不能娩出胎盘者。

（3）检查娩出的胎盘或胎膜不完整，胎盘边缘有断裂的血管，可疑有副胎盘残留者。

（二）术前准备

（1）交叉配血，建立静脉双通道，备好各种子宫收缩药（缩宫素、米索前列醇、卡前列甲酯栓、卡贝缩宫素等）及止血药物，从而最大限度保证产妇的安全。当出血较多时，应立即启动产后出血抢救预案，无胎盘植入者应尽快将胎盘剥离出来，同时密切观察产妇的情况，如失血过多，一般情况较差，应及时输血。

（2）更换手术衣及手套，外阴再次消毒。

（3）排空膀胱。

（4）若检查发现宫颈内口较紧者，应肌内注射阿托品 0.5 mg 及哌替啶 100 mg。也可全身麻醉，应用异丙酚。

（三）手术步骤与注意事项

如图 10-1 所示。

1. 术中注意要点

（1）术者将一手手指并拢呈圆锥状直接伸入宫腔，手掌面向着胎盘母体面，手指并拢以手掌尺侧缘缓慢将胎盘从边缘开始逐渐自子宫壁分离，另一手在腹部协助按压宫底，待确认胎盘已全部剥离后，用手牵拉脐带协助胎盘娩出。

（2）胎盘娩出后，并立即应用子宫收缩药，加强宫缩，减少继续出血。

（3）术者注意操作轻柔，避免暴力强行剥离或用手指抠挖子宫壁导致穿破子宫。

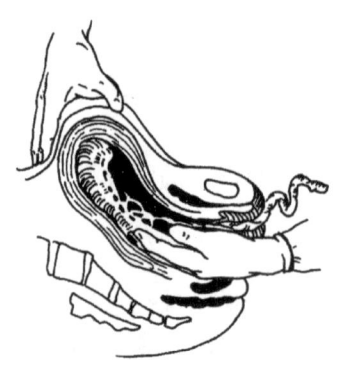

图 10-1　手取胎盘术

（4）若找不到疏松的剥离面，无法剥离者，应想到胎盘植入的可能，不应强行剥离，否则容易造成子宫壁损伤甚至子宫破裂，而应行床旁B超检查，确诊胎盘植入者，可行子宫动脉栓塞术，或行子宫切除术。

（5）胎盘植入或胎盘子宫附着粘连，不可强行牵拉脐带，以免造成子宫内翻。

（6）取出的胎盘应立即仔细检查胎盘、胎膜是否完整，有无副胎盘，若有缺损应行清宫术或再次徒手伸入宫腔，清除残留胎盘和胎膜，但应尽量减少进入宫腔的次数。

2. 术后注意要点

（1）实施人工胎盘剥离术后应常规应用抗生素预防感染。

（2）加强产后观察，产后 2 h 是产后出血发生的高危时段，应严密观察产妇生命体征、子宫收缩及阴道出血情况，发现异常及时处理。

（3）鼓励产妇多饮水，督促其产后 4～6 h 内将膀胱排空，以免影响子宫收缩，定时按压宫底、测量宫高。

（4）鼓励母婴皮肤早接触、早吸吮，能反射性引起子宫收缩，减少出血量。

三、产后清宫术

正常产后及引产后子宫大且软，剖宫产术后子宫有瘢痕，复旧差，无B超引导行清宫术时因不能直视宫腔内情况，术中吸刮部位无针对性，稍有不慎即可能引起严重的损伤，如子宫穿孔、清宫不全以及在先天性子宫畸形时易漏吸。而B超能清晰地显示子宫内情况，指示吸刮器的行径，并能动态观察宫内情况的变化，手术针对性强，创伤面小，手术时间缩短，出血量减少，从而可减少并发症的发生。

（一）适应证

（1）阴道分娩时因胎盘粘连、胎盘嵌顿等而行手取胎盘后发现胎盘、胎膜组织娩出不完整。

（2）产时胎盘、胎膜组织娩出基本完整，但产后B超发现宫腔内有组织残留，行药物非手术治疗无效。

（3）产后晚期出血系因胎盘胎膜残留引起，如生命体征平稳出血不多，先抗炎缩宫治疗，3～5 d 后行清宫术，如患者危重出血较多，甚至休克均应在抗感染、纠正休克的同时行清宫术，术后予抗感染及缩宫治疗。

（4）排除胎盘植入，无特殊禁忌（包括心、肺等内脏疾病，血液病，感染等）。

（二）禁忌证

并发严重内、外科并发症无法耐受手术者。

（三）麻醉方法

一般不需要麻醉，特殊情况下可行全身短效麻醉或注射镇痛药。

（四）体位

膀胱截石位。

（五）手术步骤

（1）建立静脉通路。

（2）常规冲洗消毒外阴、阴道，铺无菌巾。

（3）用宫颈钳固定宫颈上唇，沿子宫体方向将探针送至子宫底部，了解子宫大小。

（4）将卵圆钳顺子宫体方向送入宫腔内，钳夹宫腔内组织，特别是胎盘附着面，将较多量组织钳夹后，以大号刮匙顺序搔刮整个宫腔。必要时可以在无负压下，将大号宫腔吸引器送入宫腔，然后维持负压，进行刮吸。整个操作过程动作要轻柔。如感觉到子宫壁已变粗糙或观察到吸瓶内出现血性泡沫，检查宫腔深度显著缩小，意味着子宫内已清空，可结束手术。对瘢痕子宫的病员，在清宫过程中避免接触手术瘢痕处。

（5）手术过程中出血多时，可予缩宫素静脉滴注促进子宫收缩。

（6）清宫手术必要时可在B超引导下进行。

（六）术后处理

1. 组织送检

必要时将刮取物送病理检查。

2. 预防感染

口服抗生素3～5天。

3. 促进子宫复旧

适当应用药物促进子宫收缩。

（七）并发症

1. 子宫穿孔

妊娠使子宫壁变得脆弱，清宫术时易造成子宫穿孔。对出血较少的子宫穿孔，可行抗炎、止血等非手术治疗；若穿孔较大，并发大出血，则需剖腹探查止血，行穿孔创面的修补，或行子宫切除。

2. 感染

术前准备充分，严格无菌操作，术后预防性抗生素治疗，可减少感染的发生。

3. 子宫腔粘连

如清宫时搔刮过度，会出现宫腔粘连，其后果为不孕、流产、闭经、痛经等。

4. 出血

产后子宫尚未恢复正常，清宫过程中可能因子宫收缩不良而出血，可予缩宫素静脉滴注以促进子宫收缩减少出血量。

第四节　产道损伤修补术

一、会阴切开及其缝合术

会阴切开（episiotomy），是在分娩第2产程中为避免会阴及盆底组织严重裂伤，减轻盆底组织对胎头的压迫，缩短第2产程，加速分娩的手术；也是初产妇臀位助产或施行产钳、胎头吸引术的辅助手术。会阴切开分侧切开和正中切开两种，由于正中切开多并发Ⅲ度会阴裂伤，故临床上多以会阴侧切为主。

（一）体位

取膀胱截石位。

（二）麻醉

1. 会阴及外阴局部浸润

一般采用5 mL 0.5%的利多卡因加0.9%氯化钠溶液5 mL，需要3～4 min麻醉才能起效，两个指头沿着将要进行的切口插入阴道以保护胎头。针插入皮下沿着同样的切口线进入4～5 cm，在注射前回抽注射器以检查是否穿刺入血管。如果抽出血液应该重新置针直到没有回抽出血液，在针头缓慢退出同时连续注入利多卡因，向预定切开部位扇形区域的皮内及皮下和阴道前庭黏膜下注射麻醉药。

2. 会阴阻滞麻醉

一般采用0.5%的利多卡因5 mL加0.9%氯化钠溶液5 mL。阴部神经主要支配阴道、会阴部和外阴，阻滞时的主要解剖标志为坐骨棘和骶棘韧带。用腰椎穿刺针在坐骨结节内侧2 cm处先注一皮丘，阻滞左侧时以手术者左手作向导，阻滞右侧时以手术者右手作向导，先将示指和中指伸入阴道，向外向后摸到坐骨棘，向坐骨棘方向前行，当针尖触及坐骨棘时，后退少许，转向坐骨棘尖端的内侧约1 cm，再进1.5～2 cm，当阻滞针穿过坐骨棘时有一突破感，是穿刺成功的标志，阴部神经就在其前方。回抽如无回血，可注入麻醉药。

（三）术式选择

会阴切开分侧切开和正中切开两种。会阴切开可充分扩大阴道口，适于胎儿较大及辅助难产手术，其缺点为出血多，愈合后瘢痕较大。正中切开出血少，易缝合，愈合后瘢痕小为其优点，但容易并发Ⅲ度会阴裂伤为其缺点，故仅适于会阴体较高、胎儿不大的产妇，不适于难产手术的辅助切开。会阴侧切时切开球海绵体肌，会阴深、浅横肌及部分肛提肌，出血较多。正中切开时切开球海绵体肌及中心腱，出血较少。

（四）手术步骤

1. 切开手术

一般行会阴左侧切口，宫缩间歇期，手术时以左手示、中指伸入阴道与胎头之间，撑起阴道左侧壁，用会阴切开剪以阴唇后联合为起点开始向外旁开45°，向坐骨结节方向，在宫缩开始时剪开会阴4～5 cm，若会阴高度膨隆则需向外旁开60°～70°。若会阴体短则以阴唇后联合上0.5 cm处为切口起点。当胎儿大或需行臀位或产钳助产时，会阴切开宜大，切开后即用纱布压迫止血。

2. 会阴侧切切口缝合

胎儿或胎盘娩出后，用甲硝唑溶液250 mL冲洗阴道，在阴道内填入大纱布一块，阻止血流，以免影响手术视野。

（1）阴道黏膜缝合：用2-0快薇乔自阴道黏膜顶端上方1 cm处开始，连续缝合阴道黏膜及黏膜下组织，左手示指探及黏膜下组织，引导缝合，防止遗留无效腔，形成血肿。缝合至处女膜环处，缝线经处女膜下穿到处女膜外，将处女膜创缘对齐，缝合1针，再继续至阴道口。黏膜下组织内有丰富的静脉丛，缝合时应注意缝好缝紧，以免术后发生血肿。

（2）缝合皮下脂肪层：用2-0快薇乔对深部脂肪层先行8字缝合，防止遗留无效腔，再间断缝合脂肪层，对齐上下切口端，使切口宽约1 cm，便于行皮内缝合。

（3）缝合皮肤：用1-0丝线间断缝合皮肤，现多用3-0快薇乔行皮内连续缝合，术后不需拆线，瘢痕小。

（五）注意事项

缝合完毕后，应该仔细检查缝合区域，以确保止血。应进行阴道检查以确保阴道入口没有狭窄。在完成操作时还应该检查直肠，确认缝合没有穿入直肠。任何有穿入直肠的缝合必须拆掉以防止瘘管的形成。确认无误后取出阴道填塞纱布。向产妇说明损伤的性质和缝合状况，并告知是否需要拆线。

二、宫颈裂伤修补术

宫颈裂伤为分娩期并发症，是阴道分娩中最常见的软产道损伤之一，几乎每例病例都有发生轻度宫颈撕裂（cervical laceration）的可能性，特别是初产妇。较深的宫颈裂伤可延及阴道穹隆部，阴道上1/3段甚至子宫下段，损伤严重者发生盆腔血肿，甚至危及生命。当宫颈撕裂超过1 cm、伴有出血，需要缝合时才称为宫颈撕裂。宫颈撕裂的发生率初产妇约为10%，经产妇约为5%。

子宫颈侧壁的肌肉组织成分少，易发生撕裂。根据撕裂的程度可以分为完全性撕裂，隐形黏膜下撕裂和肌肉及纤维撕裂并黏膜外翻三种。撕裂一般多发生在3点钟、9点钟处，深度常不超过1 cm，常无明显出血，无须特殊处理。产后可自然愈合而遗留横行的裂口痕迹，临床上常常以此作为辨认妇女是经产妇还是初产妇。但在某些情况下发生的子宫颈撕裂较深，且会引起不同程度的出血。这些较重的撕裂常常发生在子宫颈的两侧3，9点钟方向处，以全程的纵行撕裂居多，可以是单侧、双侧或多处撕裂。撕裂的程度不等，轻者长度可为2~3 cm，较重的撕裂可以延至阴道穹隆部，甚至子宫下段，可以引起子宫血管或其大的分支血管的破裂而造成产妇大出血。还有一类型的宫颈撕裂发生在宫颈前唇，甚至整个子宫颈阴道部的环形撕脱，由于此种横行的撕裂罕有大血管的伤及，且有胎先露的长期压迫、血管栓塞，故出血量不多。

宫颈撕裂可伴有不同程度的出血。出血多表现为持续性少量的活动性出血，血色鲜红。临床上易被忽略或误诊为子宫收缩乏力而未做处理，致使患者失血过多而发生休克。有时不表现为外出血而是隐性出血，可以形成阔韧带血肿或腹膜后血肿，同样，因出血过多，患者出现休克，甚至危及患者的生命。

（一）损伤类型

1. 自发性撕裂

常见于急产，或宫缩过强宫颈未充分扩张时胎儿过快娩出；宫口未开全，产妇过早使用腹压向下用力；产程长，特别是第2产程延长，子宫颈长时间受压发生宫颈水肿，局部缺血，严重时可因坏死而造成子宫颈前唇或宫颈阴道部部分环状脱落。宫颈瘢痕过硬、先天性发育过长，可发生自发性不完全破裂或撕脱。

2. 损伤性撕裂

宫颈未开全即强行施行助产手术。如臀位或足先露分娩时，因后出头困难时而强行牵拉；产钳助产上产钳位置不当夹住宫颈，造成部分宫颈的撕裂。第1产程阴道检查上托扩张宫颈；缩宫素促产速度过快或浓度过高使宫缩过强，造成急产，产生宫颈撕裂。

（二）临床表现

第3产程发现持续阴道流鲜血，但查子宫收缩良好即应考虑产道损伤，特别是宫颈损伤的可能。行阴道检查及宫颈检查时可以发现宫颈撕裂。产程进展不顺利的分娩以及阴道助产后应常规检查宫颈。检查宫颈时应在良好的照明下进行。直视下宫颈检查：用阴道拉钩牵拉开阴道，充分暴露宫颈，再用两把卵圆钳按顺时针方向依次交替钳夹子宫颈，循序检查宫颈1周。检查中如果发现子宫颈有撕裂，应将两把卵圆钳分别夹住撕裂的宫颈，向下牵拉，以暴露撕裂的全貌，直视撕裂的顶端。

（三）修补原则

（1）以往认为宫颈撕裂深度不超过1 cm，无明显出血，无须特殊处理，目前建议均行缝合术。

（2）较深的宫颈撕裂、伴有活动性出血的宫颈撕裂应立即修复。

（3）宫颈撕裂深达穹隆、子宫下段，甚至子宫破裂者，应进行缝合。必要时开腹修补。

（4）腹膜后的撕裂，伤及子宫动静脉或分支，引起严重的出血或阔韧带血肿时，应剖腹探查。

（5）宫颈的环形撕裂或撕脱，即使出血不多，也应进行缝合。

（6）术后填塞阴道纱条压迫止血，应用抗生素防止感染。

（7）发生休克的患者应及时输血补液治疗。

（四）手术操作

阴道拉钩扩开阴道，用两把无齿卵圆钳钳夹裂伤两侧、向下牵拉宫颈暴露撕裂的顶端，用2-0可吸收线间断全层缝合撕裂的宫颈。注意第1针应超出顶端以上0.5~1 cm，以有效缝扎撕裂处已经回缩的断裂血管，达到止血的目的，这是缝合子宫颈撕裂的关键。最末1针应距宫颈外口0.5 cm，不能缝至子宫颈的边缘，以免以后形成宫颈狭窄。延至子宫下段、阔韧带的撕裂，应行剖腹探查术，按子宫破裂处理。

（五）预防

（1）产前及产时向孕妇作产前宣教，宫口未开全时嘱产妇不要过早使用腹压、屏气用力，医务人员不要人为推压子宫底加大腹压。

（2）正确处理第2产程，避免发生滞产。

（3）严格掌握阴道助产指征，强调按操作常规进行阴道助产手术。宫口未开全时不应行阴道助产操作，如产钳、胎吸、臀牵引等。对于宫颈有病变的应适当放宽剖宫产指征。在进行产钳助产时，应由经验丰富的医师谨慎操作。术中为防止损伤，要注意手术技巧。放置产钳时应将引导手放在胎头与子宫颈之间，防止产钳夹住尚未开全的宫颈而造成宫颈的撕脱。牵引产钳时应按分娩机制缓慢牵引，牵引的力量要均匀，产钳不能左右摇晃。阴道助产后应常规检查子宫颈有无裂伤，发现裂伤立即缝合。

（4）正确使用缩宫素，防止宫缩过强，避免发生急产或胎头过快通过子宫颈。

三、会阴、阴道损伤修补术

除最浅表的会阴撕裂外，大部分会阴撕裂伴有阴道下段的撕裂，这种裂伤称为会阴阴道撕裂（colpoperineal laceration）。在分娩的过程中，由于胎先露对盆底的压迫，肛提肌向下、向外扩展，肌纤维伸长并与肌束分离，使会阴体的厚度由原来的5 cm变为数毫米，同时阴道皱襞伸展、变薄、变长，因此会阴与阴道是分娩时最易损伤的部位。该病的提出可以追溯到希波克拉底年代。在过去的100年，随着医学的进步，在医院分娩常规做会阴侧切术，会阴撕裂的发生率也开始增加。在行会阴正中侧切，胎头吸引或产钳助产时常发生会阴撕裂。

（一）损伤原因

1. 胎儿原因

胎儿过大；胎先露异常；胎头以较大的径线通过产道，如持续性枕后位或面先露的胎位娩出；过期妊娠时胎头不易变形等均易导致会阴阴道的撕裂。胎头娩出过速时由于会阴与阴道没有充分地扩张，常导致会阴阴道的撕裂。

2. 产妇原因

（1）会阴体过长，或会阴体过于坚硬，缺乏弹性；或阴道狭窄，或会阴阴道有瘢痕等，会阴阴道均可因为在分娩时不能有效地扩张而在分娩的过程中产生撕裂。产妇年龄过小，尤其年龄<20岁的初产妇，阴道较紧，阴道撕裂的可能性较大。

（2）耻骨弓狭窄，伴骨盆的出口横径小，胎头在利用后三角时会阴体受压而过度伸展，也可造成会阴体的严重撕裂。

（3）产道轴方向不正常，如悬垂腹孕妇的子宫过度前倾；或曾经做过子宫固定术，子宫颈常向后、向上移，这些均可以造成阴道后穹隆过度伸展而撕裂。

3. 接产时处理不当

初产、第2产程长、会阴水肿易引起会阴阴道的撕裂；接产时未能很好地保护会阴或保护不当；不恰当的会阴切开，研究发现正中切开造成会阴阴道的撕裂概率大于会阴侧切；阴道助产操作不当，产钳助产撕裂会阴阴道的概率高于胎头吸引术；产时处理医师的经验很重要，如果为了节省人员不能准确确定接产时机，未能在产妇运用腹压时保护会阴，或帮助胎头俯屈不充分，或保护会阴不当，过分用力和连续压迫会阴，或在胎肩娩出前未能继续保护会阴，均能造成会阴阴道的撕裂。宫口未开全使用缩宫素导致宫缩过强，胎儿娩出过快，产道未能充分扩张，可以造成会阴阴道的撕裂。

（二）损伤类型

单纯阴道裂伤，不伴有会阴裂伤者很少见。会阴、阴道裂伤常成纵形，且多发生在会阴阴道口的正中。为了有助于评估和讨论损伤的程度，进行适当的修复处理以及研究工作的需要，构建了分类系统。在美国采用四级分类，欧洲则采用三级分类（欧洲的Ⅲ度撕裂与美国的Ⅳ度撕裂相当）。我国教科书根据会阴、阴道壁撕裂程度，采用四度分类法。

1. Ⅰ度

会阴部皮肤和（或）阴道黏膜撕裂，出血不多。

2. Ⅱ度

会阴部皮肤及其皮下组织和（或）阴道黏膜撕裂，出血较多。

3. Ⅲ度

（1）不完全撕裂：在Ⅱ度撕裂基础上，肛门括约肌筋膜及部分（不是全部）肛门括约肌撕裂。

（2）完全撕裂：在Ⅱ度撕裂基础上，肛门括约肌完全撕裂。

4. Ⅳ度

累及直肠黏膜撕裂在内的完全性Ⅲ度撕裂。

（三）临床表现

胎儿娩出后，阴道有持续不断的鲜红色的血液流出，而子宫收缩良好者，应考虑软产道损伤的可能。可以通过阴道检查进行准确的诊断，并排除有无宫颈的撕裂。

（四）诊断

分娩后应常规行阴道检查，检查会阴切口上端有无延长、会阴阴道下段有无撕裂，如果有撕裂，应评估损伤程度，并警惕会阴阴道撕裂的同时伴有宫颈撕裂，甚或累及膀胱直肠的撕裂，以便尽早、及时修补。

（五）麻醉

会阴侧切或会阴阴道撕裂修复前应行麻醉，满意的麻醉效果和患者的配合对良好的暴露和正确的修复非常重要。将局部麻醉药注射入阴道黏膜、会阴、直肠括约肌内，可以提供良好的麻醉效果。会阴阻滞麻醉适合大多数的修复手术，是修复Ⅲ、Ⅳ度会阴阴道撕裂理想的局部麻醉，通过对阴蒂背部神经、阴唇神经和直肠下部神经的阻滞，对会阴正中和阴道下部产生良好的镇痛效果。研究发现利多卡因可迅速向胎儿传输，应在分娩前限量使用。对不能忍受在会阴阻滞麻醉下行撕裂修复手术者，可以选择静脉或硬膜外麻醉。采用硬膜外麻醉的产妇可以连续给药，可提供良好的麻醉效果。

（六）治疗原则

会阴阴道撕裂，常使盆底组织受损松弛，出血多、容易发生感染，应及时按解剖层次结构缝合修补。

（七）手术方法

1. Ⅰ度会阴阴道撕裂修复缝合术

Ⅰ度会阴阴道撕裂可能伴有阴蒂、尿道口周围、大小阴唇皮肤黏膜的损伤，处女膜环的断裂。Ⅰ度会阴阴道撕裂一般位置表浅，出血不多。修复时以处女膜缘作为恢复原来解剖关系的标志。处女膜环及阴道内黏膜用2-0可吸收线间断缝合，或酌情连续缝合。会阴皮肤用1-0丝线间断缝合或2-0可吸收线皮内缝合。

2. Ⅱ度会阴阴道撕裂的修复缝合术

Ⅱ度会阴阴道撕裂常致会阴浅横肌、深横肌，甚至达肛提肌及其筋膜受损。Ⅱ度会阴阴道撕裂常沿两侧阴道沟向上延长，导致蹄形裂伤，重则可达阴道穹隆。

（1）暴露撕裂的部位：用阴道纱条上推子宫，填塞阴道上部，达到暴露和止血的目的，探明裂伤部位、深度并进行分度，弄清解剖关系。

（2）缝合阴道黏膜：用2-0可吸收线间断缝合撕裂的阴道壁黏膜，或酌情连续扣锁缝合，缝合部位应超过顶端1 cm。

（3）缝合裂伤的肌层及皮肤黏膜下层：用2-0可吸收线间断缝合撕裂的肌层及皮肤黏膜下层。

（4）缝合会阴皮肤：用1-0丝线间断缝合皮肤或2-0可吸收线皮内缝合。

3. Ⅲ、Ⅳ度会阴阴道撕裂的修复缝合术

Ⅲ、Ⅳ度会阴阴道撕裂致肛门括约肌断裂及直肠前壁撕裂，故应仔细检查撕裂的情况，弄清解剖关系。

（1）缝合直肠前壁裂伤：用小圆针、2-0可吸收线做间断缝合，注意不穿透黏膜层。

（2）缝合断裂的肛门外括约肌：用鼠齿钳将两侧肛门括约肌之断端提出，并向中线牵拉，见肛门周围皮肤呈轮状收缩，即用7-0丝线或12-0可吸收线"8"字缝合。

（3）2-0可吸收线间断缝合直肠壁筋膜。

（4）7-0丝线或2-0可吸收线间断缝合会阴体肌层（主要为肛提肌）。应注意不能使阴道口过度狭窄或缝合过紧，否则会导致性交困难。

（5）2-0可吸收线缝合阴道黏膜。
（6）2-0可吸收线缝合会阴皮下组织。
（7）缝合皮肤（皮内连续缝合）。
（8）术毕肛诊有无缝穿直肠黏膜，如有应予以拆除，以免发生肠瘘。
（9）保留尿管，阴道压迫碘附纱条24 h后取出。

（八）注意事项

（1）损伤缝合完后应取出阴道纱条，常规行直肠指检，检查直肠黏膜的完整性，测试肛门应力，肛周外观应为皮肤皱襞紧缩呈轮状。对探及的缺损应即刻进行撕裂的重新探查及二次修复。修补术后应进行完整的手术记录。其内容应包括对撕裂的详细描述，修复的简单步骤，修复术检查后的结论。例如"术后检查表明阴道撕裂修复完好，无活动性出血或血肿。直肠检查表明括约肌对合正常，无缺损及无可触及的缝线和直肠缺损"。术后保持会阴部的清洁，便后局部冲洗。Ⅳ度撕裂者给予肠蠕动抑制药，3～5 d内进半流食，5 d后服用润肠药以利排便通畅，保障伤口的愈合。术后3～5 d拆线，Ⅳ度撕裂者便后拆线。

（2）会阴阴道的撕裂伤是各种类型阴道分娩的常见并发症，适当地止血、良好的组织对合以及防治感染，伤口可以良好愈合。修补术后最常见的并发症是血肿、感染、会阴脓肿、伤口裂开，以及直肠阴道瘘、肛门功能不全、性交困难等。清楚暴露、彻底冲洗消毒、按解剖层次快速对合尽量恢复解剖关系、消除无效腔和止血、注意判断肛门括约肌是否断裂并正确缝合断端、避免缝合穿透直肠，以及术后填塞阴道纱条压迫、加强防治感染，是预防各种术后并发症大的关键措施。

（九）预防

（1）产前发现软产道异常，如会阴阴道瘢痕、阴道纵隔、静脉曲张等，并评价阴道分娩风险。

（2）做好产前宣教工作，教会产妇运用腹压和进行深呼吸运动，配合接产者保护会阴。

（3）熟悉分娩机制，重视第2产程对会阴的保护。会阴坚硬缺乏弹性、会阴体长或胎头过大、先露异常者应做会阴切开。宫颈前唇长时间被压迫水肿者，高张性宫缩压力致产程进展缓慢者，静脉注射地西泮可加速宫颈扩张速度并消除宫颈水肿。会阴垫保护会阴，用纱布做成的垫盖住会阴，保护会阴时可增加手掌和会阴之间的弹性，不会影响阴体血液循环。当胎头拨露使阴唇后联合紧张时应开始保护会阴，宫缩时手掌大鱼际肌肉应向前上方托压，宫缩间歇手应放松，胎肩娩出后可不保护会阴，让胎体缓慢娩出。手术助产时如胎心无改变，可用1 min的时间缓慢牵引，使会阴充分扩张，但时间不可过长，以免引起胎儿颅脑损伤。

（4）严格掌握缩宫素引产指征，禁止滥用缩宫素，静脉滴注时应严密观察子宫收缩情况，避免宫缩过强。产程中不用手法扩张宫颈。

参考文献

[1] 张玉泉,王华. 妇产科学 [M]. 北京:科学出版社,2015.
[2] 陈倩,时春艳,赵扬玉. 妇产科疾病超声诊断路径 [M]. 北京:北京大学医学出版社,2016.
[3] 杨冬梓. 生殖内分泌疾病检查项目选择及应用 [M]. 北京:人民卫生出版社,2011.
[4] 杨慧霞,狄文. 妇产科学 [M]. 北京:人民卫生出版社,2016.
[5] 杨菁,徐望明,孙莹璞. 宫腔镜诊断与手术图谱 [M]. 北京:人民卫生出版社,2015.
[6] 孙大为. 妇科单孔腹腔镜手术学 [M]. 北京:北京大学医学出版社,2015.
[7] 安力珊,陆虹. 妇产科护理学(第6版)[M]. 北京:人民卫生出版社,2017.
[8] 张慧琴. 生殖医学理论与实践 [M]. 上海:世界图书出版社,2014.
[9] 薛敏. 实用妇科内分泌诊疗手册(第3版)[M]. 北京:人民卫生出版社,2015.
[10] 李继俊. 妇产科内分泌治疗学(第3版)[M]. 北京:人民军医出版社,2014.
[11] 彭燕,王君洁. 实用助产技术 [M]. 上海:第二军医大学出版社,2015.
[12] 余海燕,王晓东,刘兴会. 出生缺陷的产前诊断与围生期处理 [M]. 成都:四川大学出版社,2015.
[13] 徐丛剑,郭孙伟. 子宫内膜异位症(第2版)[M]. 北京:人民卫生出版社,2015.
[14] 李光仪. 实用妇科腹腔镜手术学 [M]. 北京:人民卫生出版社,2007.
[15] 闫金凤,韦秀宜. 助产技术 [M]. 北京:人民卫生出版社,2015.
[16] 黎梅,周惠珍. 妇产科疾病防治 [M]. 北京:人民卫生出版社,2015.
[17] 冯力民,廖秦平. 妇产科疾病学 [M]. 北京:高等教育出版社,2014.
[18] 张艳玲. 现代妇产科疾病治疗学 [M]. 西安:西安交通大学出版社,2014.
[19] 朱晶萍. 实用妇产科疾病诊疗常规 [M]. 西安:西安交通大学出版社,2014.
[20] 邓姗,郎景和. 协和妇产科临床思辨录 [M]. 北京:人民军医出版社,2015.